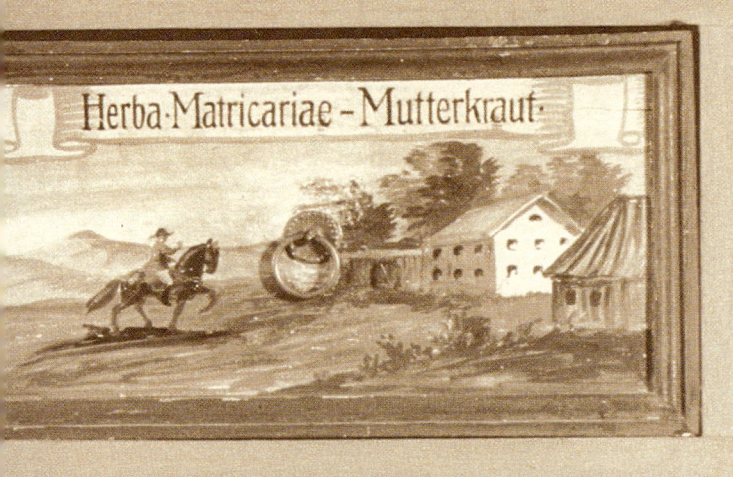

Herba·Matricariae·-·Mutterkraut·

Herba·Prunellae·-·Brunnel...

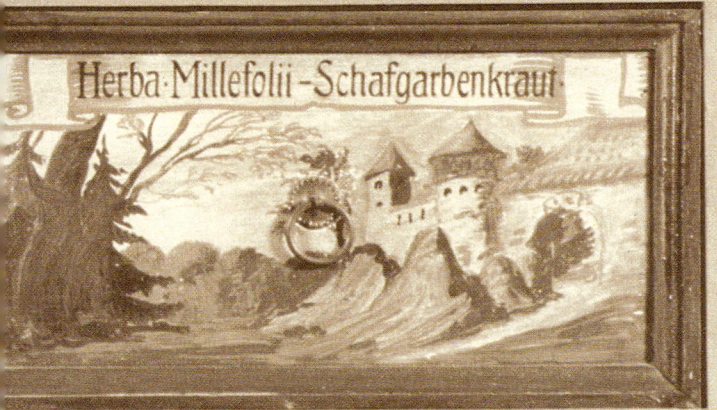

Herba·Millefolii·-·Schafgarbenkraut·

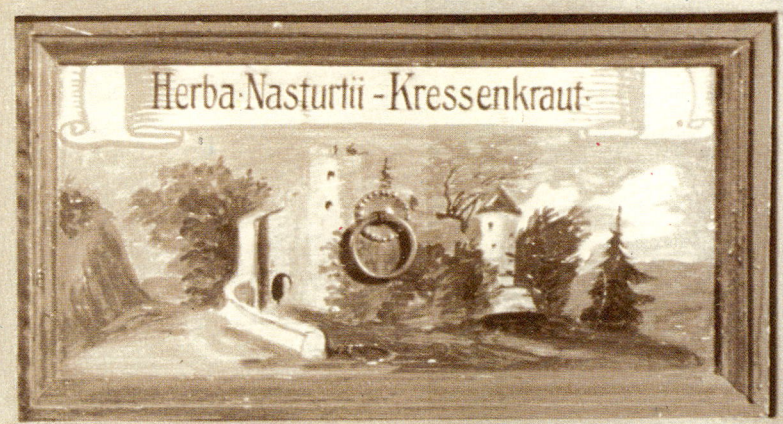

Herba·Nasturtii·-·Kressenkraut·

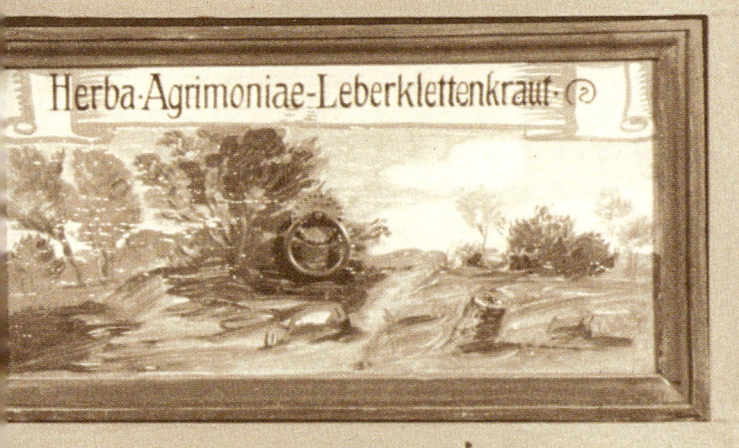

Herba·Agrimoniae·-·Leberklettenkraut·

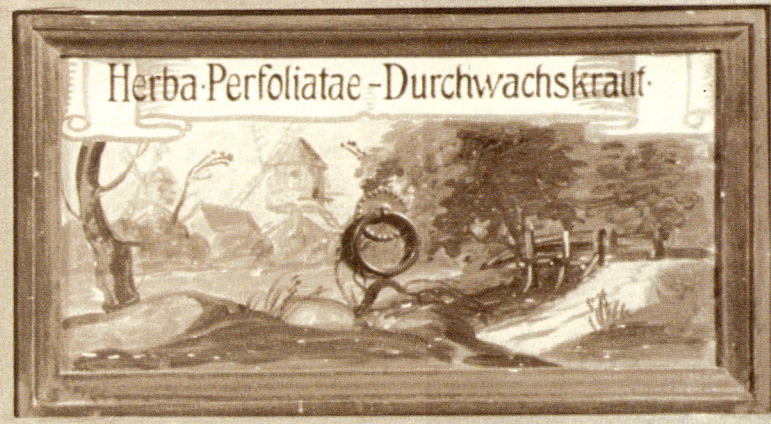

Herba·Perfoliatae·-·Durchwachskraut·

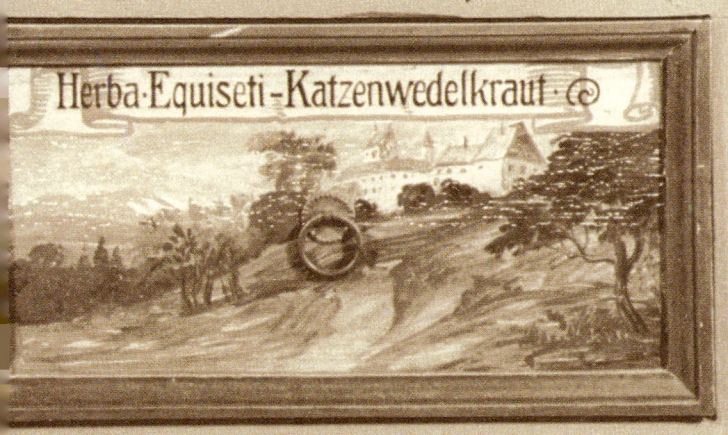

Herba·Equiseti·-·Katzenwedelkraut·

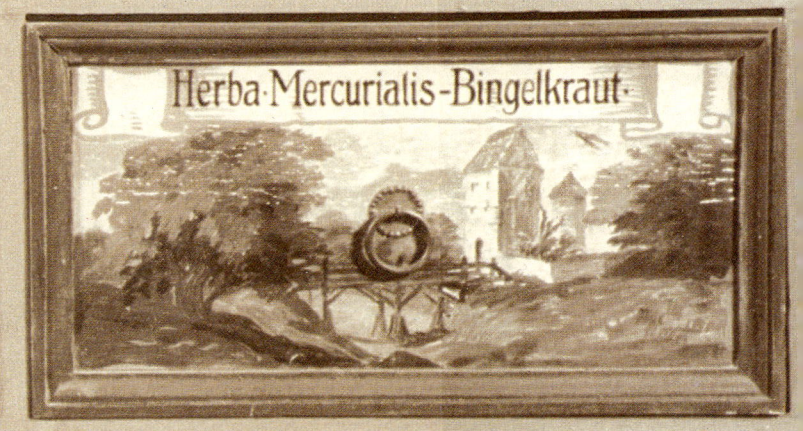

Herba·Mercurialis·-·Bingelkraut·

Geheimnisse
der Klostermedizin

Lizenzausgabe für Weltbild Verlag GmbH,
Augsburg 1989

ISBN 3-926187-25-5

© by Artus Verlag, München.
Mit freundlicher Genehmigung des Wilhelm
Goldmann Verlages, München und der
Script Medien Agentur GmbH, Grünwald.

Redaktion & Koordination: Wolfgang C. Ehrnsperger.
Gestaltung: Bernd P. Keiner, München.
Schutzumschlaggestaltung: Elisabeth Hackel, Augsburg.
Druck und Bindung: Appl, Wemding

Autorin:
Dr. Antje-Katrin Kühnemann

Dr. Antje-Katrin Kühnemann

Geheimnisse der Klostermedizin

Kräuter, Säfte, Tees, Rezepte und Ratschläge

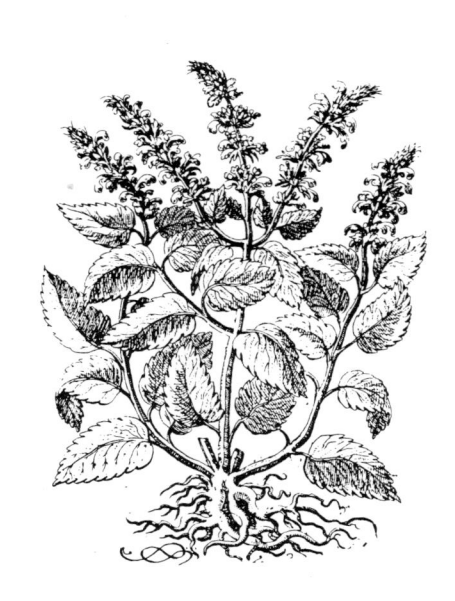

Weltbild

Inhalt

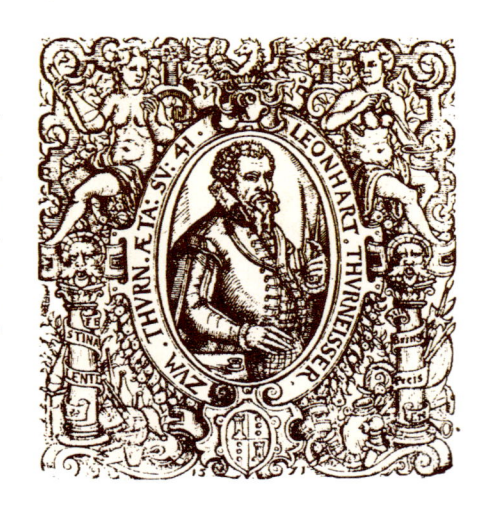

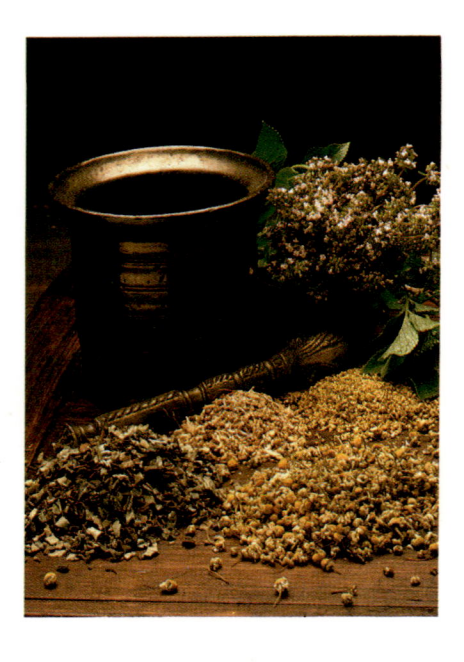

Inhalt

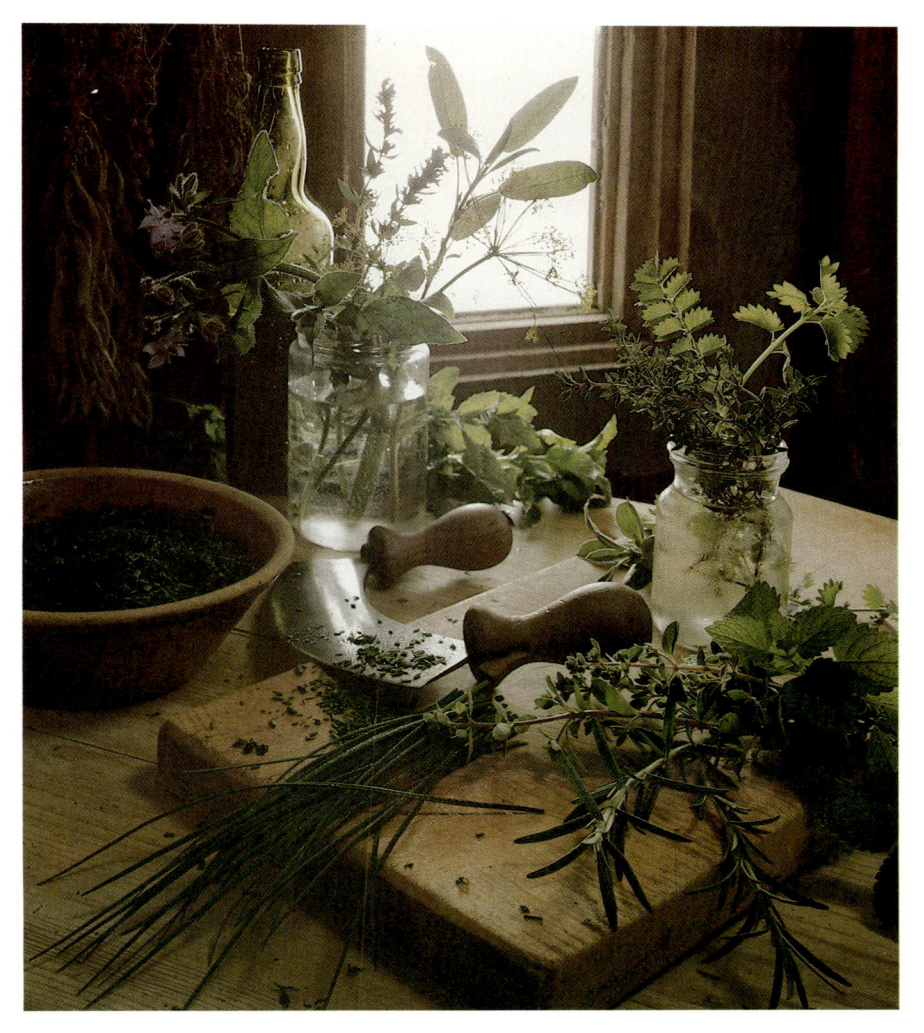

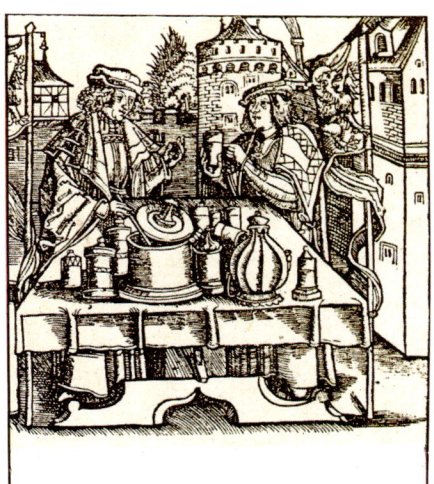

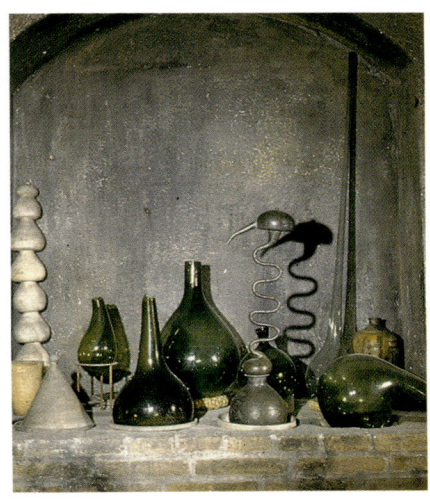

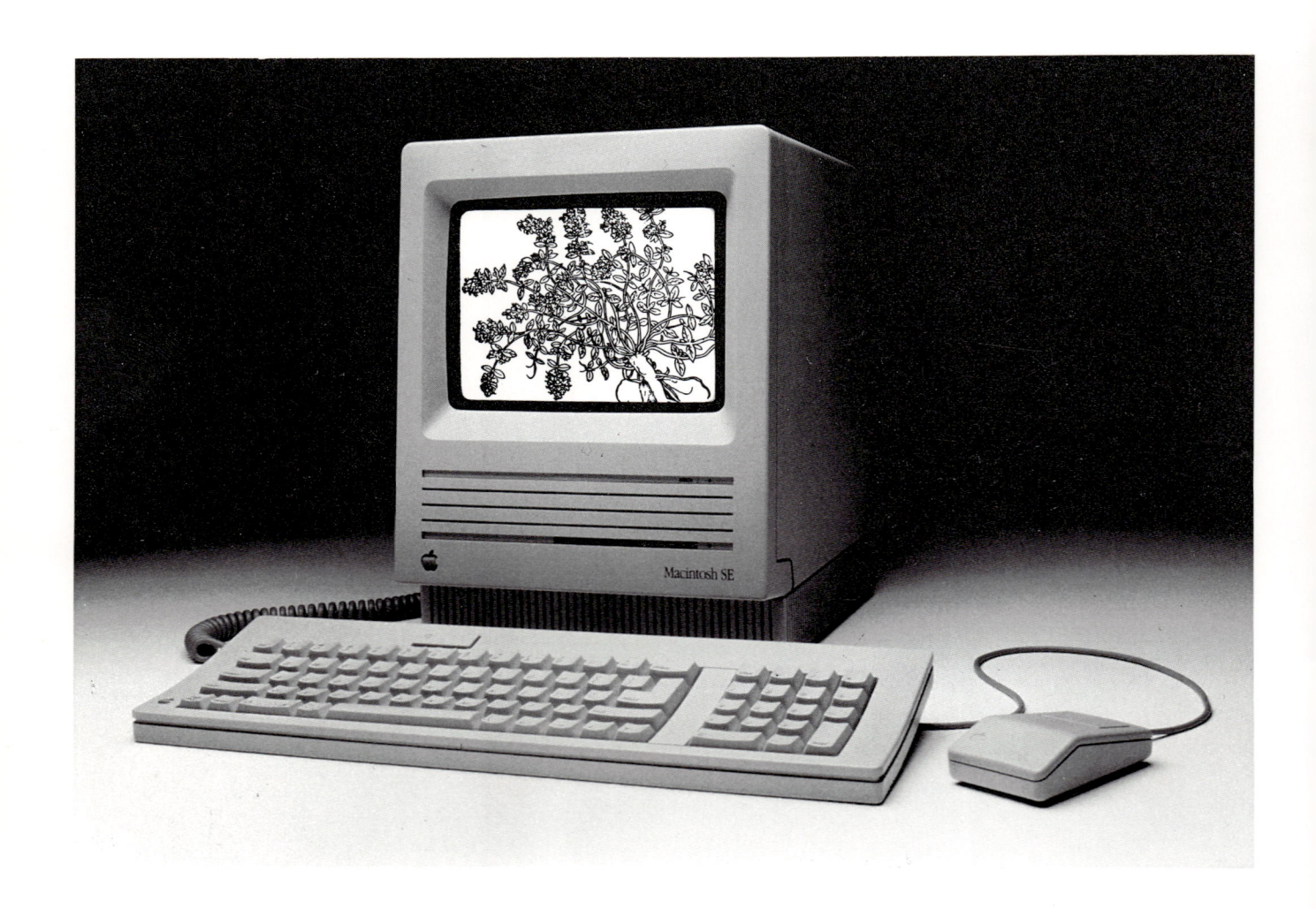

Klostermedizin im Computer-Test

Viele Rezepte gegen Krankheiten und Gesundheitsstörungen wurden uns von gelehrten Nonnen und Mönchen aus Urväterzeiten überliefert. Wendet man sie heute an, ist ihr Erfolg oft verblüffend. Mit diesen Therapie-»Wundern« befaßten sich Wissenschaftler der Münchner Universität. Sie wollten herausfinden: Wie vernünftig und richtig sind die Empfehlungen aus den Klöstern aus heutiger Sicht?

Sie führten deshalb ein ungewöhnliches Experiment durch – mit Hilfe modernster Computer. Zuerst speicherten Datenerfasser die Inhaltsstoffe von Heilpflanzen, von denen in den zum Teil jahrhundertealten Schriften der Klostermedizin die Rede ist; danach fütterten sie den Computer mit bestimmten Textstellen aus uralten Büchern mit Therapievorschlägen.
Die Auswertung des so zusammengestellten Datenmaterials

brachte ein für viele überraschendes Ergebnis. »Zu 80 Prozent waren die Therapievorschläge richtig: Damals wurden Heilkräuter verordnet, die tatsächlich zum Beispiel zellwachstumshemmende Wirkstoffe enthalten«, erklärte Professor Hildebert Wagner, Chef des Instituts für Pharmazeutische Biologie, der die Untersuchung durchführte.
Heute stellen wir Ärzte anhand der Erfahrungen, die wir mit na-

türlichen Heilmitteln gesammelt haben, fest, daß die Therapievorschläge der Mönche und Nonnen wirkungsvoll waren. Ausgewählte Kräuter – manche von ihnen im Mittelalter zum ersten Mal in Klostergärten angepflanzt – können tatsächlich helfen, Krankheiten zu heilen.

Aber wie ist es eigentlich zu erklären, daß das Wissen um die Heilkräfte aus der »Apotheke Natur« gerade aus der uns weitgehend verschlossenen, so mystisch erscheinenden Welt der Klöster zu uns gedrungen ist?

Und wie können wir die Erkenntnisse der Nonnen und Mönche heute für uns nutzbar machen? Was können wir für unsere eigene Gesundheit daraus lernen?

Auch Ordensfrauen studierten schon an Hochschulen Medizin

Zunächst waren Klöster früher die einzigen Orte, an denen Kranke behandelt wurden. Das Mönchstum hat seine ersten Anfänge in Ägypten. Schüler von Antonius dem Großen (251–356) bildeten die ersten Einsiedlerkolonien in der Wüste. Es waren die Vorläufer der Klöster.

Aus überlieferten Dokumenten wissen wir, daß viele Mönche den Arztberuf ausübten. Sie sammelten Pflanzen, bereiteten sie nach dem Wissen der antiken Ärzte zu und entwickelten deren Lehren weiter.

Als sich nach den Regeln von Basilius dem Großen, dem Vater der griechischen Kirche (329–379),

die auch im Abendland entstehenden Klöster den Dienst am Kranken zur Ordensaufgabe machten, konnte immer mehr Menschen von der Klostermedizin profitieren.

Die Benediktiner – die nach den Regeln des heiligen Benediktvon Nursia lebenden Nonnen und Mönche – begannen bereits im sechsten, siebten Jahrhundert mit der Krankenbetreuung. Erst wurden nur kranke Ordensmitglieder gepflegt, später übernahm der Orden auch die ärztliche Versorgung

von Pilgern, Armen und Alten. Andere, später gegründete Orden folgten dem Beispiel der Benediktiner.

Die Geistlichen der Klöstergemeinschaften waren bis ins erste Drittel des 12. Jahrhunderts hinein Heilkundige, die ihr Wissen und ihre Kunst anwandten. Die Orden besaßen berühmte Hochschulen, an denen die größten Ärzte der damaligen Zeit lehrten; auch gelehrte Klosterfrauen wurden angesehene Medizinerinnen.

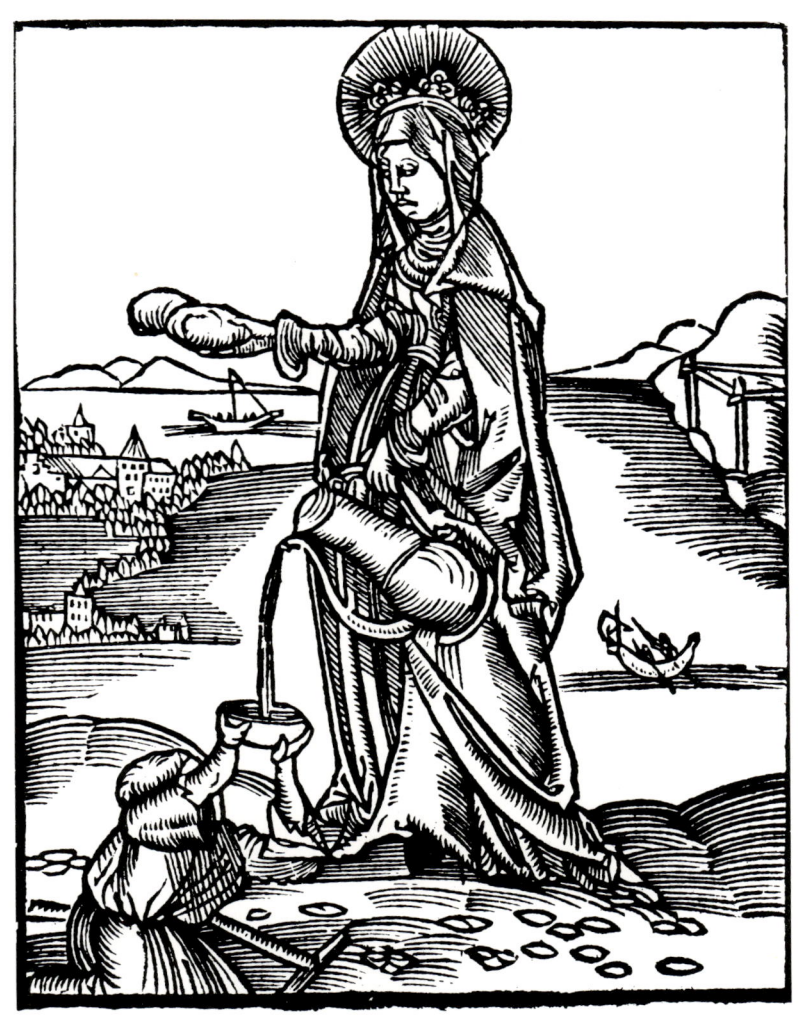

Auch Klosterfrauen wurden angesehene Medizinerinnen

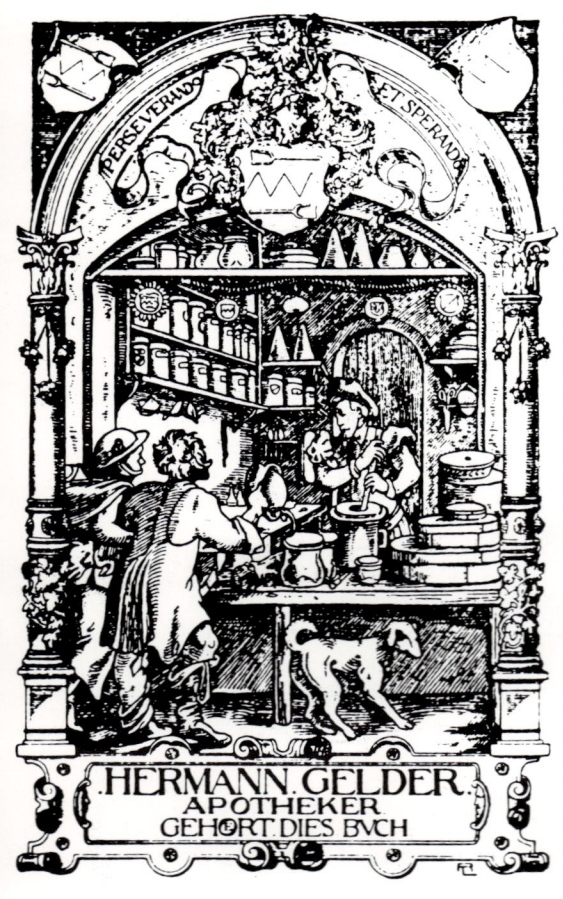

Die mittelalterliche Apotheke – neben den Klosterapotheken wichtigste Anlaufstelle für Kranke und Leidende

Die Ärzte von damals, denen noch keine künstlich hergestellten Pillen und Tabletten zur Verfügung standen, behandelten und heilten mit Pflanzen. Die Bemühungen der Klöster um die Heilpflanzenkunde standen in engem Zusammenhang mit den theoretisch-wissenschaftlichen und praktischen ärztlichen Aufgaben der Mönche, die zum Beispiel ein Bestandteil der Benediktiner-Ordensregel waren. So entstanden im Jahre 820 gleichzeitig mit dem St. Gallener Klosterplan die ersten Hospitäler und Klosterapotheken sowie die Anlagen systematischer Arzneikräutergärten.

Die berühmteste Benediktinerin, die viele, auch heute noch von manchen Ärzten angewandte Natur-Rezepte hinterließ, war die heilige Hildegard von Bingen. Sie lebte von 1098 bis 1179, gründete das Kloster Rupertsberg bei Bingen und hinterließ neben ihren mystischen Werken zwei medizinische Bücher. In einem davon beschrieb sie mehr als 200 Kräuter unter medizinischen Gesichtspunkten.

Nach 800 Jahren ist die »Hildegard-Medizin« für Ärzte wieder aktuell

Die erhalten gebliebenen Empfehlungen der Hildegard von Bingen haben heute noch, im Zeitalter der modernsten Labormedizin, ihre Gültigkeit. Es ist erstaunlich, daß die Äbtissin schon in so früher Zeit zu solch fundamentalen Erkenntnissen gelangte. Es gibt in der Bundesrepublik eine Ärztegruppe, die ihre Patienten heute streng nach den Regeln dieser »Hildegard-Medizin« behandelt.

Manche Forscher sind überzeugt, daß die Nonne ihr Wissen auf übersinnlichem Wege aus dem Jenseits empfing. Andere glauben, daß Hildegard von Bingen das damalige Wissen der arabischen medizinischen Hochschulen kannte, schriftlich niederlegte und eigene Erkenntnisse hinzufügte.

Woher auch immer die Heilige ihr medizinisches Wissen bezog, die von ihr hinterlassenen Rezepte haben heute noch ihren Wert für unsere Heilkunde.

Das gleiche gilt auch für die Erkenntnisse weniger bekannter Nonnen und Mönche, die den Erfahrungsschatz der griechischen, arabischen und römischen Mediziner bewahrten und weitergaben – angereichert mit ihrem Wissen um die Wirkung von Heilpflanzen aus der »Apotheke der Natur«.

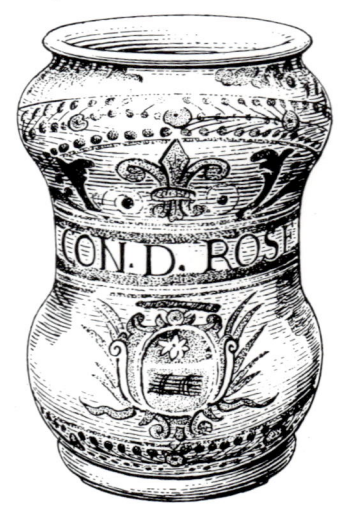

Apothekengefäß, 16. Jahrhundert

Dieses Buch – ein Leitfaden für Ihre Gesundheit

Ein neues Arzneimittelrecht, das bis 1990 auch für Heilpflanzen den Nachweis der Unbedenklichkeit und Wirksamkeit vorschreibt, hat dazu geführt, daß – erstmals in der Medizingeschichte – die Inhaltsstoffe der seit Urzeiten auch in der Klostermedizin verwendeten »Phytopharmaka« überprüft wurden. Gleichzeitig wurden die zweckmäßigsten Einnahme- und Zubereitungsvorschriften ermittelt.

Die wichtigsten habe ich in diesem Buch zusammengetragen. Es soll mehr als ein interessanter Rückblick auf die »Medizin von gestern« und ein Ausblick auf die »Naturmedizin von heute« sein – ein Leitfaden für die Erhaltung oder Wiederherstellung Ihrer Gesundheit mit Hilfe der von gelehrten und fleißigen Nonnen und Mönchen überlieferten Klostermedizin.

Die bei den verschiedenen Heilpflanzen unter der Überschrift »Dosierung« angegebenen Einnahme-Empfehlungen gelten als Richtlinien. Sie sollten sich in jedem Fall von Ihrem Arzt über die Menge und Dosierung von Heilmitteln beraten lassen.

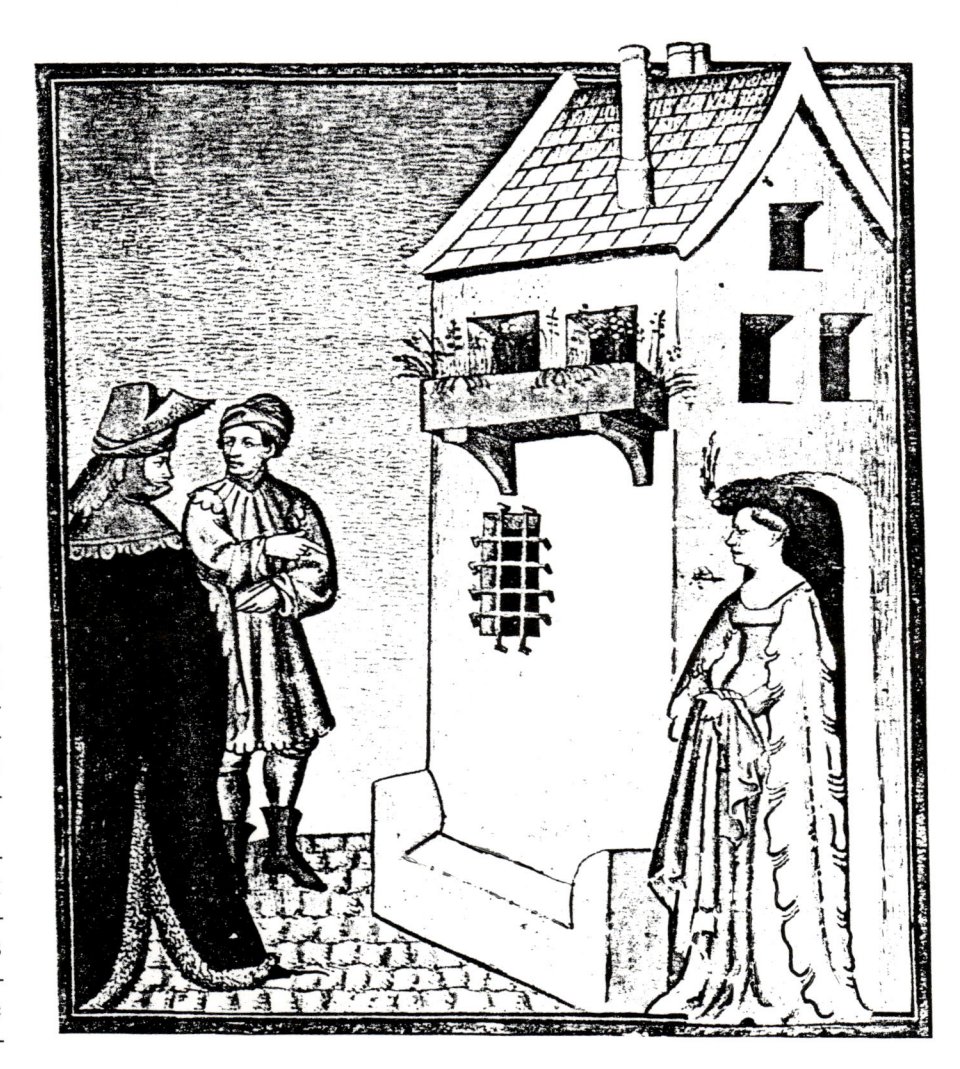

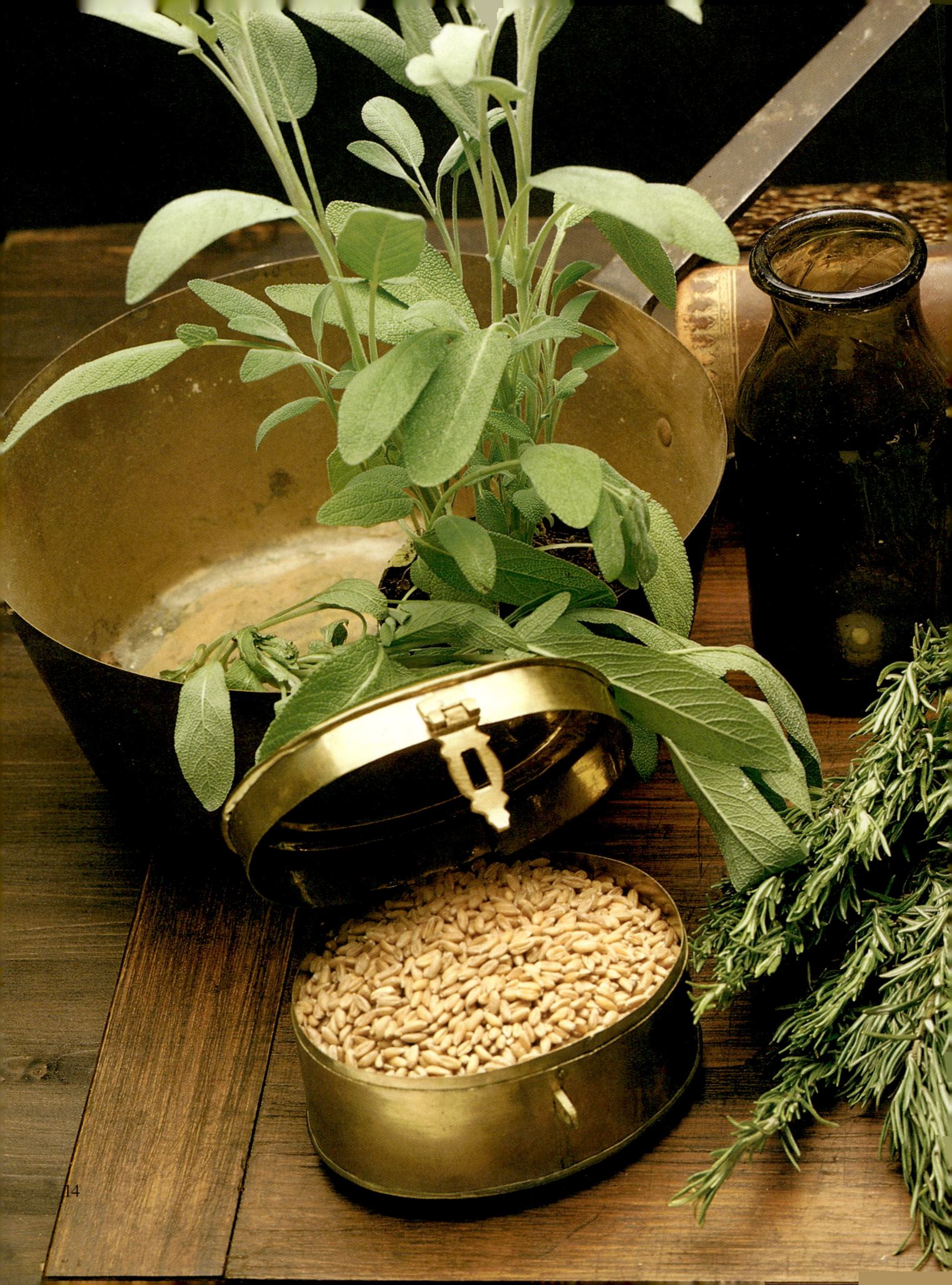

Kräuter gegen den Streß

Melisse · Rosmarin · Salbei · Johanniskraut · Pestwurz · Dinkel · Baldrian

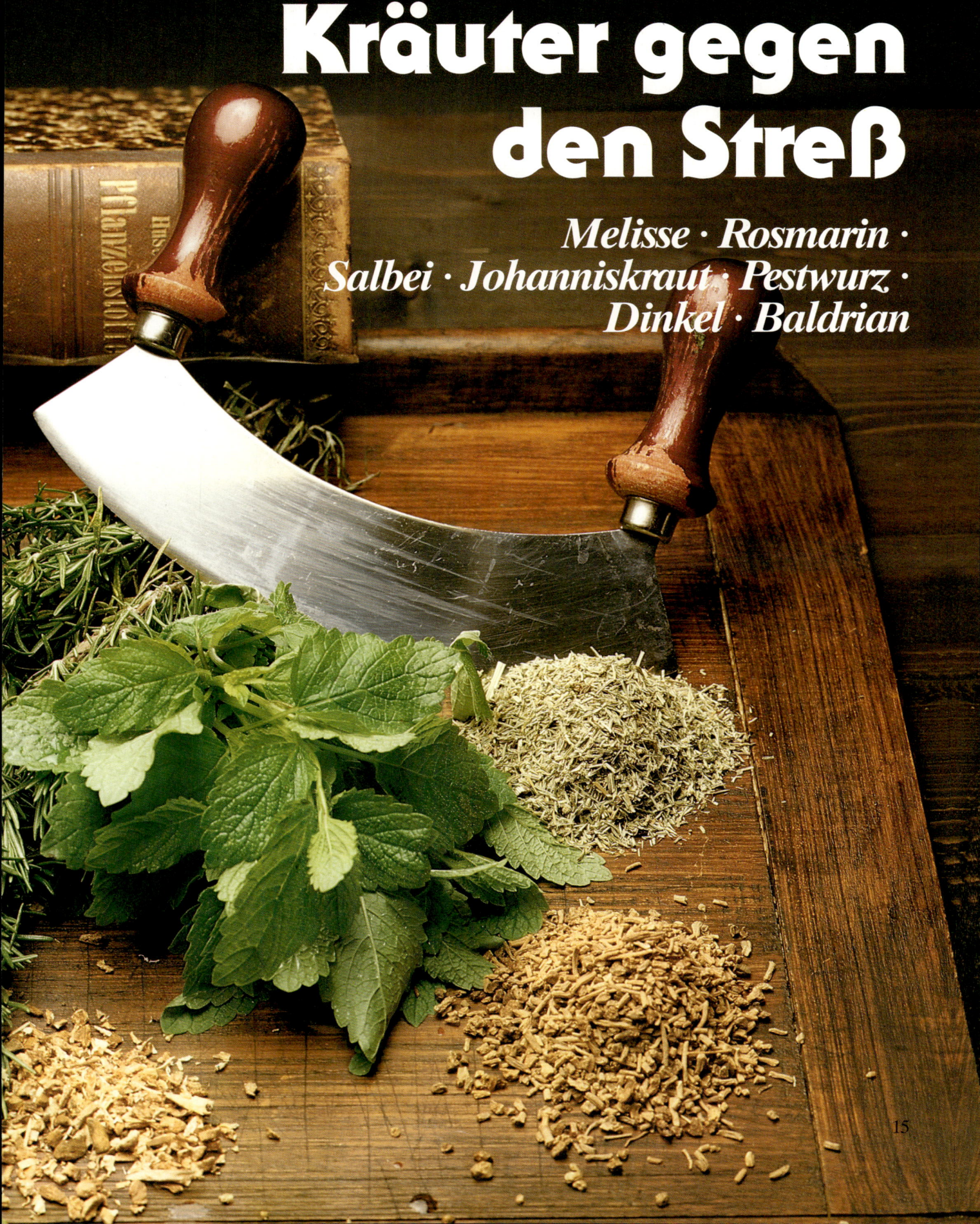

15

Kräuter gegen den Streß

Maler.

Heinrich Füllmaurer.   **Albrecht Meyer.**

Grundlage der Naturheilkunde – das Beschreiben der Heilpflanzen und Kräuter

Die ungeheure Fleißarbeit der Mönche

Als Streß haben die alten Mönche die ungeheure Fleißarbeit nicht empfunden, der sie sich – oft ihr Leben lang – unterzogen. Zum einen kannten sie das Wort Streß nicht, das erst von unserer hektischen Neuzeit geprägt wurde. Zum anderen konnten sie diese Arbeit leisten, ohne dem Lärm und anderen belastenden Einflüssen ihrer Umwelt ausgesetzt gewesen zu sein. Dennoch brauchten sie gute Nerven.

Heute, in unserer so modernen Computer-Zeit, kann man es sich kaum vorstellen, wie mühselig es für die Mönche des Altertums und Mittelalters war, medizinisches Wissen zu erwerben und für die Nachwelt schriftlich festzuhalten.

Da ihnen weder Druckmaschinen noch Kopiergeräte zur Verfügung standen, mußten sie die aus der Antike überlieferten wissenschaftlichen Werke zunächst übersetzen und dann Wort für Wort, Buchstabe für Buchstabe abschreiben.

Man muß sich vorstellen, daß ein Benediktiner-Mönch pro Jahr etwa 50 Bände zu je 300 Seiten lesen mußte. Die wichtigsten Stellen daraus wurden von ihm analysiert und auf die Bedeutung für die Weitergabe untersucht. Danach schrieb er die Passagen ab – oft, bis die Finger schmerzten. Damals hieß es dann auch: Jemand ist »fleißig wie ein Benediktiner«. Allerdings hatten die Nonnen und Mönche Zeit und Muße, sich ohne

Ablenkungsmöglichkeiten mit den wissenschaftlichen Werken gründlich zu befassen. Die Regeln des heiligen Benedikt von Nursia, dessen Orden die größte Bedeutung für die Medizin und die Krankenpflege im frühen Mittelalter hatte, schrieben zum Beispiel vor, daß die Angehörigen des Klosters eigentumslos, keusch und absolut gehorsam lebten. »Wer den Oberen gehorcht, der gehorcht Gott«, sagte Benedikt.

Die gewaltige und gewissenhaft durchzuführende Abschreibearbeit fand in abgelegenen Räumen der Klöster statt, den sogenannten »Scriptorien«. Hier arbeiteten die Mönche in aller Stille. Sie durften nicht gestört werden. Ein Bibliothekar führte die Aufsicht und kontrollierte sehr kritisch den Fortgang der Arbeit.

Ein großer Teil der so mühsam angefertigten Manuskripte ging später durch Kriegswirren und Brand verloren. Was übrigblieb, ist eine Brücke von antiken Erkenntnissen zu unserem heutigen Wissen. Allein der Mönch Reginbert aus dem Kloster Reichenau, der im Jahre 846 starb, schrieb in seiner 40jährigen Tätigkeit als Bibliothekar 42 umfangreiche und sehr inhaltsreiche Bände ab, »unter Beachtung strengsten Stillschweigens«. Diese Bücher, die Reginbert und seine abschreibenden Ordensbrüder hinterließen, waren kleine Kunstwerke, die heute noch durch ihre Präzision und Gestaltung imponieren und von Sammlern sehr begehrt sind.

In erster Linie befaßten sich die Klosterangehörigen mit theologischen Werken. Medizinische Schriften wurden hauptsächlich für die praktische Arbeit der Mönchsärzte »kopiert«. Auf diese Weise konnte verhindert werden, daß das alte Wissen um Heilmittel für immer verlorenging.

Viele der Erkenntnisse, die uns durch die Abschreiber in den stillen Klosterstuben überliefert wurden, gehen vermutlich auf die Werke des Hippokrates zurück, des berühmten Arztes der Antike, der von 460 bis 377 vor Christus lebte. Auf dem Umweg über die Araber, die zur Zeit des Oströmischen Reiches Gelegenheit hatten, Wissen über die griechische Heilkunde zu sammeln, die Erkenntnisse neu ordneten und ergänzten und an den großen Universitäten in Spanien, Ägypten und im Osten des gewaltigen Reiches lehrten, kam das Wissen in die Klöster Mitteleuropas.

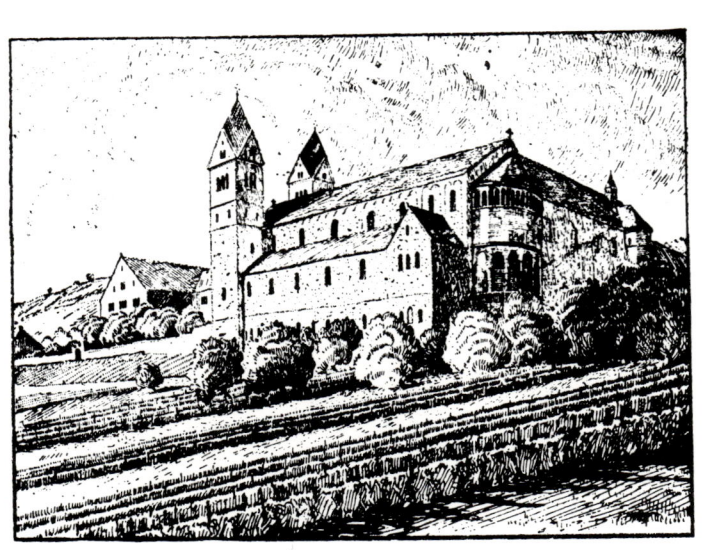

Die Scriptorien der Klöster waren der Hort ungeheurer Fleißarbeit der Mönche und Nonnen. So auch auf Kloster Rupertsberg, Wirkungsstätte der Hl. Hildegard v. Bingen

Eine exotische Pflanze gegen »Herzweh«

Zu den Überlieferungen der Ordensbrüder gehören auch die Erkenntnisse über eine exotische Heilpflanze, die aus dem fernen China oder aus Hinterindien herangeschafft werden mußte: Galgant.

Zur Zeit der Hildegard von Bingen war Galgant Hauptbestandteil einer Mischung, die auch Pfeffer und andere Heilkräuter enthielt und mit der die Klosterärzte »Herzweh« behandelten. Streßfolgen, sagt man heute.

Der modernen Labormedizin gelang jetzt eine überraschende Entdeckung: Sowohl Galgant als auch Pfeffer enthalten tatsächlich herzwirksame Stoffe. Ein darin befindliches ätherisches Öl kann die Verklumpung jener Blutplättchen verhindern, die beim Herzinfarkt an einer geschädigten Gefäßwand ein Blutgerinnsel, einen Thrombus, bilden und so Herzgefäße verschließen können.

Gegen die Überbeanspruchung, unter der auch und gerade die Menschen des Mittelalters zu leiden hatten – unvorstellbare Hungersnöte quälten sie, es gab Kriege und Seuchen, die ganze Landstriche verödeten –, setzten die Klöster auch Heilpflanzen aus unserem Kulturkreis ein.

Kräuter gegen den Streß

Melisse

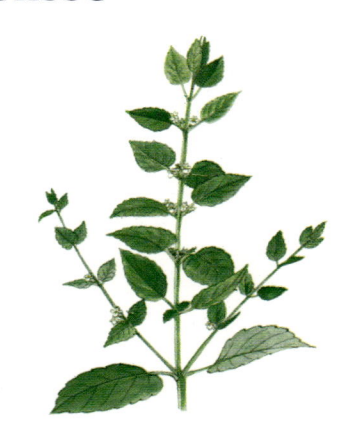

Der medizinische Gebrauch dieser Heilpflanze mit den vielen therapeutischen Möglichkeiten geht bis in die Antike zurück.
Schon 300 vor Christus wurde die Melisse von Theophrast von Eresos, einem Schüler des Aristoteles, erwähnt. Und der Grieche Dioskurides beschrieb die Heilkräfte in seiner berühmten Schrift »materia medica«.

Genannt wurde die Melisse auch »Bienenkraut«, denn Bienen hatten eine besondere Vorliebe für dieses Heilkraut. »Diejenigen, welche nicht wollten, daß sie ihnen aus den Körben entfliehen, pflegen allwegen ihre Bienenstökke mit Melissenblüten einzureiben...« heißt es zum Beispiel bei Melchior Sebitz dem Älteren, der 1579 in Straßburg »Sieben Bücher von dem Feldbau und vollkommener Bestellung eines ordentlichen Mayerhofes oder Landgutes« veröffentlichte. Der aus dem Griechischen stammende Name »Melisse« dürfte erst um diese Zeit für das »Bienenkraut« übernommen worden sein. Sebitz nennt als Anwendungsgebiet auch: »Melissenkraut macht das Herz fröhlich und die traurigen Geister von schweren melancholischen Gedanken und Phantasien frei...«

In Deutschland taucht die Melisse erstmals in einem Anbauplan für Heilpflanzen in Bauerngärten auf, den Karl der Große ausarbeiten ließ. Und 300 Jahre später finden wir sie in der »Physica«, der Schrift der schon erwähnten heiligen Hildegard von Bingen. Sie nannte die Melisse »binsug« (Bienensaug) und sprach ihr die »Kräfte von 15 anderen Kräutern« zu. Paracelsus, der große Arzt (1493 bis 1541), sah in ihr den Inbegriff der Natur. Er sagte: »Merket Euch, daß nicht nur das Böse für unseren Körper geschaffen ist, wie Gift und Opiate, sondern auch das Gute, das unser Leben so stark beschützt wie Gold und Melissa.«

Die Heimat der Melisse ist der östliche Mittelmeerraum. Seit Jahrhunderten wird sie aber im gesamten Mitteleuropa – bis nach Norwegen – kultiviert. Die Pflanze wird knapp einen Meter hoch und blüht weiß von Juli bis September. Sie hat einen zitronenähnlichen Geruch (zerreiben Sie mal ein Blatt zwischen den Fingern!). Die jungen Blätter und Triebspitzen werden kurz vor der Blütezeit gesammelt. Man sollte sie nicht länger als ein Jahr lagern, da sie mit der Zeit ihre Wirksamkeit verlieren. Hauptwirkstoffe der Melisse sind ätherische Öle, deren Bausteine sogenannte Terpene, organische Säuren und andere Stoffe sind, die beruhigend auf das vegetative Nervensystem wirken. (Siehe auch »Melissengeist«, Seite 78). Die alten Ärzte kannten weder die Inhaltsstoffe der Pflanzen, noch hatten sie Möglichkeiten, die Heilwirkungen im Laborversuch zu testen. Teilweise waren sie dem Aberglauben verfallen, so auch selbst Paracelsus, der die sogenannte Signaturlehre schuf. Sie besagte, daß man bereits aus der Form und Farbe von Steinen, Pflanzen und anderen Heilmitteln schließen kann, bei welchen Krankheiten sie helfen. (»Natur zeichnet jegliches Gewächs, das von ihr ausgeht, zu dem dazu es gut ist. Also haben auch die Formen alle ihre Arznei so in ihnen ist. Hat sie die Form der Füße, so ist sie für die Füße, hat sie die Form der Hände, so ist sie für die Hände...«)

Melissenblätter sind herzförmig. Daraus schlossen die Mediziner vor Jahrhunderten, daß sie vor allem bei Herzbeschwerden wirksam sind. Und in der Tat: Neuere Laborversuche ergaben, daß bestimmte Wirkstoffe der Melisse bei nervösen Herzstörungen – wie sie etwa durch Streß hervorgerufen werden – helfen können.
Heute setzt man Melisse bei Streßfolgen wie Unruhe, nervösen Herz-, Magen- und Kopfschmerzen, Abgespanntheit und Angstzuständen ein. Man wendet sie wegen ihrer Wirkung gegen Bakterien und bestimmte Viren, außerdem bei Grippe und Erkältungen an.

Anwendungen:

Das getrocknete Kraut wird als Tee getrunken. Gegen das nervöse Herz, den nervösen Magen und Einschlafstörungen hilft besonders gut ein abendliches Melissenbad, das zweimal pro Woche genommen werden sollte.

Im **Melissengeist,** der auch äußerlich angewendet werden kann – ich gehe im Kapitel »Kräutergeister, Magenbitter und Klosterliköre« noch ausführlich darauf ein –, sind die Wirkstoffe der Heilpflanze in besonders konzentrierter Form enthalten.

Dosierung:
Für den Tee werden zwei Teelöffel Melissenblätter mit einer Tasse kochendem Wasser übergossen. Nach zehn bis fünfzehn Minuten abseihen und trinken.
Für das Bad entweder das fertige Badeöl nehmen oder 50 bis 100 Gramm frische Melissenblätter mit einem Liter kaltem Wasser übergießen, zum Sieden bringen, nach 10 Minuten abseihen und dem Badewasser zusetzen.

Wirkung:
Melisse wirkt beruhigend, entspannend, schmerz- und krampflösend, schleimlösend und blähungstreibend. Ihre Inhaltsstoffe bekämpfen außerdem Bakterien und Viren.

Nebenwirkungen: Keine bekannt.

Gegenanzeigen: Keine bekannt.

Wechselwirkungen mit anderen Medikamenten:
Bisher sind keine bekannt.

Dinkel

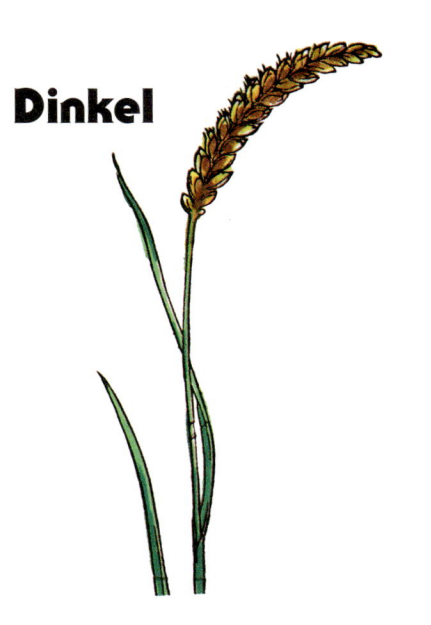

Die auch Spelt, Spelz oder Schwabenkorn genannte Pflanze gehört zur Gattung Weizen. Im Gegensatz zu diesem sind jedoch die Spelzen mit dem Korn fest verwachsen. Hildegard von Bingen bezeichnete Dinkel als das »beste Korn«, das »seinem Esser rechtes Fleisch und rechtes Blut, frohen Sinn und freudig menschliches Denken macht«. Besonders in Süd- und vor allem in Südwestdeutschland wurde dieses Getreide häufig angebaut. »Sie (gemeint sind die Bauern), die allein bauen Weizen und Korn, Dinkel und Habern…« heißt es zum Beispiel bei Hans Sachs (1494-1576).

Ein in Südwestdeutschland wirkender »Hildegard-Arzt« machte das Getreide, das wegen der etwas schwierigen Ernte keine größere Verbreitung gefunden hat, zu einer der Säulen seiner Heildiät. Und er berichtet über Erfolge auch in schwierigen Fällen. Dies wird von außerhalb des Hildegard-Bundes stehenden Ärzten allerdings mit Skepsis betrachtet. Schwere Krankheiten können natürlich nicht ausschließlich mit Diät geheilt werden. Sie müssen vom Facharzt behandelt werden. Als Kräftigungsmittel, als Prophylaxe gegen Streß, ist Dinkel jedoch sicher empfehlenswert. Bei Gerichten, in denen unsere Küche im allgemeinen Weizen vorsieht, wird dieser einfach durch Dinkel ersetzt. Also bei Suppen, Brei, Keksen, Kuchen. Dinkelkörner gibt es in Apotheken, die auf »Hildegard-Medizin« spezialisiert sind.

Baldrian

Baldrian ist ebenfalls ein bewährtes Mittel der Klostermedizin bei Streßerscheinungen. (Ausführlich im Kapitel »Wenn der Schlaf nicht kommen will«, Seite 41.)

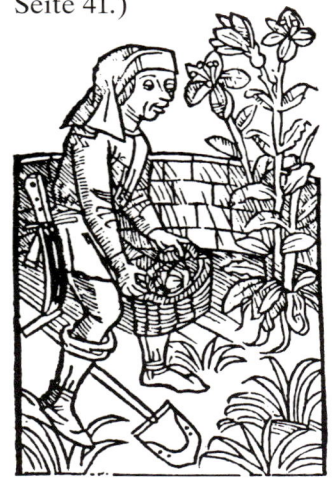

Mühsam – Kräuterernte im Klostergarten

Kräuter gegen den Streß

Salbei

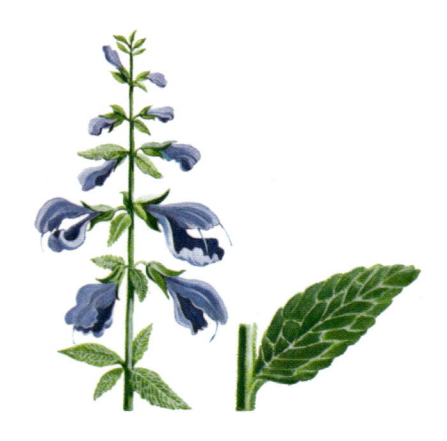

»Wieso stirbt ein Mensch, in dessen Garten Salbei wächst?« schrieben im Mittelalter die Ärzte der berühmten »Schule von Salerno«. Die Frauen im alten Ägypten tranken Salbei, um fruchtbar zu werden. Die alten Römer, die der Pflanze aus dem Mittelmeerraum wahre Wunderkräfte zuschrieben, nannten sie das »rettende Kraut«. Als im 17. Jahrhundert Diebe in Toulouse in die Häuser von Pestkranken eindrangen und sie plünderten, rieben sie sich vorher mit einer Mixtur ein, deren Hauptbestandteil Salbei war. Deshalb blieben sie angeblich von der Seuche verschont. So schilderten sie es jedenfalls der Obrigkeit, die – so heißt es in einer Überlieferung – die Diebe wegen der Preisgabe ihres Geheimnisses nicht dem Henker auslieferten.

Der Salbei wächst als buschiger Strauch, der ca. 80 Zentimeter hoch wird. Er hat grausilbrige Blätter und violette Blüten. Die Pflanze schickt ihren aromatischen, würzigen Geruch nur aus, wenn die Sonne scheint. Nur dann sollte man Salbei auch pflücken. Die Inhaltsstoffe des Salbeis sind: ätherisches Öl sowie Gerb- und Bitterstoffe. Man schreibt ihnen stärkende Kraft für abgearbeitete, unter Streß stehende Menschen zu, die unter nervöser Erschöpfung leiden, aber auch für Schüler und Studenten mit Prüfungsangst. Salbei, so heißt es, bringt vom Streß Geplagte wieder in Harmonie mit sich selbst.

Salbei hilft aber auch bei Magenstörungen, Durchfall und Blähungen, Appetitlosigkeit und Katarrhen der oberen Luftwege. Pfarrer Kneipp bezeichnete den Salbei, der die Drüsentätigkeit günstig beeinflusse, als »Lebenselexier par excellence«. Salbei wirkt schweißhemmend und unterstützt die Heilung von Entzündungen am Zahnfleisch, im Mund- und Rachenraum.

Anwendungen:

Tee- und Salbei-Tinkturen für die innere Anwendung. Tinktur: dreimal täglich 20 Tropfen. Unverdünnt nur für äußere Anwendung. Bei Insektenstichen frische Salbeiblätter auflegen. Salbei eignet sich auch zum Spülen und Gurgeln bei Erkältungen und zur täglichen Mundpflege.

Dosierung:
Für den Tee einen Teelöffel getrocknete Salbeiblätter mit einer Tasse kochendem Wasser übergießen, kurz ziehen lassen, abseihen. Täglich zwei Tassen trinken – auch kalt. Zum Mundspülen zwei Eßlöffel mit ½ Liter kochendem Wasser übergießen, abkühlen lassen und filtern.

Wirkungen
Salbei reguliert Nerven und Kreislauf, wirkt keimhemmend, auswurffördernd, zusammenziehend und schweißhemmend.

Nebenwirkungen: Vorsicht: Salbei kann den Blutdruck erhöhen.

Gegenanzeigen: Keine bekannt.

Wechselwirkungen mit anderen Medikamenten:
Sind bisher keine bekannt.

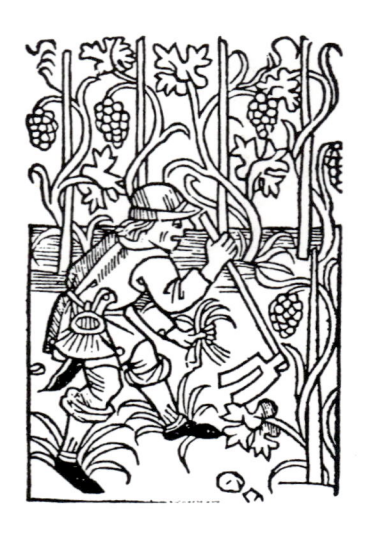

Gartenbau-Grundlage der Naturheilkunde, im Mittelalter wie auch heute

Johanniskraut

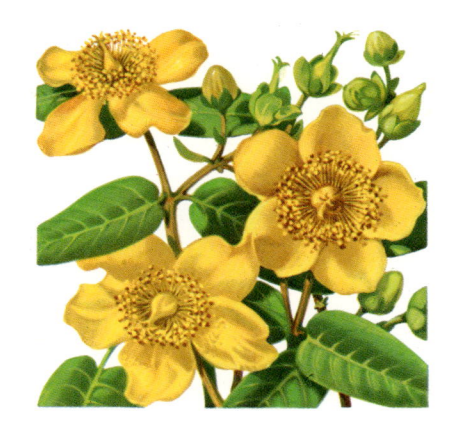

Johanniskraut ist ein uraltes Heil- und Zaubermittel. Unsere Urahnen nannten es auch »Hexenkraut«. Sie pflückten es in der Johannisnacht, um sich so vor Hexen, Gespenstern und Blitzschlag zu schützen.
Der Arzt Paracelsus erkannte schon früh seine nervendämpfende Wirkung. Daß Johanniskraut zur Beruhigung und zum Einschlafen taugt, wußte schon Walafried Strabus (808-849), der ab 838 als Abt auf der Klosterinsel Reichenau im Bodensee wirkte. In einem Gedicht – dem »Hortulus« – behandelte er 23 Heilkräuter aus den einzelnen Klostergärten.

Johanniskraut, das ramponierte Nerven und traurige Stimmungen aufhellen kann, wächst an Wegrändern und auf trockenen Wiesen. Hält man die Blätter gegen das Licht, so erkennt man kleine helle Punkte, die wie Löcher wirken und typisch für das Johanniskraut sind: die Öl- und Harzdrüsen. Ebenso typisch: der zweikantige Stengel. Der blutrote Farbstoff der Blätter tritt hervor, wenn man sie zwischen den Fingern zerreibt.

Heute gilt die Pflanze als Balsam für Erschöpfung, für alle, die an Streß, Überreiztheit, Depressionen und Schlafstörungen leiden. Nach Untersuchungen der Wirkstoffe des Johanniskrauts – ätherisches Öl, Hypericin, Harzsubstanzen, Flavonoide und Gerbstoffe – wird sie zunehmend auch in der wissenschaftlichen Therapie eingesetzt.

Angewendet wird Johanniskraut auch bei Gallenstörungen, Durchfall, Magen- und Darmkatarrhen und Regelschmerzen.
Pflücken sollte man die oberirdischen Triebe am besten, wenn das Johanniskraut in voller Blüte steht: an »Johanni«, das ist der 24. Juni. Man schneidet sie in Büscheln und trocknet sie für den späteren Gebrauch als Tee.

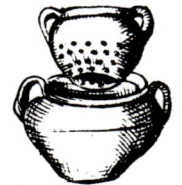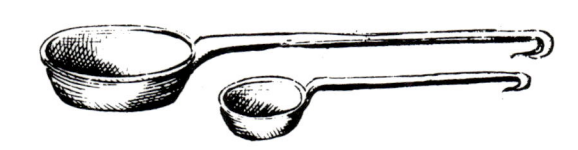

Einfachste Geräte mußten zur Herstellung von Tees und Salben genügen

Anwendungen:

Um wirkungsvoll den Streß und Streßfolgen – wie Überreiztheit und nervöse Störungen – oder depressive Stimmungen bekämpfen zu können, sollten Sie Johanniskraut als Tee, in Tropfen- oder Drageeform kurmäßig über längere Zeit nehmen, etwa für die Dauer eines Vierteljahres. Dabei die Geduld nicht verlieren – besonders bei depressiven Verstimmungen.

Dosierung:
Für den Tee einen Eßlöffel getrocknetes Johanniskraut mit einem Viertelliter Wasser überbrühen, fünf Minuten ziehen lassen, abseihen. Morgens und abends eine Tasse trinken – immer heiß und frisch gekocht.
Johanniskrautextrakt kann man fertig in der Apotheke kaufen. Die tägliche Dosis der Tropfen, die man unverdünnt einnimmt, ist auf dem Beipackzettel angegeben.

Wirkung:
Johanniskraut wirkt entspannend und nervenberuhigend. Es reguliert bei Durchfall die Darmtätigkeit.
Während einer Kur mit Johanniskraut sollte man sich nicht starker Sonnenbestrahlung aussetzen. Die Hypericinstoffe können Reizungen der Haut auslösen.

Nebenwirkungen:
Unter Lichteinwirkung Hautreizungen.

Gegenanzeigen: Keine bekannt.

Wechselwirkungen mit anderen Medikamenten:
Sind bisher keine bekannt.

Pestwurz

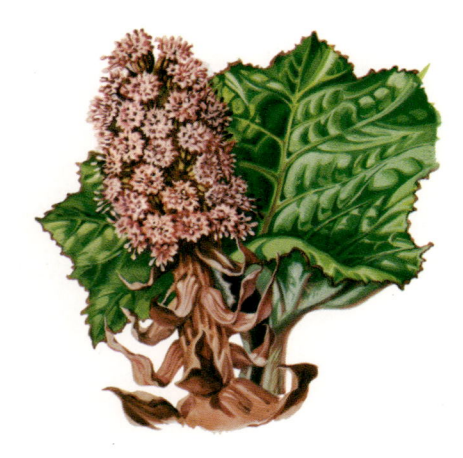

Wenn der nervöse Streß auf den Magen schlägt, kann die Pestwurz helfen, eine Heilpflanze, die früher eine große Rolle spielte, aber im ausgehenden Mittelalter völlig in Vergessenheit geriet. Erst vor 100 Jahren wurde sie wiederentdeckt. Die Kelten haben die Pestwurz – wie Funde bewiesen – den Toten im Hallstätter Salzberg mitgegeben. Sie sollte für die Verstorbenen auch im Jenseits ihre »Zauberkräfte« entfalten. Pedanios Dioskurides, der Militärarzt Neros, empfahl Pestwurzblätter fein zerstoßen als Umschlag gegen bösartige und krebsartige Geschwüre.

Johann Coler (1566-1639), ein Schlesier, der seinen Namen wie damals üblich für viele Bücher in »Colerus« latinisierte und der erste populärwissenschaftliche Autor in unserem Kulturkreis war, schrieb fälschlicherweise von der »Pestilenwurz«: »Heilkraut gegen die Pest.« (Seine »Hausapotheke« wurde bis 1711 immer wieder aufgelegt.)

1885 entdeckten die Wissenschaftler Schladgenhauffen und Reeb die krampflösende und schmerzstillende Wirkung der Inhaltsstoffe. Inzwischen weiß man, daß die Schleim- und Bitterstoffe schleimlösend und reizmildernd wirken. Das hauptsächlich im Wurzelstock konzentrierte Petasin ist schmerzlindernd und krampflösend. Es gibt noch eine Vielzahl von weiteren Inhaltsstoffen, deren Wirkung jedoch noch nicht erforscht ist.
Die Pestwurz gehört zur Familie der Korbblütler und wächst auf feuchtem Boden. Wie bei Huflattich wird im Frühjahr zuerst der Blütenstiel ausgetrieben, auf dem sich die weißen, braunroten oder roten, in Dolden oder Trauben gruppierten Blüten entwickeln. Erst danach kommen die großen, herzförmigen, an der Unterseite weißfilzigen Blätter. Es gibt zwanzig verschiedene Arten. Man sammelt die Blätter, wenn sie einen Durchmesser von etwa 8 bis 10 Zentimetern haben.

Anwendungen:

Teeaufgüsse aus getrockneten Pestwurzblättern bei Aufregungen, auch bei Erkältungen.

Dosierung:
Zwei Teelöffel mit getrockneten und zerkleinerten Blättern mit einer Tasse kochendem Wasser übergießen, zehn bis fünfzehn Minuten ziehen lassen, durch ein Sieb seihen und bis 3-5 Tassen über den Tag verteilt trinken.

Wirkung:
Pestwurz wirkt beruhigend, krampflösend und schmerzstillend. Bei Erkältungen auswurffördernd und reizstillend.

Nebenwirkungen: Keine bekannt.

Gegenanzeigen: Keine bekannt.

Wechselwirkungen mit anderen Medikamenten:
Bisher sind keine bekannt.

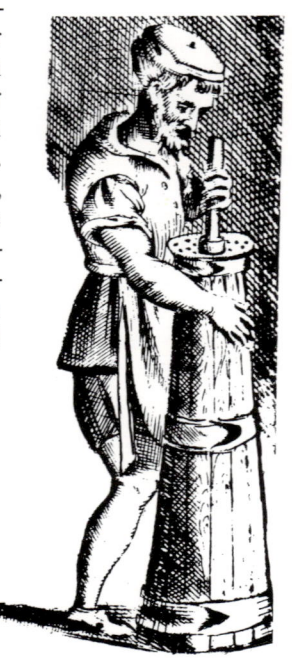

Einfache Mörser waren oft die einzigen Hilfsmittel zur Aufbereitung von getrockneten Heilpflanzen

Rosmarin

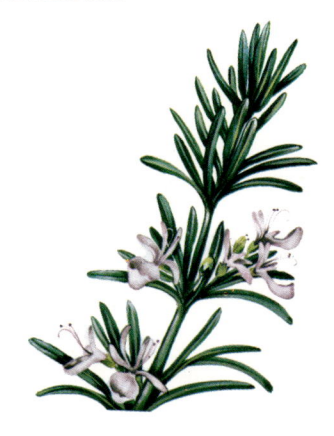

Karl der Große förderte den feldmäßigen Anbau der aus den Mittelmeerländern stammenden Heilpflanze, doch sie wurde auch wild gesammelt. Der Jesuit Friedrich von Spee (1591–1635) aus dem Geschlecht der Spee von Langenfeld, der als Moraltheologe mutig den Hexenwahn bekämpfte (er hatte in Franken die Aufgabe, zum Tod verurteilte vermeintliche Hexen und Zauberer auf ihrem letzten Gang zum Scheiterhaufen zu begleiten), verewigte den Rosmarin und seine Kraft (»Nur wenige Kräuter kommen ihm gleich«) in seiner Sammlung geistiger Lieder.

Seit alters her ist Rosmarin zugleich Schmuck der Bräute. »Wir haben sie gekränzet mit Rosmarin, weil sie soll Braut und Jungfrau sein...« dichtete August Friedrich Christian Vilmar (1800 bis 1868).
Vielleicht soll der zugleich beruhigende und belebende Effekt der Pflanze das Liebesglück der Braut beständig halten.
Ein spätes Liebesglück mit Hilfe des Rosmarin fand angeblich auch Elisabeth, Königin von Ungarn. Nach einer Legende aus dem 16. Jahrhundert gab ihr ein Engel ein Rezept, das aus in Alkohol destillierten Rosmarinzweigen sowie aus Lavendel und Majoran bestand. Man nannte es später das »Wasser der Königin von Ungarn«. Mit seiner Hilfe soll es der 72jährigen Elisabeth gelungen sein, temperamentvoll »wie eine Junge« den König von Polen zu verführen, der sie daraufhin – leidenschaftlich verliebt – zur Frau nahm.

Der Rosmarinstrauch kann bis zu 2 Meter hoch werden, man erntet die oben glänzenden und an der Unterseite filzig behaarten Blätter kurz vor der Blüte, die im März bis Mai stattfindet. Die Inhaltsstoffe des Rosmarin – ätherisches Öl, Harze, Gerb- und Bitterstoffe – wirken auf Kreislauf und Nervensystem tonisierend, das heißt: anregend und belebend. Ideal also für Menschen, die gestreßt, überarbeitet sind und unter Schwächezuständen leiden. Wegen der durchblutungsfördernden Eigenschaften ist Rosmarin auch ein gutes Mittel bei niedrigem Blutdruck (Hypertonie), Nervenschmerzen, Kopfschmerzen und Rheumatismus. Nach neuen Untersuchungen hat das ätherische Öl in der Pflanze eine hormonartige Wirkung. Naturärzte setzen sie deshalb auch bei Regelstörungen weiblicher Patienten ein.

Anwendungen:

Für die innere Anwendung Tee oder zur Herzstärkung nach Streß oder Krankheit 30 Rosmarintropfen auf Zucker nehmen. Für äußere Anwendungen (Rheumatismus, Kopfschmerzen) empfehlen sich Salben und Rosmarinspiritus, die man am besten am Wochenende nehmen sollte, um eine längere Bettruhe anschließen zu können.

Dosierung:
Für den Tee zwei Teelöffel getrocknete Blätter mit einer Tasse kochendem Wasser übergießen, zehn bis fünfzehn Minuten ziehen lassen, durch ein Sieb seihen. Morgens und mittags eine Tasse frisch gebrühten Tee trinken.
Für ein Vollbad 50 Gramm Blätter mit ½ Liter heißem Wasser übergießen, dreißig Minuten ziehen lassen, abseihen und dem Bad zusetzen.

Wirkung:
Fördert die Durchblutung, kreislauf- und nervenanregend, regt die Verdauung an und ist menstruationsfördernd.

Nebenwirkungen: Keine bekannt.

Gegenanzeigen: Keine bekannt.

Wechselwirkungen mit anderen Medikamenten:
Bisher keine bekannt.

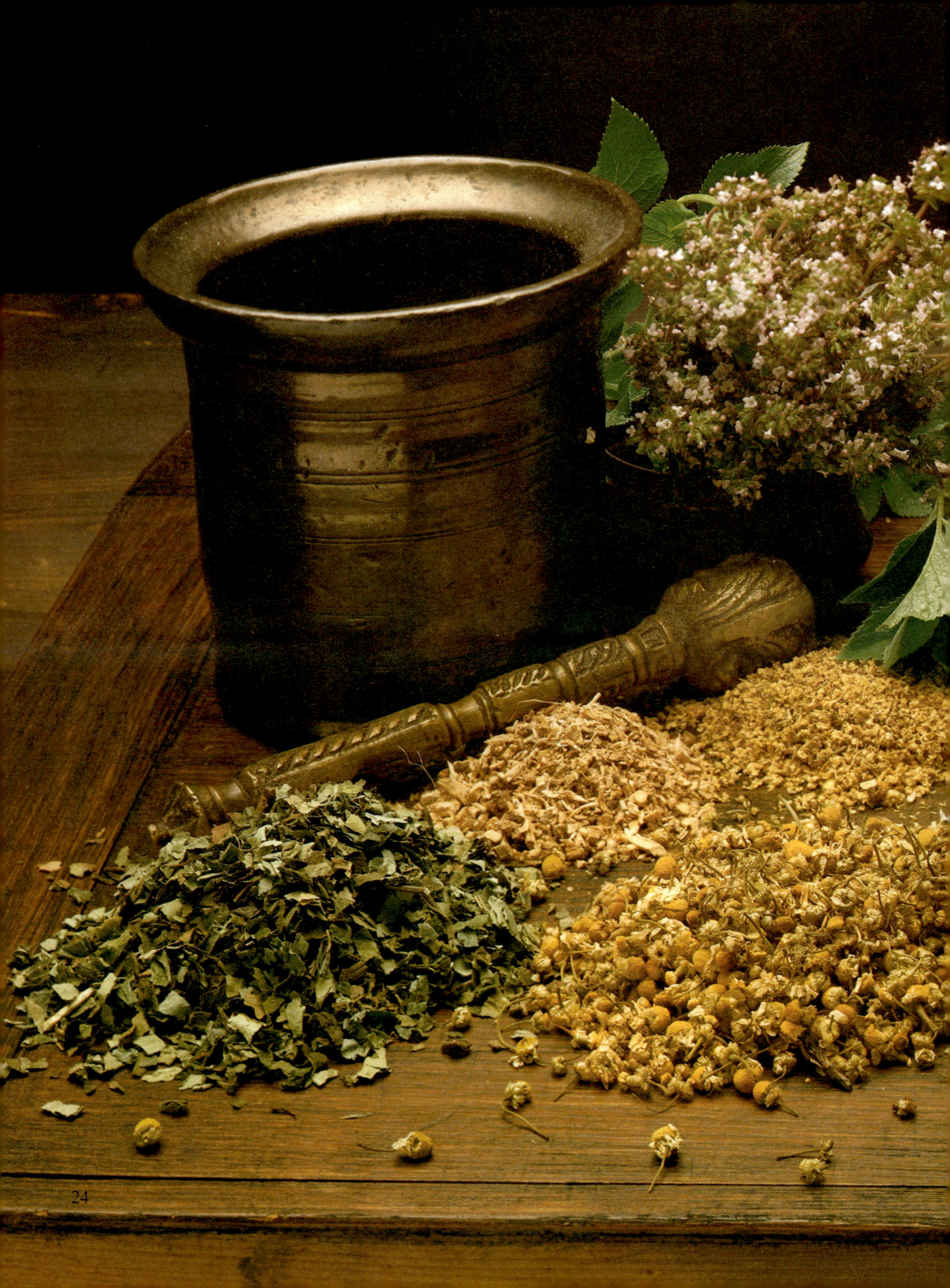

Wenn Schnupfen und Grippe umgehen

Holunder · Kamille · Huftlattich
Königskerze · Lungenkraut · Andorn
Bibernelle · Lindenblüten · Thymian

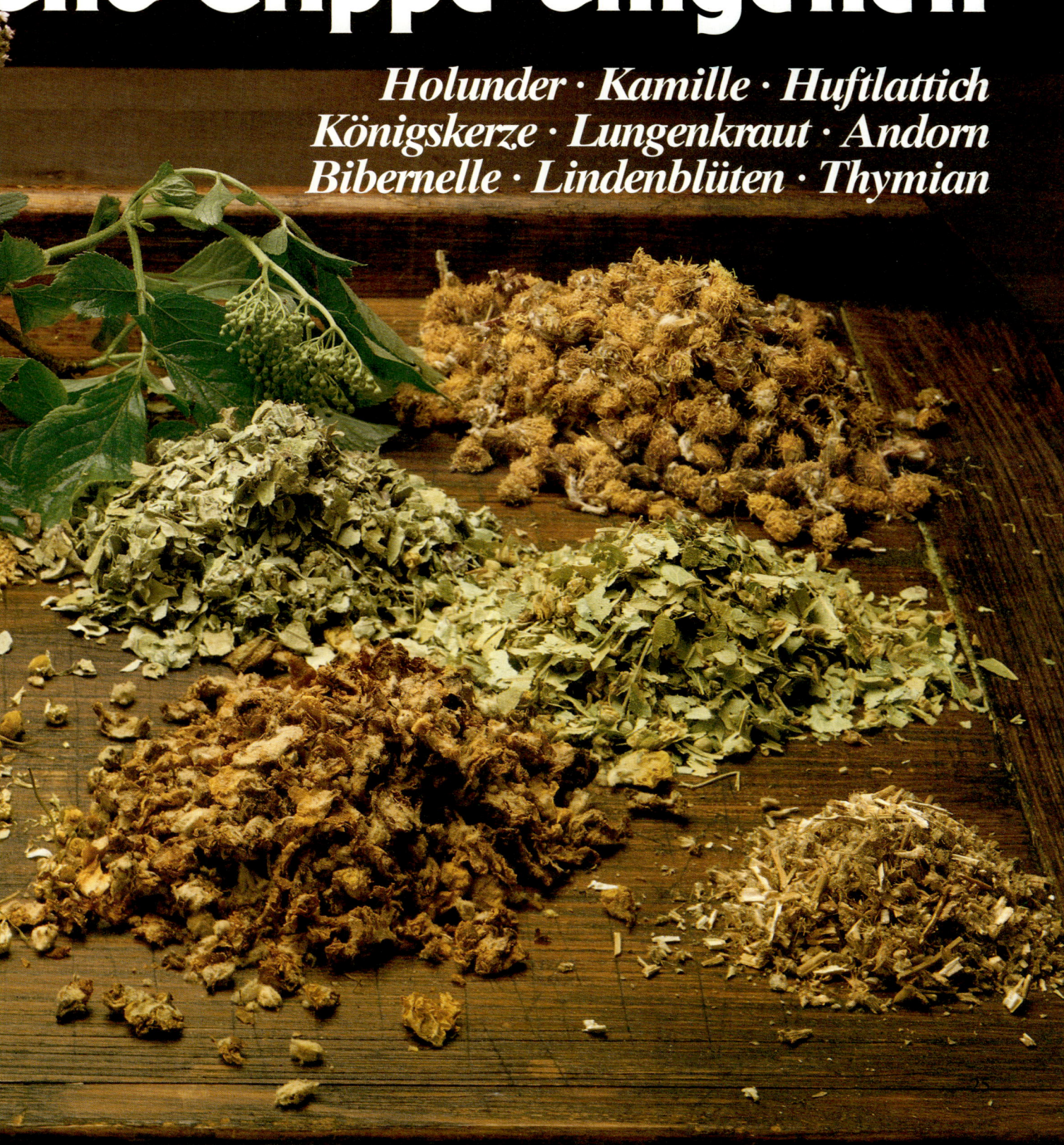

Wenn Schnupfen und Grippe umgehen

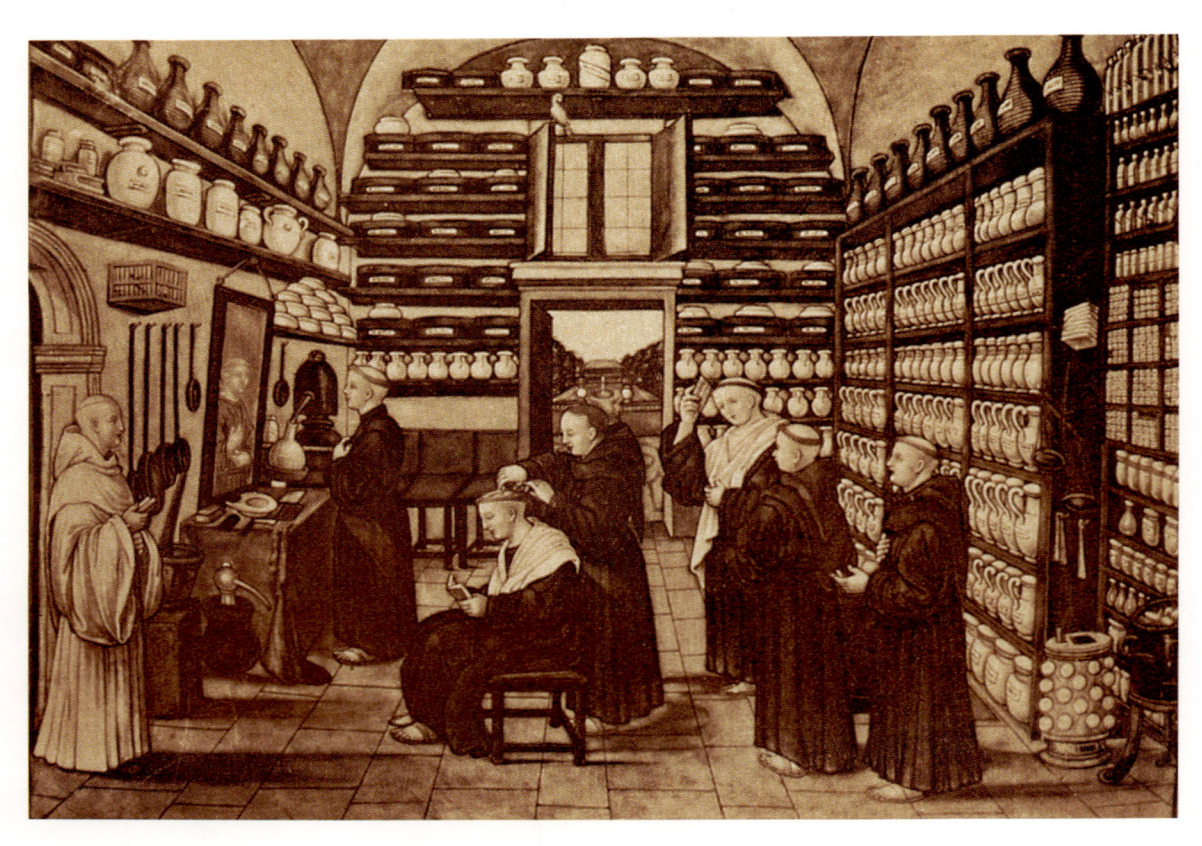

*Die Klosterapotheken des Mittelalters waren Lagerräume
für Wein, Heilkräuter und Gewürze*

So sah es in den ersten Klosterapotheken aus

Wenn es kalt wird, wenn der Schnee treibt, versuchen wir, uns mit dicken Mänteln, Schals und Pelzen vor Erkältungen und Grippe zu schützen. Die Nonnen und Mönche in den Klöstern des Mittelalters hatten es schwerer, mit dem Winter und seinen Gefahren für die Gesundheit fertig zu werden. Spartanisch und entsagungsvoll lebten sie in ihren ungeheizten Zellen.

Im Gegensatz zu den meisten Zeitgenossen standen ihnen Rezepte zur Verfügung, mit denen sie Erkältungen vorbeugen oder sie wirkungsvoll behandeln konnten.

So wußten sie von den Ärzten der Antike, deren Kenntnisse sie pflegten und weitergaben, daß man Erkältungskrankheiten zum Beispiel mit schweißtreibenden Mitteln zu Leibe rücken kann. In den Klosterapotheken stand dazu unter anderem der Holler oder Holder zur Verfügung – uns heute als Holunder bekannt.

Die Klosterapotheken im Mittelalter waren übrigens keine Apotheken im heutigen Sinne – bis zum 13. Jahrhundert war die »apotheca« ein Lagerraum, in dem Wein, Heilkräuter, Gewürze, aber auch Bücher aufbewahrt und verkauft wurden. In einem gesonderten Raum lagerten die getrockneten Teile von Pflanzen, die von den Klöstern aus dem Ausland bezogen oder im Klostergarten selber angebaut wurden.

Nach der strengen Ordensregel der Benediktiner, die Vorbild für die meisten anderen Orden wurde, waren die Mönche nicht nur zur Kultivierung des Landes und zum Gartenbau verpflichtet, ihre Aufgabe war es auch, sich der Krankenpflege zu widmen.

»Um die Kranken muß man vor allem und über alles besorgt sein, man diene ihnen demnach wirklich so, wie wenn man wirklich Christus dienen würde«, hieß es in Kapitel 26 der Ordensregel. »Es sei also eine Hauptsorge des Abtes, daß die Kranken von den Wärtern nicht vernachlässigt werden.«

Auch den mittellosen Kranken wurde geholfen

Selbst dem ärmsten Fremden, der krank zu ihnen kam, mußten die Zisterzienser, die ebenfalls streng nach der Regel des Benedikt lebten, mit gebeugten Knien begrüßen und ihm die Füße waschen. Im Fremdenhaus des Klosters wurden die auswärtigen Patienten bis zu ihrer völligen Genesung gepflegt. Auch Geisteskranke wurden hier aufgenommen.

Es gab allerdings auch Mönchsorden, die ihre heilkundigen Ordensbrüder zur Behandlung der Kranken aus vornehmen Familien in deren Häuser schickten. Das zahlte sich für die Klöster aus, denn nicht selten erhielten sie große Schenkungen von dankbaren Patienten. Von der Kirchenleitung wurde die Reisetätigkeit der Mönchsärzte allerdings nicht gern gesehen. Papst Innozenz II. erwirkte auf drei Konzilien Verbote der Ausübung des Arztberufes durch Mönche, wenn damit ein finanzieller Gewinn verbunden war.

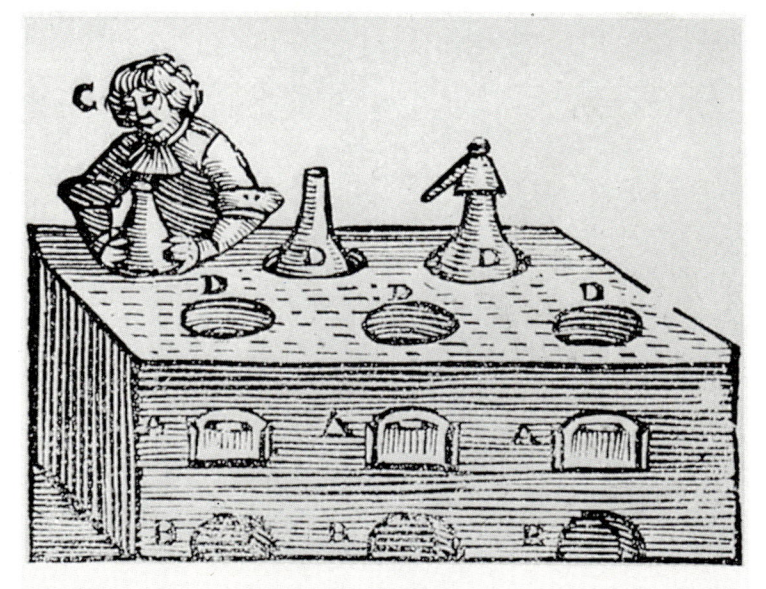

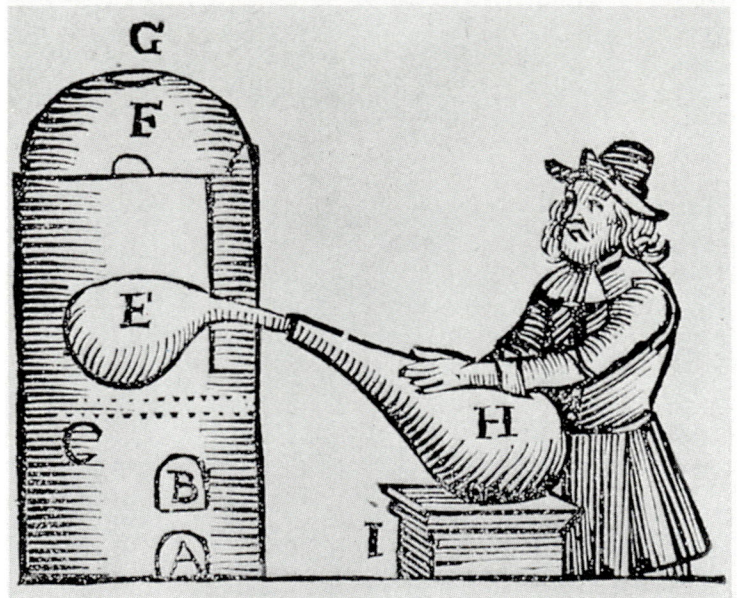

Einige Mönche traten daraufhin aus dem Kloster aus, um als Einsiedler zu leben und ihre ärztliche Tätigkeit ausüben zu können. Auch sie widmeten sich intensiv der Pflanzenkunde und sammelten Kräuter, mit denen sie ihre Patienten behandelten.

Zahlreiche Heilpflanzen, die gegen Erkältungskrankheiten wirken, sind seither bekannt.

Die Aufbereitung von Tinkturen, Auszügen und Salben war streng geregelt, speziell wenn es um größere Mengen für die Krankenpflege in den Klöstern ging

Holunder

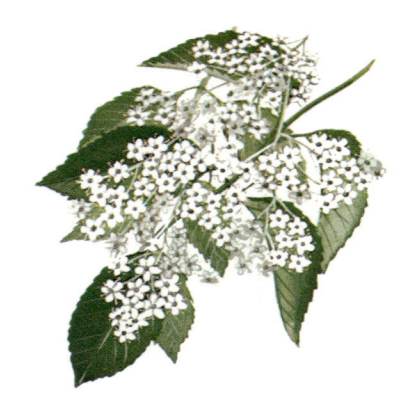

Früher wurde der aus Südost-europa stammende Holun-der, auch Holder oder Holler ge-nannt, als »türkischer Flieder« be-zeichnet. Schon von alters her ku-rierten sich die Menschen mit den heilenden Kräften des Holunders, der als Busch oder Baum heute in Deutschland weit verbreitet ist. Im Garten gilt er als Glücksbrin-ger. Nach einem alten Brauch darf er nicht mit einer Axt geschlagen werden.

In der Klostermedizin ist er als Heilmittel schon lange bekannt.

Auf beinahe dramatische Weise er-fuhren die Nonnen des Klosters Reutberg (Oberbayern), was der Holunder bewirken kann. Im Jahr 1944 aßen die Nonnen ein giftiges Pilzgericht. Als sich die ersten Symptome der Vergiftung zeigten, versuchten die Frauen vergeblich, einen Arzt zu erreichen. Mit Ho-lundermus, das sie kochten, konn-ten sie sich schließlich kurieren.

Die Holunderbeeren enthalten viel Vitamin C und andere Vitami-ne. In den Blüten und Blättern fin-den sich ätherische Öle und weite-re Inhaltsstoffe (wie z. B. Alkaloi-de, Carotine, Phosphor, Kalzium, Kalium), die Erkältungskrankhei-ten wie Schnupfen, Husten, Bron-chitis und Grippe wirkungsvoll be-kämpfen können. Auch bei rheu-matischen Beschwerden sind die Blüten ein gutes schweißtreiben-des Mittel, das die Giftstoffe aus dem Körper schwemmt. Sie för-dern schließlich auch die körperei-genen Abwehrkräfte.

Gepflückt werden sollten die Blü-tendolden zwischen Mai und Juli, die Beeren im Herbst.

Anwendungen:

Tees von Blüten und Blättern hel-fen vorbeugend und heilend bei den meisten Erkältungskrankhei-ten. Rohe Beeren dürfen nicht ge-gessen werden!

Dosierung:
Einen Teelöffel Holunderblüten mit einer Tasse kochendem Was-ser übergießen, einige Minuten bedeckt ziehen lassen, abseihen. Heiß trinken. Als Schwitzanwen-dung gegebenenfalls mehrere Tassen täglich, auch zusammen mit Fußbädern oder heißen Bä-dern mit Holunderblütensud.
Für das Mus zwei Kilogramm reife Beeren nehmen. Mit wenig Was-ser etwa ½ Stunde auf schwa-chem Feuer kochen. ½ Kilo-gramm Zucker gut verrühren und mit dem Mus eindampfen. Teelöf-felweise einnehmen.

Wirkungen:
Der Tee wirkt schweißtreibend, harntreibend, auswurffördernd, blutreinigend.
Das Mus reguliert den Stuhlgang. Äußerlich wird es als Umschlag für Beulen und Geschwüre ange-wandt.

Nebenwirkungen:
Vorsicht: Wer Probleme mit dem Kreislauf hat, sollte den Arzt über die Wirkung von Holunder befra-gen. Zuviel Holunder kann zu Durchfall oder Erbrechen führen! (Die Nonnen des Klosters Reut-berg retteten sich allerdings so vor der drohenden Pilzvergif-tung.)

Gegenanzeigen: Keine bekannt.

Wechselwirkungen mit anderen Medikamten:
Bisher sind keine bekannt.

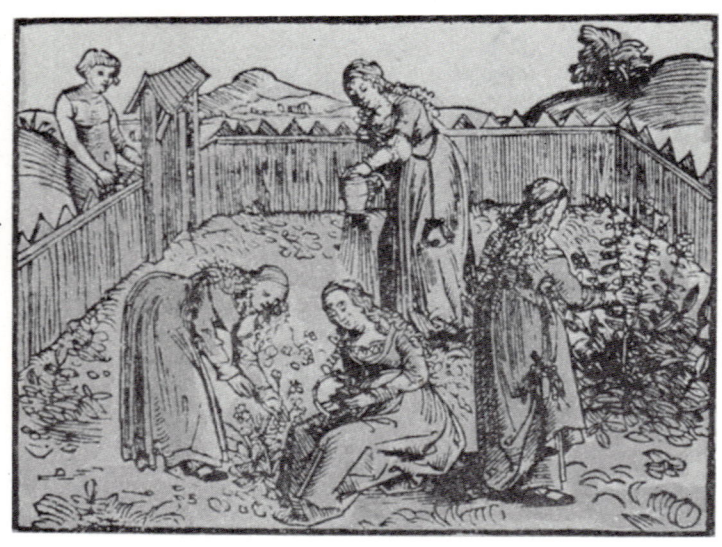

Alle Klöster pflegten den Anbau von Heilkräutern – Karl der Große hatte in seinen »Kapitularien« darauf bestanden

Kamille

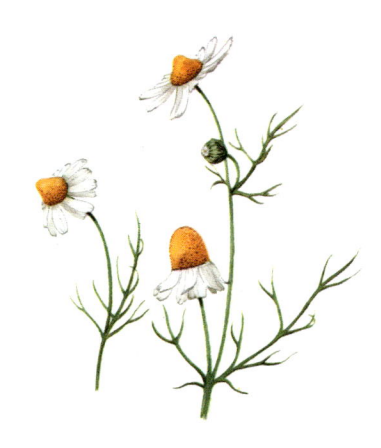

Sie ist die bekannteste und wertvollste Arzneipflanze. Die Kamille wächst als »Unkraut« wild auf Feldern oder wird in großen Kulturen angebaut. Schon Griechen, Römer und Germanen nutzten ihre Wirkung.

Für die Mönche des Mittelalters, die sich mit ihr bei ihren Abschreibearbeiten aus den Rezeptbüchern der antiken Ärzte befaßten, war es nicht einfach, deren Wissen um die Heilkräfte der Kamille weiterzugeben, da der Name der Pflanze oft mit verwandten Arten verwechselt wurde. Seit 1500 finden wir ausführliche Beschreibungen der Kamille in allen Kräuterbüchern – mit Anwendungsvorschlägen, die sich bis heute kaum geändert haben.

Der Kamille begegnen wir übrigens auch bei Shakespeare (der in seinen Werken viele Heilpflanzen erwähnt): »Wiewohl die Kamille, je mehr sie getreten wird, um so schneller wächst…« heißt es bei »Heinrich IV.«.

Und das geflügelte Wort »Olle Kamellen« hat auch etwas mit der Heilpflanze zu tun. Es kommt von »Alten Kamillen«, die durch zu langes Aufbewahren den Geruch und die heilkräftigen Inhaltsstoffe verloren haben. Ein Hinweis, daß Kamillentees nicht allzu lange aufbewahrt werden sollten. Erstmals gebraucht hat »Olle Kamellen« übrigens Fritz Reuter (1810-1874). Die Blütenkörbchen der Kamille enthalten ätherisches Öl, das sich bei der Destillation blau färbt (Chamazulen u. a.), Flavone und Schleimstoffe. Kamille wirkt äußerst mild, aber tiefgreifend. Ihre vielfältige Heilwirkung beobachten wir u. a. bei Erkältungen, Entzündungen der Mundhöhle und des Nasen-Rachen-Raums, bei Magen- und Darmbeschwerden, Koliken, Störungen im Leber-Galle-Bereich, bei Frauenleiden.

Allein in der Bundesrepublik sind Kamillenextrakte Bestandteil von über 100 Fertigarzneien. Als eine der ersten Pflanzen bekam die Kamillenblüte schon 1982 die sogenannte »Standard-Zulassung«, und zwar unter der Nummer 7999.99.99.

Anwendungen:

Teeaufguß aus Kamillenblüten. (Sogenannte »Ganzdrogen« oder Teebeutel renommierter Hersteller bieten die Gewähr, daß die Heilpflanzen noch über alle Inhaltsstoffe verfügen. Achten Sie darauf, daß Ihnen keine überlagerte oder mit Stengel- und anderen Pflanzenteilen versetzte Ware gegeben wird.)

Dosierung:
Ein Eßlöffel voll Kamillenblüten mit einer Tasse kochendem Wasser übergießen, fünf bis zehn Minuten ziehen lassen und dann abseihen.
Empfohlen werden täglich drei bis vier Tassen frischer Kamillenteeaufguß bei Erkrankungen des Magen-Darm-Bereichs.
Bei Schleimhautentzündungen im Mund kann mit dem Teeaufguß mehrmals täglich gegurgelt werden.
Kamille eignet sich bei Erkältung und Husten auch zum Inhalieren. Zur Bereitung eines Dampfbades benötigen Sie ein bis zwei Eßlöffel Kamillenblüten, die mit heißem Wasser übergossen werden.

Wirkungen:
Die ätherischen Öle wirken entzündungshemmend, desinfizierend, schmerzlindernd, krampflösend, blähungsvertreibend.

Nebenwirkungen:
Empfindliche Personen reagieren auf Korbblütler, so auch auf Kamille, häufiger allergisch.

Gegenanzeigen:
Keine bekannt. In der Monographie des Bundesgesundheitsamtes wird lediglich empfohlen, beim Spülen mit Teeaufguß diesen nicht im Bereich der Augen zu verwenden.

Wechselwirkungen mit anderen Medikamenten:
Bisher sind keine bekannt.

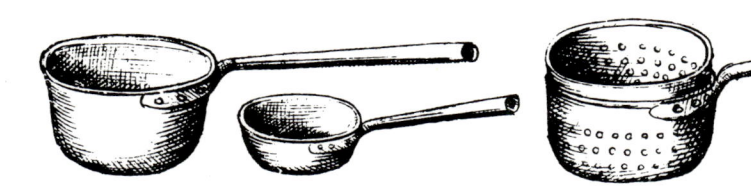

Gerätschaften für Teeaufgüsse (13. Jhrh.)

Wenn Schnupfen und Grippe umgehen

Huflattich

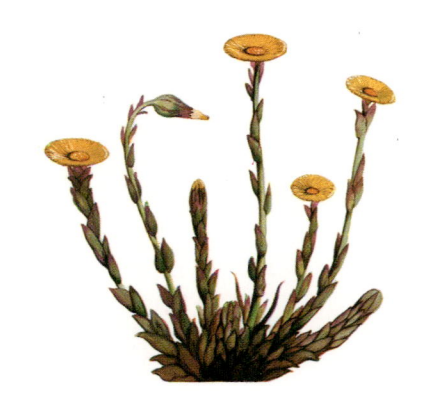

Ein anderes Heilmittel der Klostermedizin bei Schnupfen und Erkältung wächst als eine der ersten Pflanzen, wenn nach dem Winter der Schnee weicht: der Huflattich. Seinen Namen bekam er, weil die Blätter einem Hufeisen ähnlich sehen. Er beruhigt entzündete Schleimhäute.

Daß er ein Hustenmittel ist, haben die Mönche aus arabischen, griechischen und römischen Schriften erfahren und bei der Anwendung bestätigt gefunden.

Blüten und Blätter enthalten einen hohen Anteil von saurem Schleim. Ferner finden sich in ihnen ätherische Öle, Gerbstoffe, Bitterstoffe und pflanzliche Säuren. Diese Wirkstoffe fördern den Auswurf bei Husten und Erkältung. Außerdem wirken sie entzündungshemmend und stärken die glatte Bronchialmuskulatur. Sie sind heute Bestandteil von Hustenmitteln und Asthma-Medikamenten. Darreichungsformen sind Tees, Sirup, Tropfen.

Man kann natürlich auch selbst die Grundstoffe für den Hustentee sammeln. Dabei sollte man aber darauf achten, daß die Blätter nicht verschmutzt oder – was in Stadtnähe möglich ist – durch im Boden enthaltene Schwermetalle belastet sind.

Auch von Huflattichblättern gibt es schon einen Entwurf zu einer sogenannten »Standard-Monographie«, mit der nach dem neuen Arzneimittelgesetz bis 1990 die Wirksamkeit und die Unbedenklichkeit aller Medikamente nachgewiesen werden muß.

Anwendungen:

Tee von Huflattichblättern wird zur Reizlinderung bei Schleimhautentzündungen im Bereich des Mund- und Rachenraumes (Pharyngitis, Tracheitis), Heiserkeit und Bronchitis angewandt.

Dosierung:
Etwa einen Eßlöffel Huflattichblätter mit einer Tasse kochendem Wasser übergießen, zehn Minuten ziehen lassen und dann abseihen. Zwei bis drei Tassen täglich heiß trinken. Die erste möglichst schon vor dem Frühstück.

Wirkungen:
Schleim und ätherische Öle wirken entzündungshemmend, hustenlindernd, schleimlösend und auswurffördernd.

Nebenwirkungen: Keine bekannt.

Gegenanzeigen: Keine bekannt.

Wechselwirkungen mit anderen Medikamenten:
Bisher sind keine bekannt.

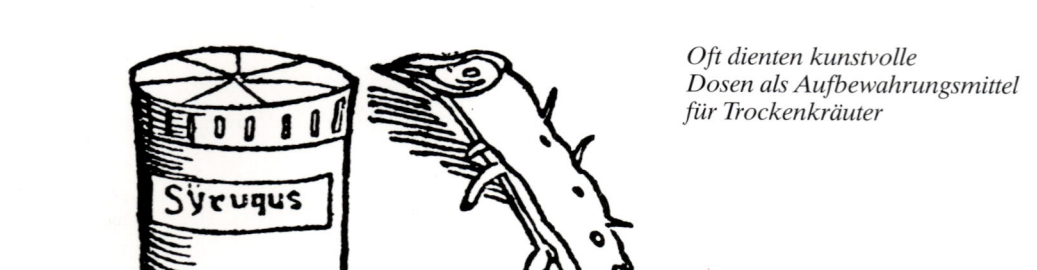

Oft dienten kunstvolle Dosen als Aufbewahrungsmittel für Trockenkräuter

Königskerze

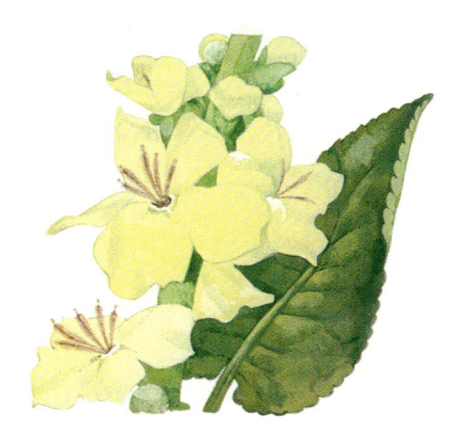

Die Königskerze hilft ebenfalls bei Erkältungen. Sie war früher ein Symbol der Königswürde. Zugleich wurde die Pflanze der Jungfrau Maria zugeordnet. Maria trägt auf vielen Darstellungen eine Königskerze in der Hand, den »Himmelsbrand«.

Im Aberglauben wurde oft neben den Pflanzen auch Tieren (Geweihen, Hörnern etc.) Heilkraft zugesprochen

Andere Namen für sie sind Feldkerze, Osterkerze, Himmelskerze, Kerzenkraut, Brennkraut, Fackelblume. Hippokrates lobte die Pflanze schon als »Wollblume«, die bei hartnäckigem Husten half.

Die wichtigsten Wirkstoffe der Königskerze sind Saponine und ätherisches Öl. Sie helfen Verschleimungen zu lösen und fördern den Auswurf.

Die Blüten werden bei Angina, chronischer Bronchitis, Husten und als Ergänzung einer medikamentösen Behandlung auch bei Lungen- und Rippenfellentzündung eingesetzt. Die Königskerze ist eine der »sieben Brustpflanzen«. (Die weiteren: Eibisch, Huflattich, Klatschmohn, Malve, Katzenpfötchen und Veilchen.) Ihre beruhigende, krampflösende Wirkung hilft auch bei Asthma, bei Nervosität und Magenkrämpfen sowie bei Angstzuständen.

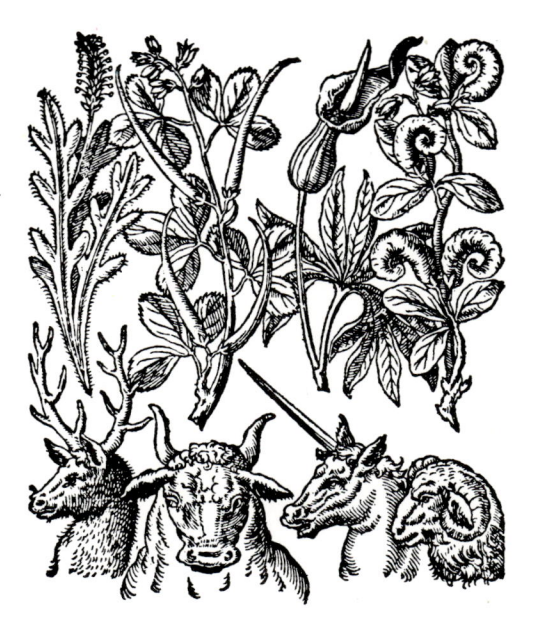

Anwendungen:

Verwendet werden gerade aufgegangene Blüten und Blätter, die am besten am späten Vormittag gesammelt und luftdicht aufbewahrt werden sollten.

Dosierung:

Für den Tee zwei Teelöffel der Blüten mit einer Tasse kochendem Wasser übergießen, zehn bis fünfzehn Minuten ziehen lassen und durch ein Teesieb seihen.
Beliebt ist auch der Königskerzen-Hustensirup. Dazu überbrüht man eine gute Handvoll Blüten, läßt sie 24 Stunden mit kaltem Wasser bedeckt ausziehen. Dann durch ein Sieb gießen. Zum Einkochen nimmt man pro Liter Saft ein Kilo Zucker. Bei starkem Husten zwei bis drei Teelöffel einnehmen.
Bei schlecht heilenden Wunden, Pilzinfektionen und Furunkeln ist die Auflage eines Absuds zu empfehlen, den man so herstellt: eine Handvoll getrockneter Blüten und die dreifache Menge getrockneter Blätter der Königskerze mit heißem Wasser überbrühen. Ziehen lassen, abseihen.
Den Absud entweder mit Kompressen oder Verbänden auf die Wunden oder Infektion aufbringen. Oder die befallene Stelle im Absud baden.

Wirkungen:

Der Schleim wird gelöst, der Auswurf gefördert. Die Königskerze wirkt außerdem reizlindernd, krampflösend, harntreibend und beruhigend.

Nebenwirkungen: Keine bekannt.

Gegenanzeigen: Keine bekannt.

Wechselwirkungen mit anderen Medikamenten:
Bisher sind keine bekannt.

Lungenkraut

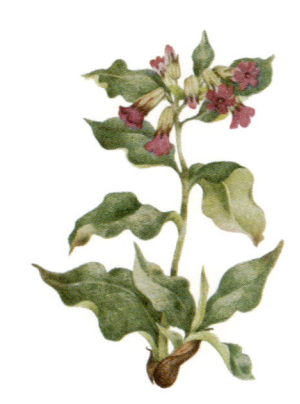

Das Lungenkraut wächst in Laubwäldern und an Uferwegen. Es heißt auch Adam und Eva oder Hänsel und Gretel, weil sich an dem zur Gattung der Borretschgewächse gehörende Kraut in der Blütezeit oft gleichzeitig noch rote und schon blauviolette Blüten finden. Es ist ein vorzügliches Heilmittel bei Husten, Grippe, Bronchitis, Heiserkeit und Halsentzündung.

Die heilige Hildegard von Bingen hatte für diese Pflanzen noch andere Verwendung: Sie empfahl sie, »damit der Mensch Sinneslust und fleischliches Begehren bei sich zum Erlöschen bringe«. Es gibt jedoch keinen pharmakologischen Nachweis dafür, daß das Lungenkraut wirklich die Triebe dämpfen kann.

Es ist schwierig, herauszufinden, ob in den Rezepturen der Klostermediziner tatsächlich jene Pflanze mit »Lungenkraut« gemeint war, die wir heute kennen. In früheren Jahrhunderten benannte man alle möglichen Pflanzen so, die man für hilfreich bei Lungenerkrankungen ansah – neben dem eigentlichen Lungenkraut zum Beispiel auch Andorn.

Heute ist es natürlich nicht mehr zweckmäßig, das Kraut wie im Mittelalter bei schweren Erkältungen der Lunge zu verabreichen. Da hilft uns die moderne Medizin besser.

Anwendungen:

Tee kann zusätzlich zu anderen Mitteln bei Erkältungen genommen werden. Außerdem gibt es Lungenkraut-Pulver und -Saft.

Dosierung:
Für den Tee einen Eßlöffel Kraut mit einer Tasse kochendem Wasser übergießen, zehn bis fünfzehn Minuten ziehen lassen und dann abseihen. Vom Pulver einen Teelöffel in eine Tasse frische Milch geben. Täglich zwei bis drei Tassen trinken.

Wirkungen:
Reizmildernd, zusammenziehend. In geringem Maße (bei weitem nicht so gut wie die vorher besprochenen Kräuter) kann Lungenkraut auswurffördernd wirken.

Nebenwirkungen: Keine bekannt.

Gegenanzeigen: Keine bekannt.

Wechselwirkungen mit anderen Medikamenten:
Bisher sind keine bekannt.

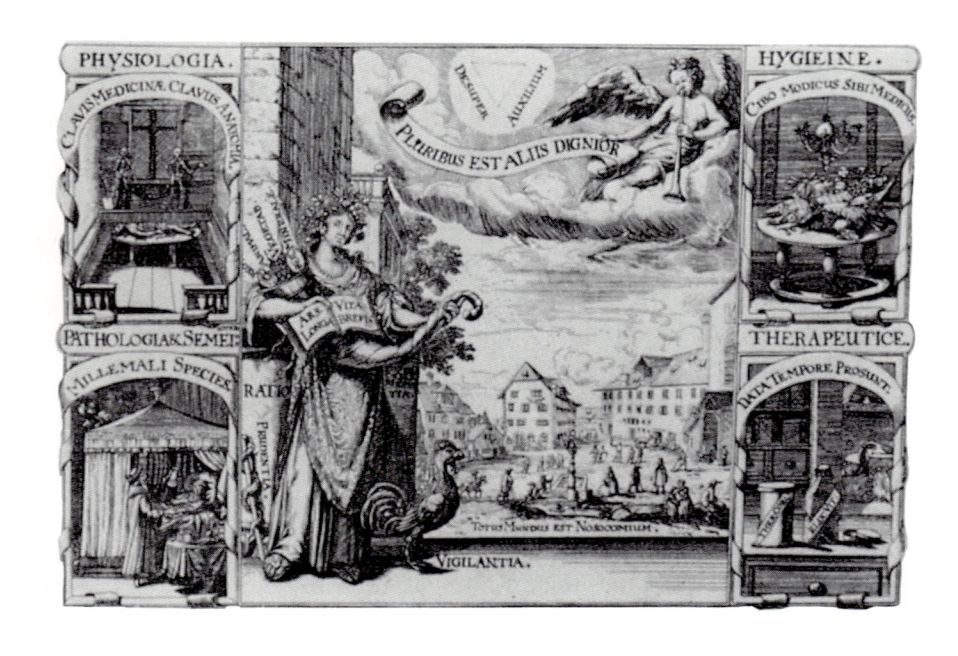

Andorn

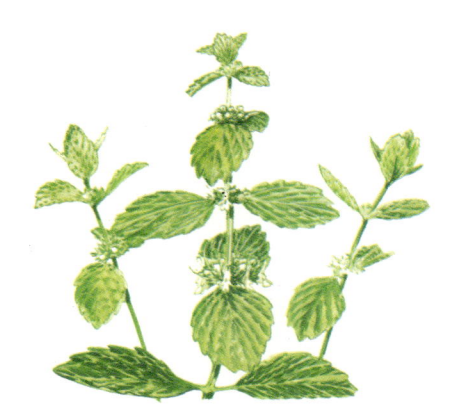

Wie erwähnt, wurde Andorn früher auch Lungenkraut genannt. Andorn ist aber als Arzneimittel bei Erkältungen wesentlich wirkungsvoller als das erwähnte Lungenkraut. Die weiß und gelb blühende Pflanze, die auf Schutthalden, unter Hecken und an Zäunen wächst, wurde schon von Benediktinern bei Erkältungskrankheiten empfohlen. Im Mittelalter galt sie als sogenanntes »hexenwidriges Kraut«. In einem alten Kräuterbuch sind noch andere Verwendungsmöglichkeiten angegeben:

»Andorn eröffnet die verstopfte Leber,
Milz und Mutter
hilft den Frauen in den Kindesnöten
auch so sie nach der Geburt nicht wohl gereinigt
werden denen treibt's ihr Zeit und Bürdle…«
Und im berühmten »Neuw kreuterbuch« von Jac. Theod. Tabernaemontanus (1520-1590), erschienen 1588 in Frankfurt, heißt es:

»Das Wasser, darin Andorn gesotten, heilte alle bösen Grindschübe, Flechten und Zittermale. Darum sollen die jungen Kinder, welche den Andorn und die Megerei gern haben, darin gebadet werden.«

Die Wirkung der Inhaltsstoffe – ätherische Öle, Gerbstoffe und der zur Gruppe der Diterpene gehörende Bitterstoff Marrubiin – läßt den Einsatz dieser Pflanze jedoch nur bei Erkältungskrankheiten, bei Husten, chronischem Katarrh der Atemwege und bei Leberstörungen sowie Magenbeschwerden sinnvoll erscheinen.

Anwendungen:

Tee aus Blättern und Blüten als Zugabe bei Erkältungen.

Dosierung:
Hier ist es zweckmäßig, das getrocknete Kraut nicht mit heißem Wasser zu übergießen, sondern einen kalten Auszug zu machen. Ein bis zwei Teelöffel in eine Tasse kaltes Wasser geben und eine Nacht ziehen lassen. Drei bis fünf Tassen können über den Tag verteilt getrunken werden.

Wirkungen:
Schleimlösend, drüsenanregend, auswurffördernd, stärkend.

Nebenwirkungen: Keine bekannt.

Gegenanzeigen: Keine bekannt.

Wechselwirkungen mit anderen Medikamenten:
Bisher sind keine bekannt.

Bibernelle

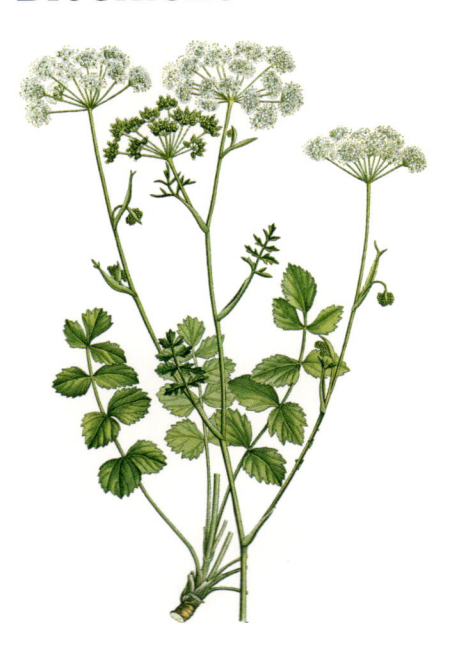

Die Bibernelle liefert einen vorzüglichen Tee bei Erkältungen. Die Heilpflanze, die in alten Schriften auch »Bibenelle« oder »Pimpernell« genannt wird, wächst auf Wiesen und an Wegrändern. Sie hatte im Mittelalter einen so guten Ruf, daß sie von den Mönchen sogar gegen die Pest empfohlen wurde. Daran erinnert zum Beispiel folgender Vers: »Eßt Bibernellen und Baldrian, so geht Euch die Pest nicht an.«

Auch die Erwähnung »Weder Tränk' noch Säft', weder Pillen noch Bibenellen achtend…«, die sich beim Autor Matthias Ringmann (1482-1511) findet, verweist darauf, daß man früher in der Pflanze eine Art »Allheilmittel« sah.

Heute setzt man sie vor allem bei Angina, Heiserkeit, Bronchialkatarrh, Entzündungen von Rachen und Kehlkopf, aber auch bei Gicht ein.

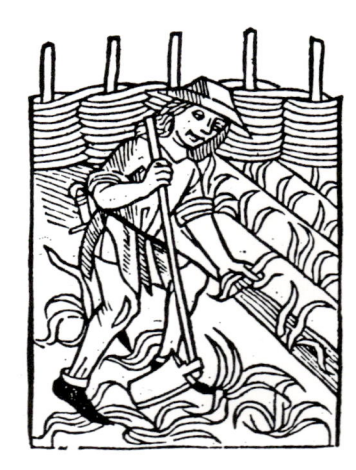

Anwendungen:

Verwendet werden wie früher in den Klosterapotheken die Wurzeln, die man entweder im Herbst oder im Frühjahr ausgräbt.

Dosierung:
Für den Tee ein bis zwei Teelöffel zerkleinerte getrocknete Wurzeln oder Blätter – je nach Geschmack – mit einer Tasse kochendem Wasser aufgießen, ziehen lassen und dreimal täglich eine Tasse trinken. Man kann auch einen Teil Bibernell-Wurzelpulver mit mehreren Teilen Honig vermischen und essen.

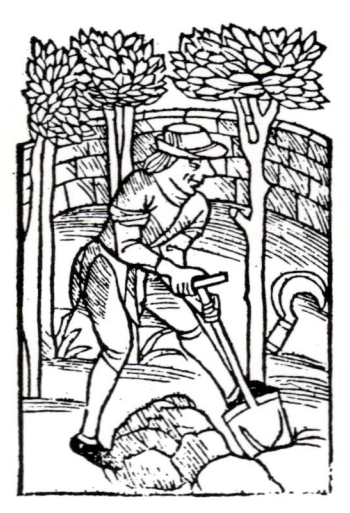

Wirkungen:
Ätherische Öle, Gerbstoffe und Pimpinellin wirken schweiß- und harntreibend sowie auswurffördernd bei Husten und Verschleimung.
Möglicherweise hat die Heilpflanze einen positiven Einfluß bei Menstruationsstörungen. Hier sind die Forschungen jedoch nicht abgeschlossen.

Nebenwirkungen: Keine bekannt.

Gegenanzeigen: Keine bekannt.

Wechselwirkungen mit anderen Medikamenten:
Bisher sind keine bekannt.

Lindenblüten

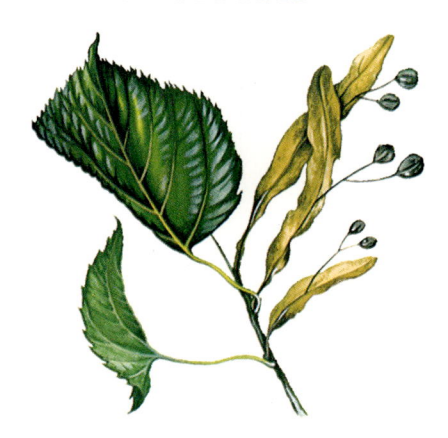

Die Linde, die in vielen Volksliedern besungen wird, liefert durch ihre Blüten heute noch ein wirkungsvolles Mittel bei Erkältungen. Sie sind unentbehrlicher Bestandteil der Hausapotheke. Geerntet werden die Lindenblüten von beiden in Europa vorkommenden Arten des Baumes, der mächtigen Sommerlinde, die bis 30 m hoch werden kann, und der etwas kleineren Winterlinde, die nur 15 bis 25 m hoch wird. Unsere Vorfahren hielten die Linde heilig. Alle Dorfangelegenheiten wurden unter diesem Baum, der bis zu 1000 Jahre alt werden kann, verhandelt. Unter der Linde wurde getanzt, in einigen Gegenden Deutschlands vollzog man unter ihr sogar Trauungen. Lieder und Gedichte erinnern daran, daß der Duft des Lindenbaumes den Pärchen das Geständnis der Liebe erleichterte.

»Mondscheintrunkene Lindenblüten,
sie ergießen ihre Düfte…«,

heißt es zum Beispiel bei Heinrich Heine (1797-1856). Schon die Klostermediziner erkannten, daß die im Juni und Juli zu erntenden Lindenblüten eine schweißtreibende Wirkung haben und hervorragend bei Erkältungskrankheiten helfen können. Das Bundesgesundheitsamt nennt heute folgende Anwendungsgebiete für Lindenblüten: »Milderung des Hustenreizes bei Katarrhen der Atemwege, fiebrige Erkältungskrankheiten, bei denen eine Schwitzkur erwünscht ist (Diaphorese).«

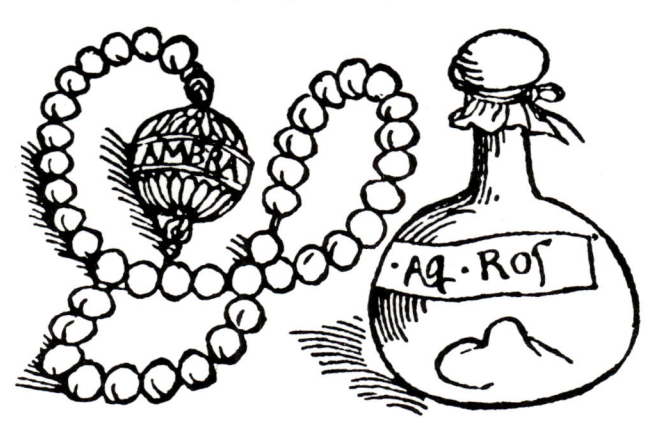

Anwendungen:

Wenn Sie Lindenblüten im Sommer selbst sammeln wollen, dann nehmen Sie die ganzen Blütenstände, die zwei bis fünf (bei der Sommerlinde) oder auch fünf bis neun Einzelblüten (bei der Winterlinde) haben können. Sie werden getrocknet und in gut verschlossenen Gefäßen an trockenen Orten aufbewahrt. Lindenblütentee gibt es bereits gebrauchsfertig überall auch in praktischen Aufgußbeuteln zu kaufen.

Dosierung:
Etwa zwei bis drei Teelöffel Lindenblüten mit einer Tasse siedendem Wasser übergießen und nach etwa fünf Minuten durch ein Teesieb seihen. Wenn der Arzt nichts anderes empfiehlt, werden mehrmals täglich, besonders in der zweiten Tageshälfte, ein bis zwei Tassen frisch bereiteter Teeaufguß so heiß wie möglich getrunken.

Wirkungen:
Die Flavonol-Glykoside Isoquericitrin, Astragalin, ätherische Öle, Gerbstoffe und Schleim wirken sowohl schweißtreibend als auch krampfstillend.

Nebenwirkungen: Keine bekannt.

Gegenanzeigen: Keine bekannt.

Wechselwirkungen mit anderen Medikamenten:
Bisher sind keine bekannt.

Thymian

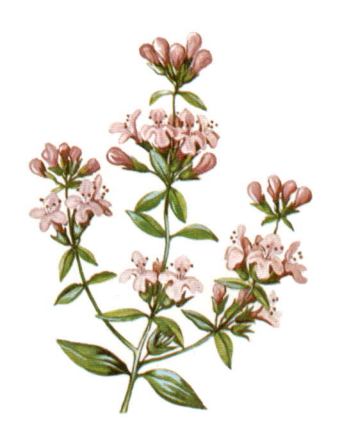

Kaiser Karl der Große hat schon angeordnet, daß jeder Kloster- oder Schloßgarten Thymian (auch Quendel genannt) anzupflanzen habe, da diese aromatischen Kräuter die »Speisen zum Singen bringen«. Die kleinen Büschel oder Sträucher sind in ganz Europa, im mittleren und südwestlichen Asien, in Südafrika und in Nordamerika beheimatet. Typisch für die Pflanze, besonders für den auch nicht nur als Gewürz, sondern ebenfalls medizinisch verwendeten Gartenthymian, sind die graugrünen schmalen Blätter und die hellroten bis purpurfarbenen Blüten.

Die Bezeichnung römischer oder welscher Quendel weist auf die italienische Herkunft der besonders inhaltsreichen Thymiansorte hin, die im Mittelalter vor allem in Klostergärten angebaut wurde. Thymian ist Bestandteil der Kräuterbüschel, die in der Kirche geweiht werden. In der Küche hat man Thymian wegen seines pikanten Geschmacks oft anstatt Pfeffer verwendet. Die alten Ärzte setzten das Kraut, das nach einer alten Sage Jesus geschickt haben soll, um den Menschen zu helfen, bei einer Vielzahl von Leiden ein. Geweihter Thymian sollte nach mittelalterlichem Aberglauben auch gegen Hexen schützen. Heute wird Thymiantee als wirkungsvolles Naturheilmittel ausschließlich bei Bronchitis und bei Katarrh der oberen Luftwege empfohlen.

Anwendungen:

Thymian wird während der Blütezeit (Juni bis September) gesammelt und getrocknet. Blätter und Blüten werden dann abgestreift und gerebelt.

Dosierung:
Für den Tee einen Teelöffel Thymiankraut mit einer Tasse kochendem Wasser übergießen, zehn Minuten ziehen lassen und durch ein Teesieb filtern. Mehrmals täglich soll eine jeweils frisch zubereitete Tasse getrunken werden.

Wirkungen:
Die ätherischen Öle Thymol und Carvacrol fördern bei Bronchitis den Auswurf und wirken gegen Bakterien. Der Münchner Professor Hildebert Wagner schreibt: »Thymianöl wirkt noch in einer Konzentration von 1:3000 hemmend auf die meisten Mundbakterien.« Thymiantee kann deshalb auch zur Mund- und Rachendesinfektion verwendet werden. In alten Kräuterbüchern wird, wie zu Zeiten der heiligen Hildegard von Bingen, Thymian noch als Wurmmittel empfohlen. Dafür gibt es jedoch keinen Wirksamkeitsnachweis.

Nebenwirkungen: Keine bekannt.

Gegenanzeigen: Keine bekannt.

Wechselwirkungen mit anderen Medikamenten:
Bisher sind keine bekannt.

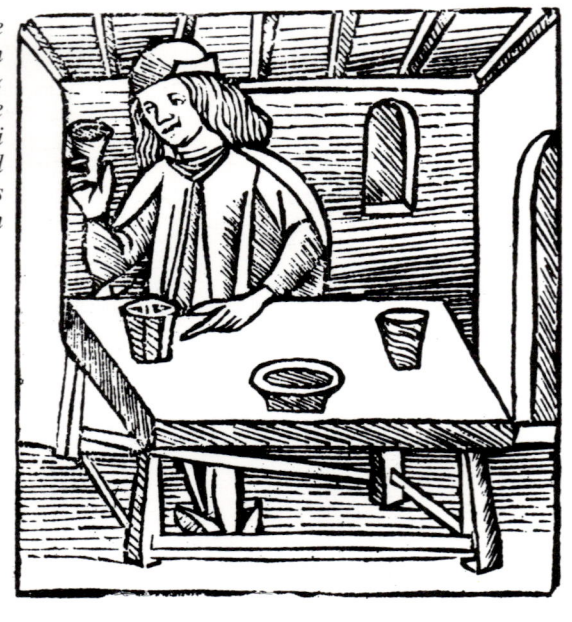

Thymiantee sollte die »Speisen zum Singen« bringen. Heute wird er bei Katarrh und Bronchitis empfohlen

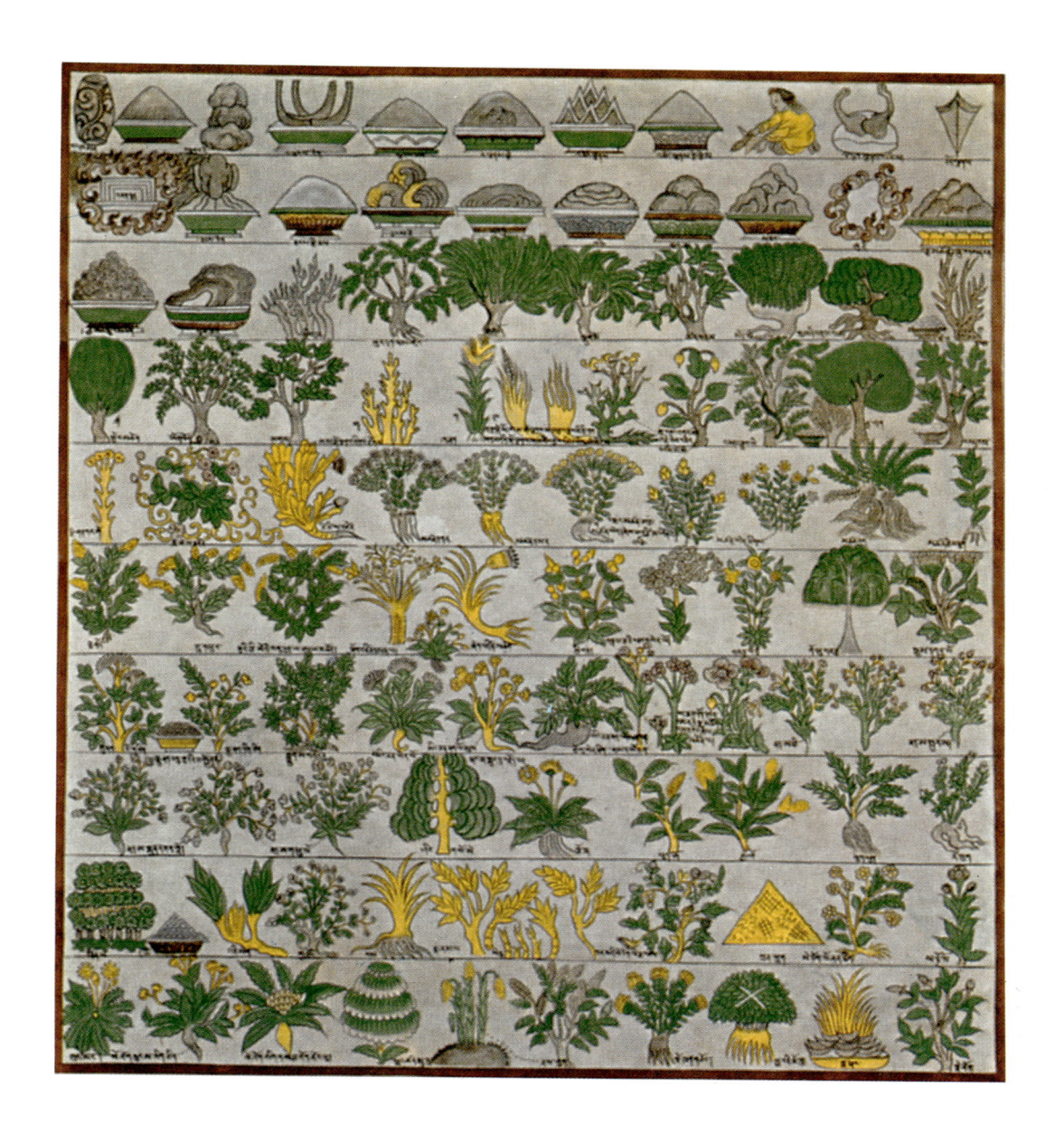

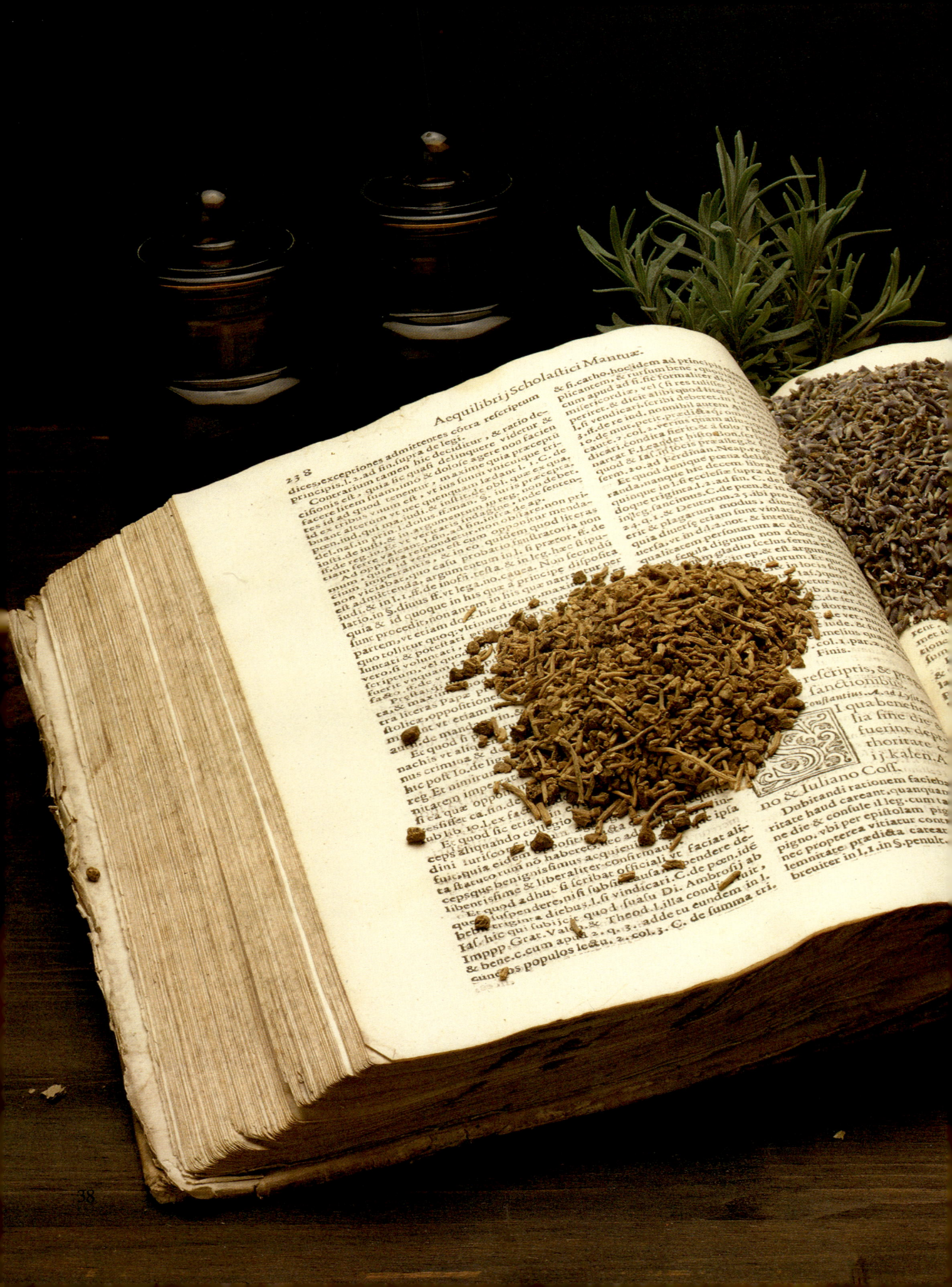

Wenn der Schlaf nicht kommen will

Hopfen · Baldrian · Lavendel

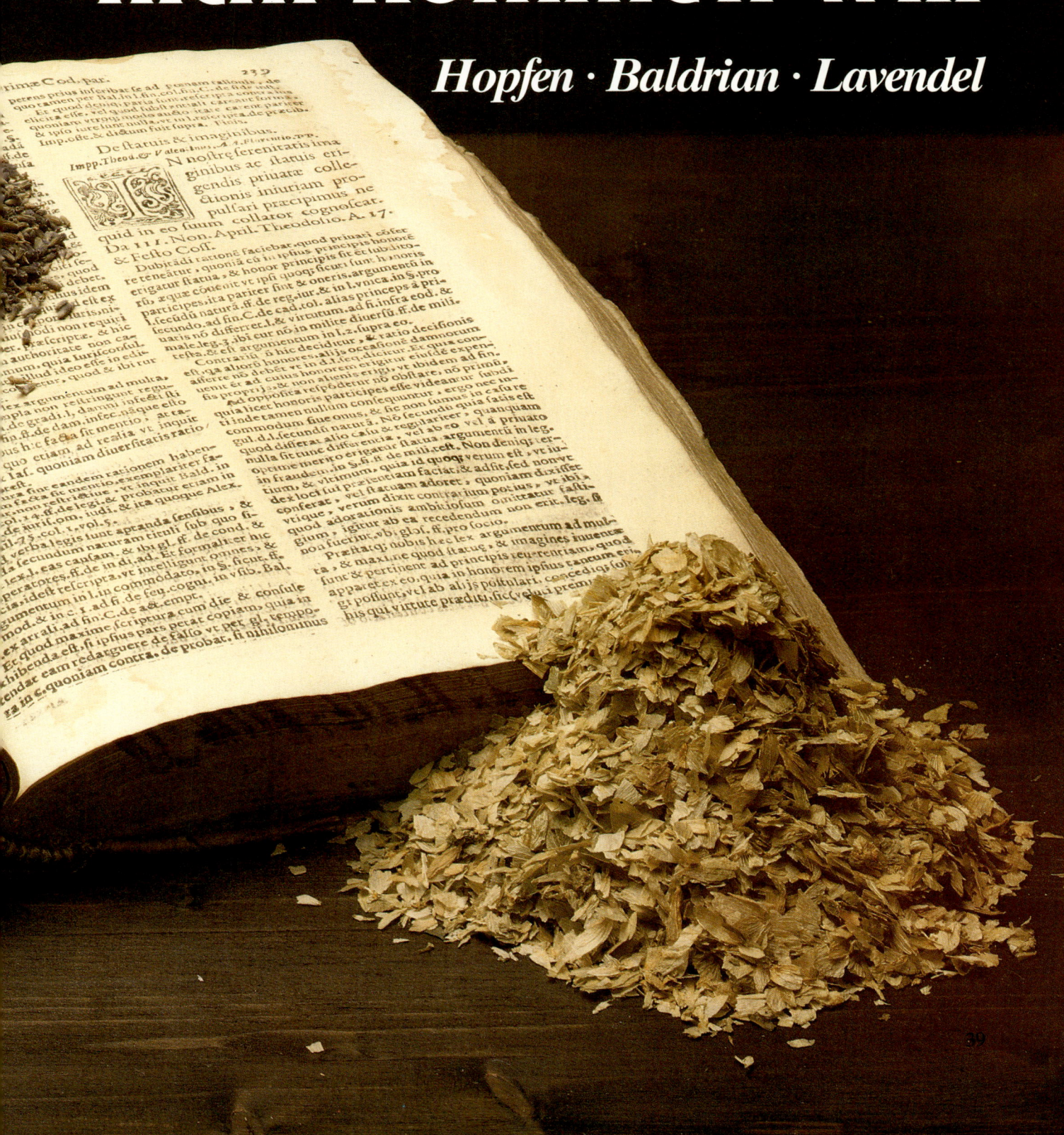

39

Wenn der Schlaf nicht kommen will

Seine Majestät kann nicht schlafen

Der Diener Ludwigs II. hatte es nicht weit – die alte Hofapotheke lag in der Münchner Residenz der bayerischen Könige und Kurfürsten, an der Stelle, an der heute das Cuvilliéstheater steht.

»Die Nervosität«, sagte der Diener. »Seine Majestät kann wieder nicht schlafen.«

Der Apotheker nickte. Er wußte Bescheid.

Seit 1872 führte Ludwig II. ein ziemlich chaotisches Leben. Er machte den Tag zur Nacht, pflegte nicht vor 18 Uhr aufzustehen und konnte morgens nur sehr schlecht einschlafen. Abwechselnd nahm er Aufputsch- und Schlafmittel. Kein Wunder, daß sein vegetatives Nervensystem völlig durcheinandergeraten war.

Der Inhaber der Hofapotheke, der dem Diener einen Schlaftrunk für seinen Herrn mischte, war Max von Pettenkofer, ein berühmter medizinischer Forscher, der der Ursache der Cholera auf die Spur kam und die Hygienelehre begründete. 1839 hatte er als Lehrling seines Onkels in der Hofapotheke angefangen als Nachfolger eines anderen Lehrlings, der ebenfalls weltberühmt wurde: Carl Spitzweg, bekannt geworden durch den »Armen Poeten« und viele andere Gemälde. Nach dem Tod des Onkels übernahm von Pettenkofer 1850 die Apotheke.

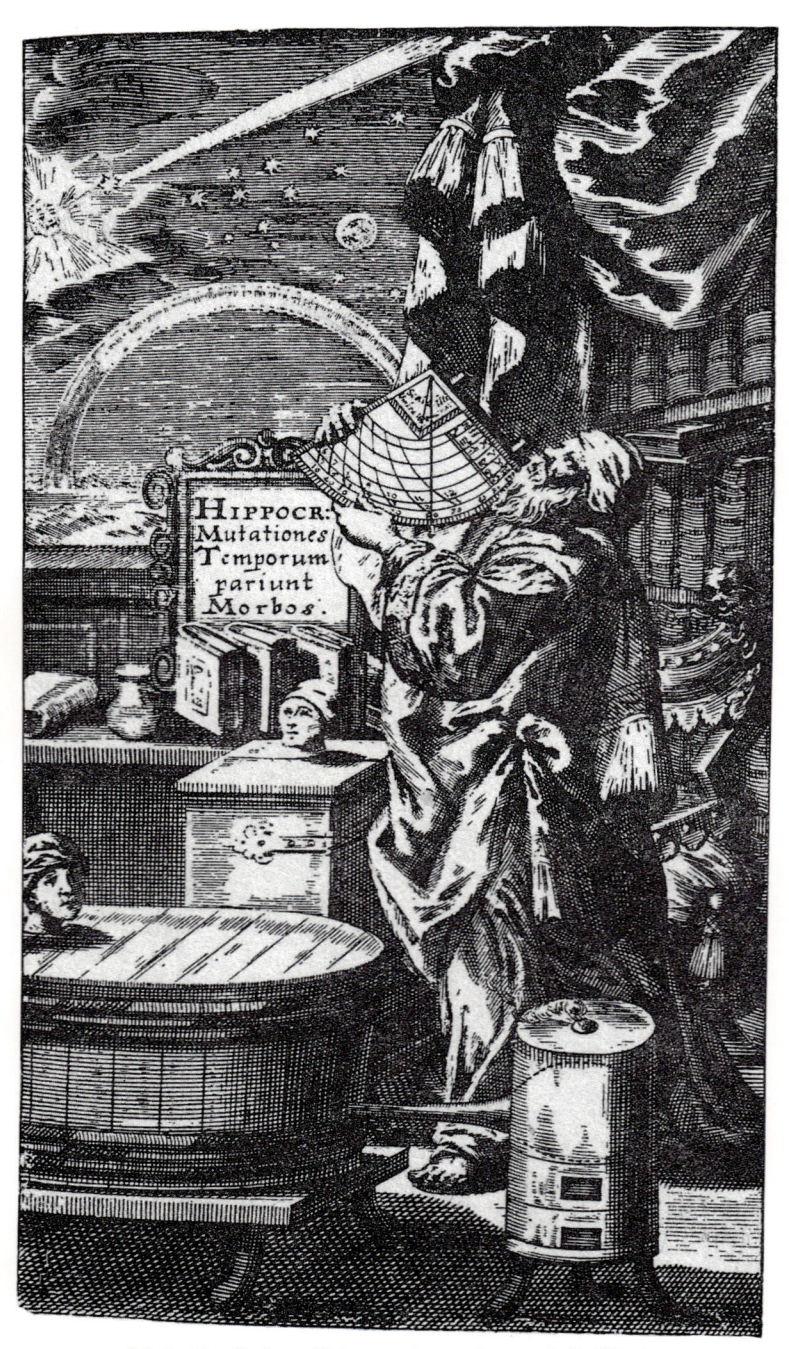

Viele überlieferte Erkenntnisse gehen auf die Werke des Hippokrates (460-377 v. Chr.) zurück

Wenn der Schlaf nicht kommen will

Benediktiner dem Schlaf auf der Spur

Max von Pettenkofer soll der Majestät, die sich für viel Geld zwar Traumschlösser bauen, aber keinen Schlaf kaufen konnte, des öfteren einen gut wirkenden Schlummertrunk nach den überlieferten Rezepten der Mönche, die tief in die Geheimnisse der Heilpflanzenkunde eingedrungen waren, gebraut haben.

Die moderne Medizin hat eine Reihe dieser alten Kloster-Rezepte übernommen und überraschende Erfolge erzielt. Wer heute etwa an Schlafstörungen leidet, kann sich mit den Therapien aus den Klöstern helfen ohne die schädlichen Nebenwirkungen, die bei Tabletten und Pillen der chemischen Industrie besonders in der Ge-

wöhnung und oft in noch mehr Schlaflosigkeit bestehen.

Die Benediktiner-Mönche waren schon vor 800 Jahren den pflanzlichen Helfern des guten Schlafes auf der Spur. Damals entdeckten sie die beruhigende Wirkung des Hopfens.

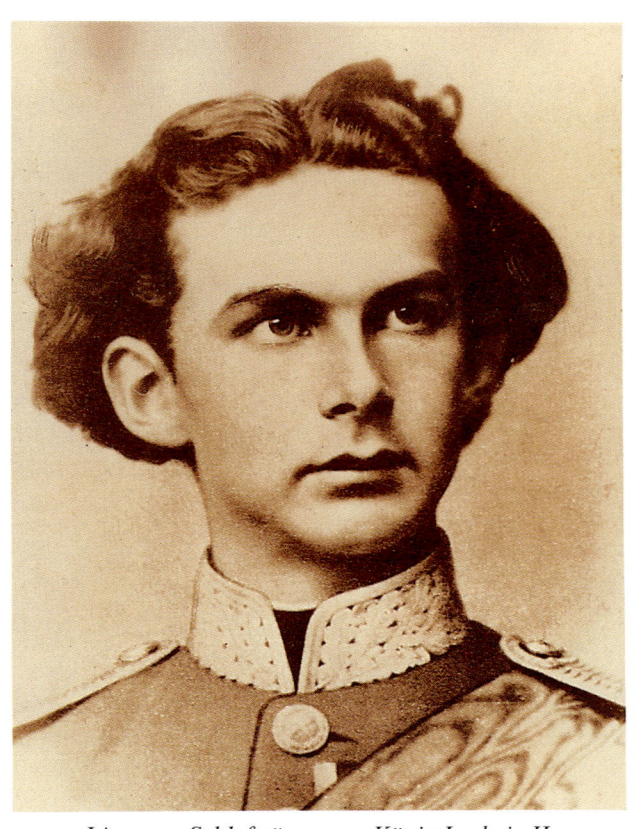

Litt unter Schlafstörungen: König Ludwig II.

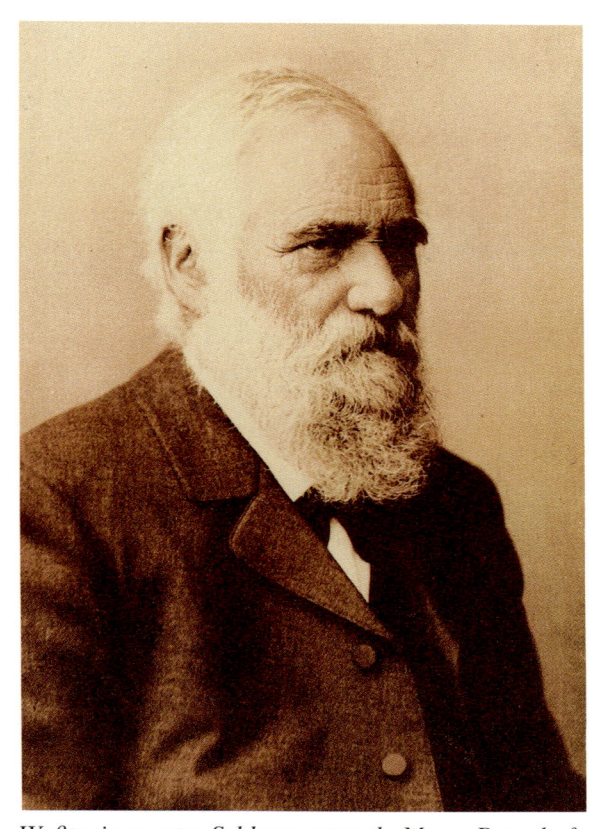

Wußte einen guten Schlummertrunk: Max v. Pettenkofer

Wenn der Schlaf nicht kommen will

Hopfen

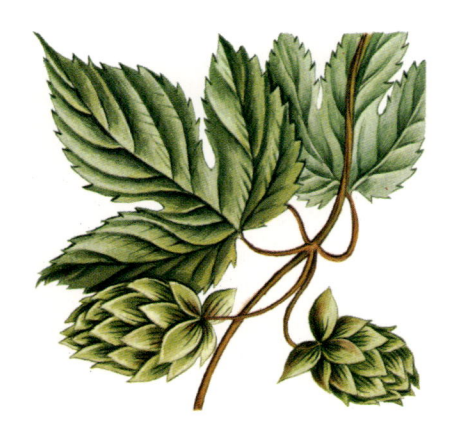

Wir kennen den Hopfen vor allem als Bestandteil des Biers. Er macht es haltbarer und gibt ihm seinen herb-würzigen Geschmack. Aber auch als Arzneimittel gewinnt er immer mehr an Bedeutung.

Die Herkunft der Pflanze ist unbekannt. Man nimmt an, daß sie aus Klöstern Osteuropas zu uns gekommen ist. In den Urkunden des Stifts Freising bei München werden ab Mitte des 9. Jahrhunderts bereits Klostergärten aufgeführt, in denen Hopfen angebaut wurde. Im Mittelalter sollte der Hopfen die Bleichsucht heilen und die »Reizbarkeit der Genitalorgane« mildern. Die Klosterärzte lagen mit der letzteren Anwendung durchaus richtig, denn später stellte man fest, daß viele Hopfenpflückerinnen vorzeitig ihre Menstruation bekamen. Bei Untersuchungen der Wirkstoffe des Hopfens fand man die Erklärung: Einer dieser Stoffe, das Lupulon, enthält östrogenähnliche Hormone in pflanzlicher Form. Das erklärt auch die dämpfende Wirkung des Hopfens auf die sexuellen Gelüste des Mannes.

In erster Linie verwenden wir die Heilpflanze, die wild in feuchten Büschen und an Flüssen und kultiviert in den bekannten Hopfenanbaugebieten mit den hohen Hopfenstangen wächst. Sammelzeit für die Hopfenzapfen aus den weiblichen Blüten: Spätsommer. Hopfentee dient zur Bekämpfung von Schlaflosigkeit, hilft bei Klimakteriumsbeschwerden und nervösen Störungen aller Art.

Aus den getrockneten Fruchtzapfen wird das Hopfenmehl gewonnen, das überwiegend aus bitterem Harz und zu einem geringeren Teil aus ätherischen Ölen besteht.

Anwendungen:

Es gibt Tees aus Hopfenzapfen, die getrocknet von Apotheken und Fachhandlungen geliefert werden, sie wirken beruhigend. Aber achten Sie darauf, daß Sie frisch getrocknete Zapfen bzw. frisches Hopfenmehl erhalten.

Dosierung:
Für den Tee ein bis zwei Teelöffel Hopfenzapfen mit einer Tasse kochendem Wasser übergießen. Man läßt den Tee dann zehn bis fünfzehn Minuten ziehen und seiht ihn ab. Täglich sollen zwei bis drei Tassen getrunken werden (sofern Ihr Arzt dies nicht anders verordnet). Die letzte Tasse vor dem Schlafengehen.
Hopfenmehl: einige Male am Tag eine Messerspitze einnehmen.

Wirkungen:
Die Inhaltsstoffe (Humulon und Lupulon) können Hilfe bei Unruhe und Schlafstörungen geben.

Nebenwirkungen: Keine bekannt.

Gegenanzeigen: Keine bekannt.

Wechselwirkungen mit anderen Medikamenten:
Bisher sind keine bekannt.

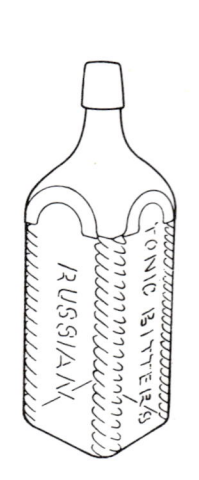 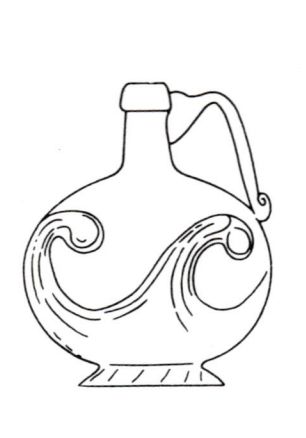 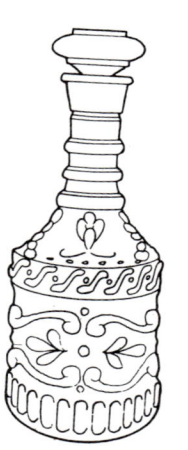 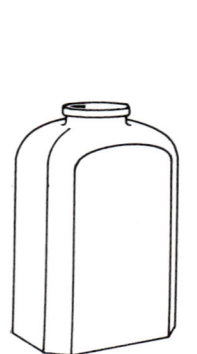 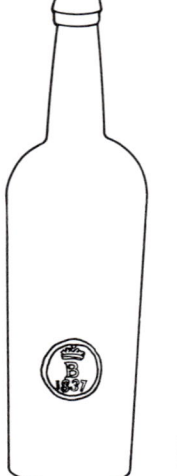 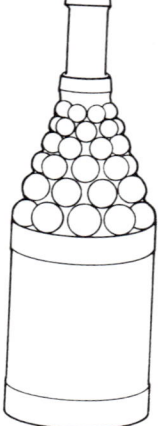 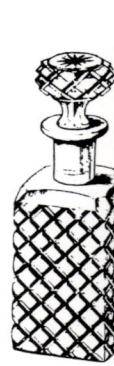

Baldrian

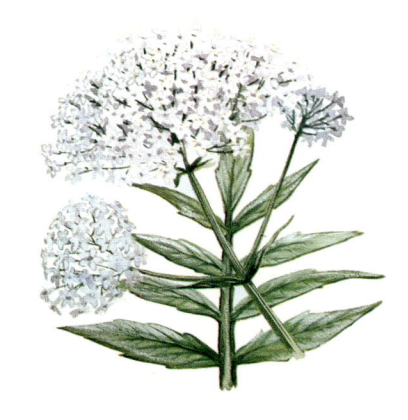

Die Baldrianwurzel ist ein weiteres pflanzliches Beruhigungsmittel, das bei Schlafstörungen helfen kann. Die Wirksamkeit ohne Nebenwirkungen, die wissenschaftlich bestätigt ist, macht die Beliebtheit des Baldrians bei allen Menschen, die an Nervosität und Streßfolgen leiden, erklärlich.

Charakteristisch ist der unangenehme Geruch der Pflanze, die in ganz Europa wild auf feuchten Wiesen, an Waldrändern und Flußufern wächst. Die Droge, die wir kennen, wird jedoch nur von kultivierten Pflanzen gewonnen.

Wie viele stark riechende Pflanzen diente der Baldrian in früheren Jahrhunderten als Bann- und Zaubermittel, das Dämonen, Hexen und Teufel vertreiben sollte. Da man nach der alten Krankheitslehre annahm, daß Hysterie und Epilepsie durch die Einwirkung dämonischer Kräfte entstehen, wurde Baldrian gegen diese Krankheiten eingesetzt.

Nach verschiedenen Volkssagen wuchs der Baldrian aus den Blutstropfen, die vom gekreuzigten Jesus auf den Boden fielen. Zugleich war die Pflanze ein Heilkraut, das der Muttergottes geweiht war.

Doch schon bei Hippokrates und bei den alten Römern galt Baldrian als Heilmittel, allerdings mit anderer Indikation als heute. Er war vor allem ein Mittel gegen Frauenkrankheiten und wurde als Gegengift geschätzt. Im Mittelalter behandelte man mit Abkochungen der Wurzel die unterschiedlichsten Leiden wie Pest, Husten und Atembeschwerden, Blutspeien, Seitenstechen und Gicht.

In Kräuterbüchern des 16. Jahrhunderts wird erklärt, warum der Baldrian, dessen Geruch ja bekanntlich Katzen anzieht, die heute noch bekannte Bezeichnung »Katzenkraut« trägt: »darumb das die katzen die wurtzel dises kraut gern riechen und ihre augen damit stercken«.

Unter den Heilpflanzen, die in Klostergärten kultiviert wurden, taucht der Baldrian erst im 18. Jahrhundert auf. Damals wurde auch seine beruhigende, schlaffördernde Wirkung entdeckt. Sie beruht zu etwa zwei Drittel auf den Valpotriate genannten Inhaltsstoffen und zu etwa einem Drittel auf ätherischen Ölen.

Anwendungen:

Die getrockneten Wurzeln, die Kräuterhandlungen und Apotheken liefern, werden als Tee zubereitet und getrunken.

Dosierung:

Ein bis zwei Teelöffel zerkleinerte Baldrianwurzeln werden mit einer Tasse kochendem Wasser übergossen. Nach zehn bis fünfzehn Minuten abseihen und trinken. Bei starken Erregungszuständen sowie Einschlaf- und Durchschlafstörungen zwei bis drei Tassen über den Tag verteilt trinken, die letzte Tasse vor dem Schlafengehen.

Eine gute Einschlafhilfe ist auch die Baldrian-Tinktur. Vor dem Ins-Bett-Gehen einen Teelöffel Tinktur in einem halben Glas Wasser nehmen. Mit Honig schmeckt sie besser.

Gut für den Schlaf sind auch Baldrian-Dragees, Kapseln und Badeextrakt. Für ein Bad nimmt man etwa 200 Gramm Extrakt (gibt es in der Apotheke).

Wirkungen:

Die in der Pflanze enthaltenen Terpene (bestimmte Kohlenwasserstoffe) und Valepotriate (Abkürzung von Valeriana-epoxytriester) wirken nicht wie sogenannte »Psychopharmaka« – also Mittel, die seelische Zustände beeinflussen – auf die Großhirnrinde, sondern auf einen »Formatio reticularis« genannten Hirnbereich. Das ist die graue Substanz des sogenannten »Rautenhirns« (Rhombencephalon, das unmittelbar an das Rückenmark anschließt). Viele lebensnotwendige Vorgänge, wie die Atmung, werden von diesem Bereich aus gesteuert. Nach neuesten Forschungen beruhigen Baldrian-Inhaltsstoffe zwar, beeinträchtigen aber weder Konzentration noch Leistungsfähigkeit. Sie wirken ausgesprochen mild.

Hauptanwendungsgebiete:

Schlaflosigkeit, Unruhe, alle Formen der Nervosität, wie nervöse Kopfschmerzen und Herzklopfen, nervös bedingte krampfartige Schmerzen im Magen-Darm-Bereich. Nicht ungeduldig werden, wenn die Wirkung nicht sofort eintritt – manchmal spürt man sie erst nach einer Woche. Wer einen Monat Baldrian genommen hat, sollte dann ebensolange aussetzen.

Nebenwirkungen: Keine bekannt.

Gegenanzeigen: Keine bekannt.

Wechselwirkungen mit anderen Medikamenten:
Bisher sind keine bekannt.

Lavendel

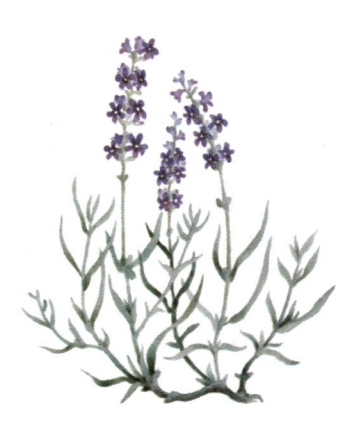

Der Lavendel, der am Mittelmeer, aber auch in unseren Hausgärten wächst, bekämpft ebenfalls Schlafstörungen. Zwar wurde die Pflanze zuerst wegen der erfrischenden Duftstoffe als Zusatz bei Badewässern verwendet. Doch erkannte man schon früh seine beruhigende Wirkung – auch auf das Liebesleben.

Lavendel, von den Mönchen erst später in unseren Kulturkreis gebracht, wird in einem 1485 in Mainz erschienenen »Gart der Gesundheit« der Muttergottes zugeschrieben und wegen der Eigenschaft gelobt, »unkeusche Gelüste« zu vertreiben. Heute weiß man, daß die Pflanze ätherisches Lavendelöl, vorwiegend Linalyl-acetat sowie Linalool, Campher u. a. enthält. Die beruhigende, krampflösende Wirkung ist wissenschaftlich nachgewiesen.

Im Kräuterbuch »New Kräuterbuch von underscheyd, würckung und Namen der Kräuter os in teutschen Landen wachsen« (Straßburg, 1539) heißt es: »Lavendel hat seinen Namen a lavando, vel lavacro, weil man ihn gemeinlich gebraucht wenn man badet und das haupt zwaget.«
Ein Hinweis für die allgemeine Verbreitung findet sich auch im »Freischütz«-Text von Friedrich Kind (1769-1823):
»Lavendel, Myrth und Thymian, das wächst in meinem Garten.«
Das kostbare Lavendelöl erwähnt auch Heinrich von Kleist (1777 bis 1811):
»Diese in der Bürd ein Lamm erkrankte mir,
dem ich Lavendelöl noch reichen mußt.«

Diese Heilpflanze der Klostermedizin kann unbedenklich in der Selbstmedikamentation eingesetzt werden, wenn der Schlaf nicht kommen will. (Ich zitiere im folgenden ein weiteres Mal die Zubereitungsempfehlung des Monographie-Entwurfs des Bundesgesundheitsamtes nach den neuesten wissenschaftlichen Erkenntnissen.)

Einfachste Art der Konservierung: das Trocknen der Kräuter in Büscheln

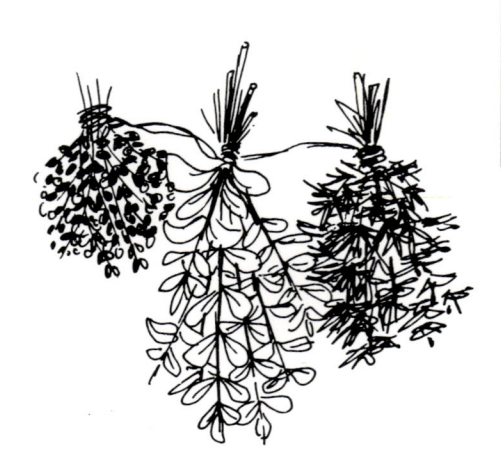

Anwendungen:

Für den Tee werden die kurz vor der völligen Entfaltung gesammelten und dann getrockneten Lavendelblüten verwendet. Für Bäder kann man das ganze Kraut nehmen. Ersatzweise kann auch Lavendelöl verwendet werden.

Dosierung:
Als Tee: ein bis zwei Teelöffel der Droge pro Tasse.
Ersatzweise: ein bis zwei Tropfen Lavendelöl auf ein Stück Würfelzucker.

Wirkungen:
Die Inhaltsstoffe wirken innerlich angewendet beruhigend und entblähend und helfen bei Befindlichkeitsstörungen wie Unruhezuständen, Einschlafstörungen, funktionellen Oberbauchbeschwerden (nervöser Reizmagen, Roehmheld-Syndrom, Blähungen, nervösen Darmbeschwerden).
Regelmäßige Lavendel-Bäder dienen der Nervenberuhigung.

Nebenwirkungen: Keine bekannt.

Gegenanzeigen: Keine bekannt.

Wechselwirkungen mit anderen Medikamenten:
Bisher sind keine bekannt. In der Bekanntmachung für die Zulassung und Registrierung von Arzneimitteln des Bundesgesundheitsamtes wird aber angefügt: »Kombinationen mit anderen beruhigend und/oder karminativ wirksamen Drogen können sinnvoll sein.«
Lavendelblüten sind oft Bestandteil von Präparaten, die bei Schlaflosigkeit, Übererregbarkeit und Reizzuständen angewandt werden.

Wenn der Schlaf nicht kommen will

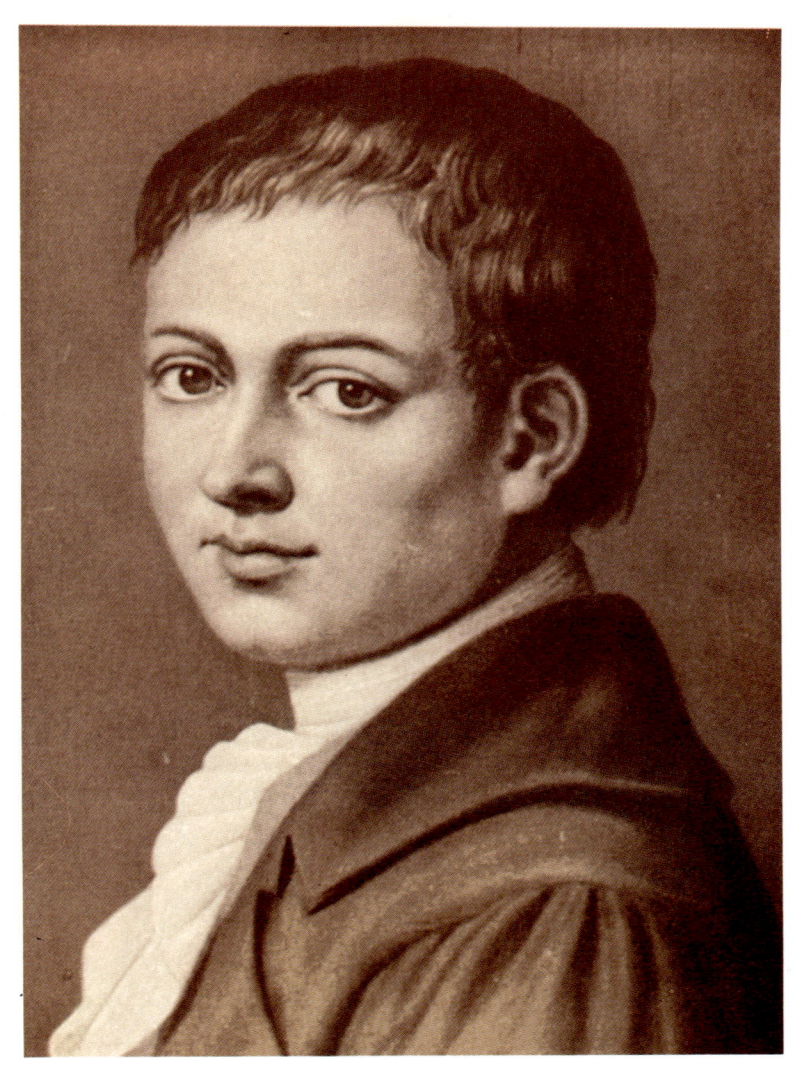

Heinrich von Kleist (1777-1811)

**Auch er wußte um den Wert
des Lavendelöls:
»Diese in der Bürd ein Lamm
erkrankte mir,
dem ich Lavendelöl noch
reichen mußt.«**

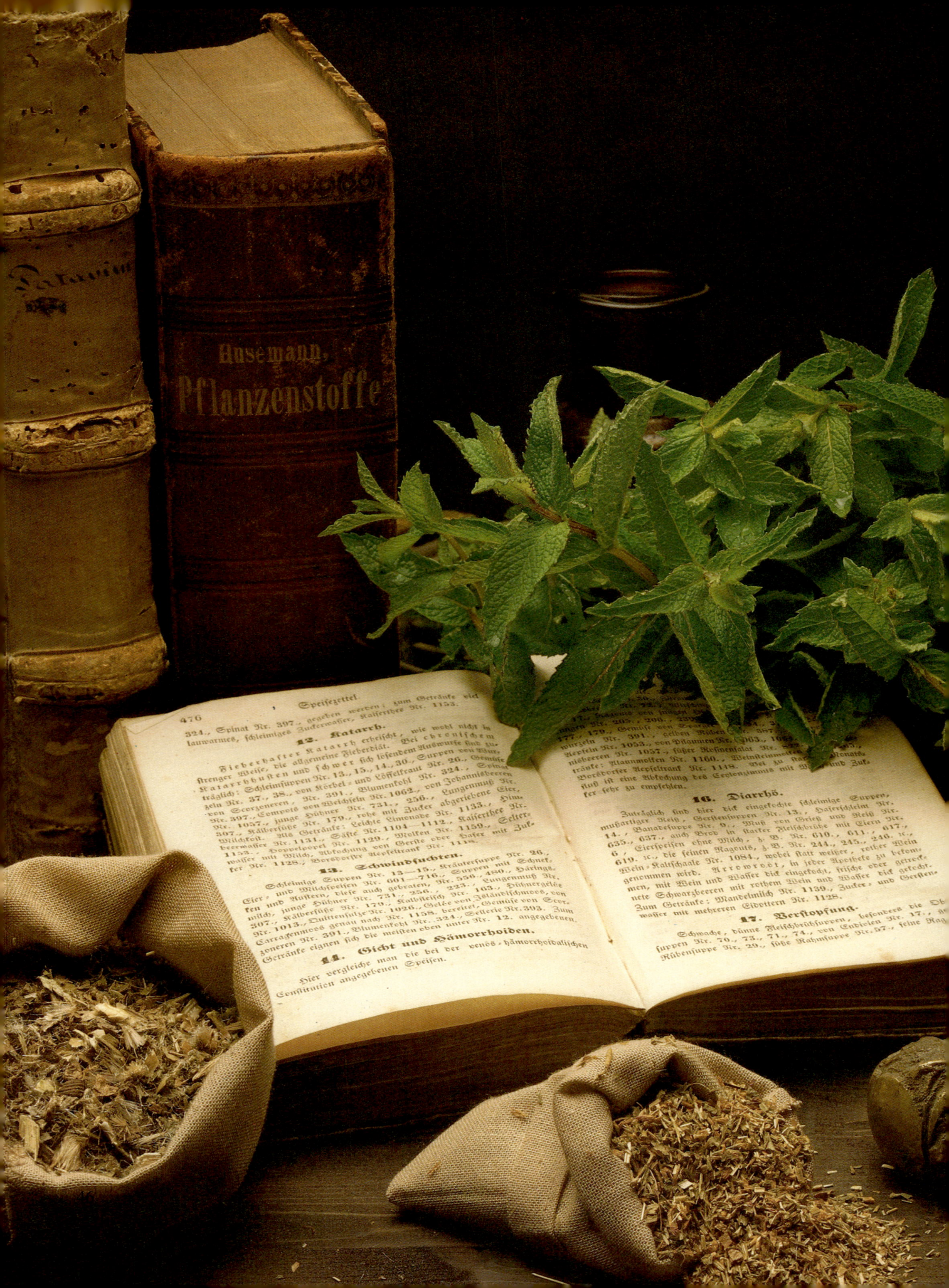

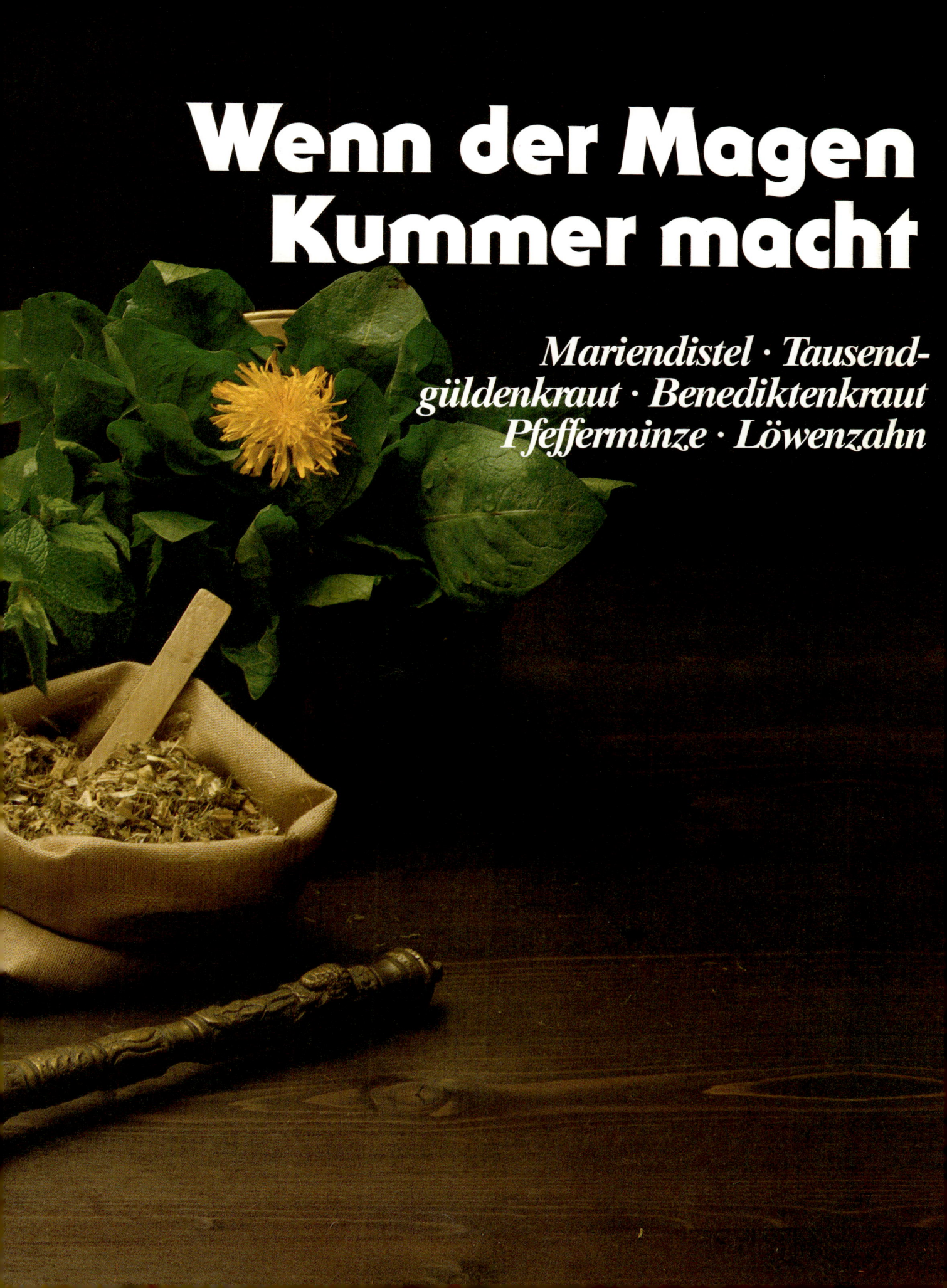

Wenn der Magen Kummer macht

Mariendistel · Tausendgüldenkraut · Benediktenkraut
Pfefferminze · Löwenzahn

Wenn der Magen Kummer macht

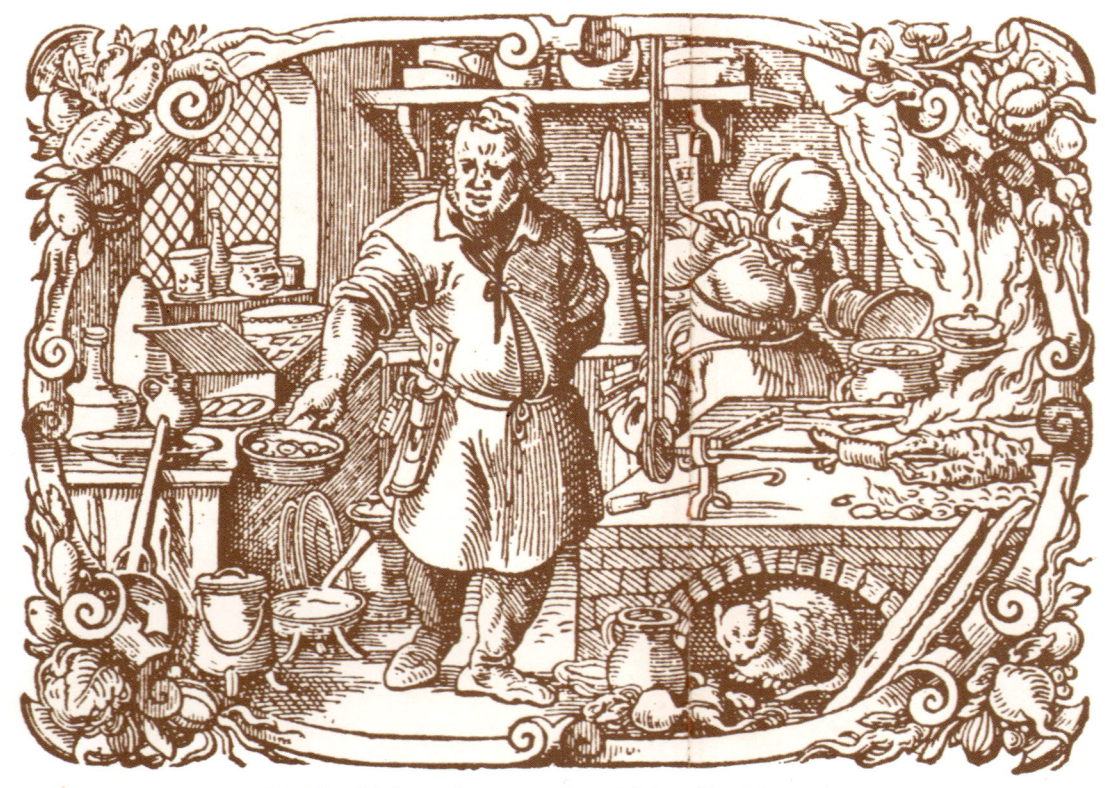

*Die Konfektherstellung war ein wichtiger Betriebszweig,
nicht nur der Klosterapotheker, auch der weltlichen*

Das »Brechverfahren«, die Purgation: eine drastische Methode

Kaiser Leopold I. klagte über Magenschmerzen. Wegen der drohenden Türkengefahr war er zum Reichstag nach Regensburg gekommen, ebenso wie 32 Fürsten aus verschiedenen deutschen Landen.

Ein Ärztekollegium trat am Abend des 20. Januar 1663 zusammen. Die Mediziner beratschlagten, wie der leidenden Majestät zu helfen sei. Sie entschieden sich für die Purgation – das »Brechverfahren«.

Der Patient wurde durch Einläufe und Reizung des Gaumens gewaltsam dazu gebracht, den Mageninhalt durch Darm und Mund zu entleeren. Eine drastische Methode, bei der oft des Guten zuviel getan wurde. Viele Menschen starben zu dieser Zeit daran.

Leopold I. überstand die Prozedur, ohne Schaden zu nehmen. Anschließend war er allerdings so geschwächt, daß er – als er kurz darauf abermals Magengrimmen verspürte – seine Diener in die nächstgelegene Klosterapotheke schickte. Denn er wußte, daß die Mönche dort mildere Mittel für seinen anfälligen Magen bereithielten.

Mit ihrem Wissen und ihren Heilmitteln – die sie meist in ihren Kräuterkellern lagerten – waren sie manchem gelehrten Stadt- oder Hof-Medicus voraus.

Wer heute Klöster in Bayern besucht, entdeckt nicht selten noch hervorragend eingerichtete alte Apotheken. Was die Mönche in früheren Zeiten darin lagern und weitergeben durften, war gesetzlich genau geregelt. Schon aus dem 15. Jahrhundert gibt es Unterlagen, nach denen sie »Semina, Pulver, Würz, Kräuter, Wasser, Pilze, Confect, Syrup, Öle, Saft und Pflaster« vorrätig halten mußten.

Wenn der Magen Kummer macht

Theriak sollte gegen »alles« helfen

Die Konfektherstellung war ein wichtiger Betriebszweig der Apotheker, auch der Klosterapotheker. Dies ergab sich aus der Situation der Medizin zu dieser Zeit. Ärzte verordneten bevorzugt »Universalheilmittel« wie ein Medikament mit Theriak (Engelwurz oder Angelikawurzel), dessen Erfindung Andromachus, dem Leibarzt Neros, zugeschrieben wird. Bis ins 19. Jahrhundert hinein wurde die Mischung, die gegen »alles« helfen sollte, oft mit einer gewissen Feierlichkeit und unter Aufsicht von prominenten Personen zusammengemixt.

Das Theriak-Arzneimittel produzierten damals nicht nur die Apotheker in Deutschland: Das gleiche Rezept kannte man in Venedig, Holland und Frankreich.

Nach der »Pharmacopoea germanica Ed. I« bereitete man das Heilmittel aus einem Teil Opium, drei Teilen spanischem Wein, sechs Teilen Angelikawurzel (Theriak), vier Teilen Rad. Serpentariae, zwei Teilen Baldrianwurzel, zwei Teilen Meerzwiebel, zwei Teilen Ingwerwurzel, zwei Teilen Zimt, einem Teil Kardamom, einem Teil Myrrhe, einem Teil Eisenvitriol und – um das ganze etwas schmackhaft zu machen – 75 Teilen Honig.

Es gab aber auch Rezepte, nach denen derartige Allheilmittel – die aus heutiger Sicht natürlich unsinnig und sogar gefährlich sind – über 70 verschiedene Bestandteile hatten.

Um das Schlucken der Arzneiformen zu erleichtern, was wichtig war, wenn der Magen eh schon litt, schätzte man zu dieser Zeit die Darreichungsform Latwerge. Damit war ein Mus gemeint, in dem die Pülverchen in Fruchtmus und Honig aufgelöst wurden. Eine Art Konfekt also.

Nicht immer war die Zusammensetzung der Medikamente so exotisch. Wenn es um konkrete Beschwerden ging, zum Beispiel im Magen-Darm-Bereich, hatten die Klosterapotheker Arzneien, deren Anwendung auch heute noch sinnvoll erscheint.

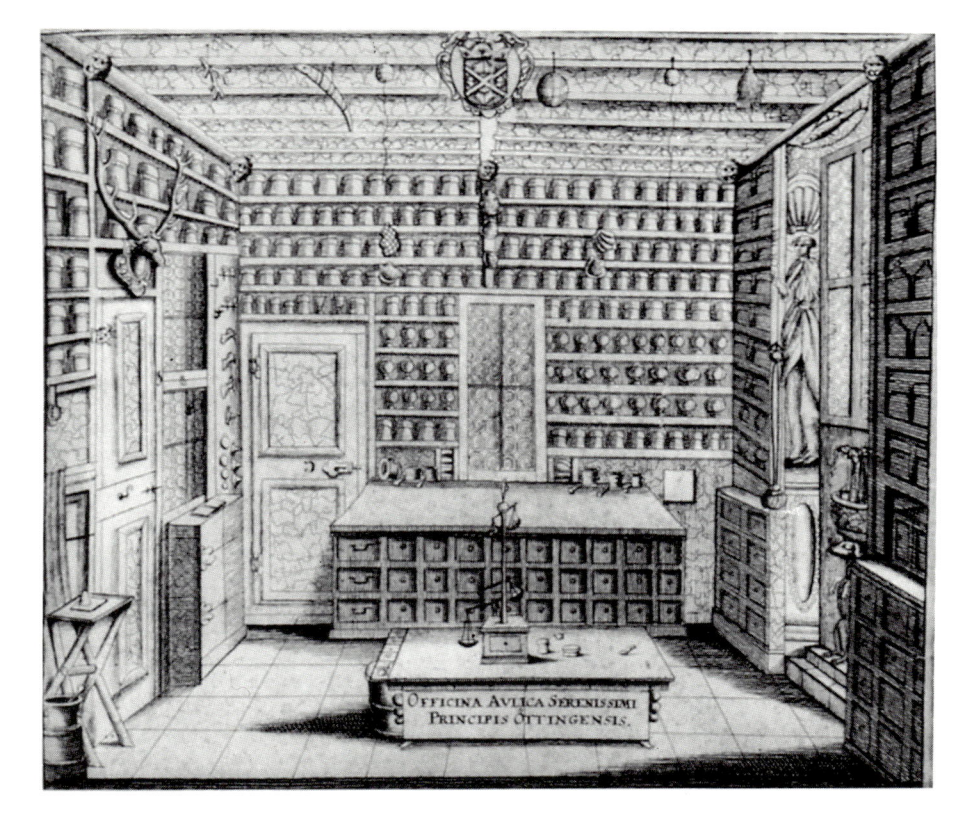

Der Lagerbestand in Apotheken war schon im 15. Jhrh. gesetzlich geregelt: »Semina, Pulver, Würz, Kräuter, Wasser, Pilze, Confect, Syrup, Öle, Saft und Pflaster«

Wenn der Magen Kummer macht

Mariendistel

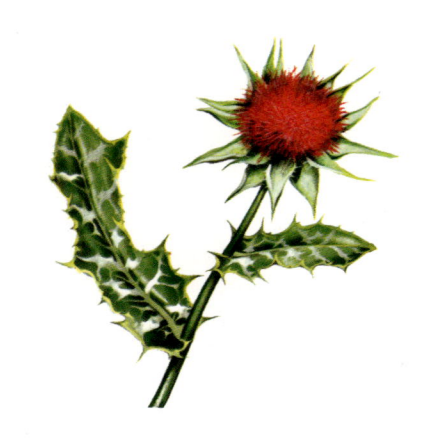

Diese schöne Distel mit den amethystfarbenen Blütenköpfen ist in Mittelmeerländern zu Hause, wächst aber auch in unseren Gärten.

Der Name »Mariendistel« geht auf die sternförmig angeordneten Grundblätter zurück, die Stacheln haben und von weißen Adern durchzogen sind. Diese weißen Adern stammen der Legende nach von der herabtropfenden Milch der Mutter Gottes, als sie das Jesuskind stillte.

Man nimmt an, daß die Pflanze durch heilkundige Mönche nach Deutschland gebracht wurde und über die Klostergärten in den deutschen Bauerngärten Verbreitung fand. Die Bezeichnung »Mariendistel« finden wir erstmals in althochdeutschen Schriften. Hildegard von Bingen nennt sie als Mittel gegen »Herzstechen«. Nicht sehr viel genauer wird die Pflanze in dem sog. »Standardwerk mittelalterlicher Botanik«, dem »Gart der Gesundheit« (Mainz 1485), als Mittel gegen »Stechen im Leib« genannt und auch in einem naturgetreuen Holzschnitt wiedergegeben. Von da an fehlt sie als echtes Volksmittel kaum in einem der späteren Kräuterbücher, vielfach empfohlen gegen so unterschiedliche Leiden wie Blutsturz, Krämpfe der Kinder, fliegende Hitze, verstopfte Leber, Seitenstechen, entzündete Leber und Zahnschmerzen.

Dem Arzt J. G. Rademacher (1772-1850) ist ihre endgültige »Entdeckung« als höchst wirkungsvolles Therapeutikum für akute und chronische Leberleiden, aber auch als bitteres Magenmittel mit zu verdanken.

Die Leberschutzwirkung ist in letzter Zeit in vielen klinischen Versuchen bestätigt worden. Sie beruht auf dem Inhaltsstoff Silymarin, einem Stoff, der die Regenerationsfähigkeit der Leber fördert. Bei einer Knollenblätterpilzvergiftung liegt die lebensbedrohliche Gefahr hauptsächlich in der schweren, akuten Leberschädigung.

Früher mußte man lediglich in den Monaten September/Oktober mit diesen gefährlichen, oft tödlichen Pilzvergiftungen rechnen. Seit die selbstgesammelten Pilze im zunehmenden Maße zum Teil tiefgefroren und erst später verzehrt werden, treten die Vergifungen oft währen des ganzen Jahres auf. So wurde z. B. ins Münchner Krankenhaus rechts der Isar zu Ostern eine Familie aus Weilheim eingeliefert. Sie hatte im Jahr zuvor als vermeintliche Champignons Knollenblätterpilze eingefroren, am Gründonnerstag aufgetaut und gegessen. Durch die sofort eingeleiteten Maßnahmen der Intensivmedizin konnte die Familie gerettet werden, dabei wurden auch Wirkstoffe der Mariendistel eingesetzt.

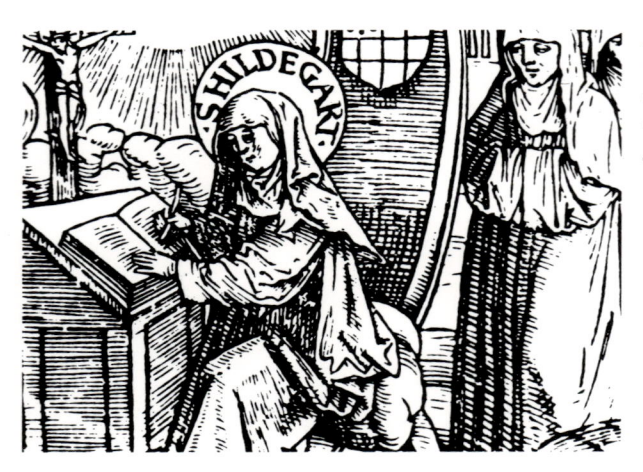

Die Hl. Hildegard von Bingen empfahl die Mariendistel als Mittel gegen »Herzstechen«

Wenn der Magen Kummer macht

Knollenblätterpilze enthalten die Gifte Amanitin und Phalloidin. Beide zerstören die Leber. Bisher war ein Viertel aller betroffenen Erwachsenen nach dem Verzehr von Knollenblätterpilzen unrettbar zum Tode verurteilt, Kinder starben sogar zu über 50 Prozent.

Untersuchungen am Münchner Max-Planck-Institut und in anderen Laboratorien haben ergeben, daß der aus den Mariendistelfrüchten isolierte Wirkstoff Silymarin, der aus Silibianin und Silicristin besteht, in der Lage ist, die Membranen der Leberzellen sozusagen »abzudichten«. Krankheitserregende Ursachen oder Gifte können nicht mehr angreifen. Außerdem wird die Umwandlung von Kohlehydraten und Eiweiß in eine vom menschlichen Organismus verwertbare Form so verbessert, daß sich die schwer geschädigte Leber schneller wieder erholt. Natürlich kann der aus der Mariendistel hergestellte Wirkstoff nur helfen, wenn das Organ noch nicht völlig zerstört ist.

Bei einer Pilzvergiftung muß in jedem Fall so schnell wie möglich ein Arzt oder besser noch ein Krankenhaus aufgesucht werden, damit sofort wirksame Maßnahmen unternommen werden können.

Anwendungen:

Aus der Blüte der Mariendistel entstehen Früchte, die sogenannten Marienkörner. Sie enthalten den größten Anteil an Silymarin. Ein Teeaufguß daraus wird zur Vorbeugung für Leber- und Gallenbeschwerden empfohlen.

Dosierung:
Etwa einen Teelöffel mit Mariendistelfrüchten mit einer Tasse kochendem Wasser übergießen, zwanzig Minuten ziehen lassen, durch ein Sieb seihen und ½ Stunde vor dem Mittagessen und vor dem Schlafengehen trinken.

Wirkungen:
Die Mariendistel erhöht die Regenerationsfähigkeit der Leber und kann sie entgiften. In der Volksmedizin wird sie auch bei Magenbeschwerden und gegen Krampfadern eingesetzt.

Nebenwirkungen: Keine bekannt.

Gegenanzeigen: Keine bekannt.

Wechselwirkungen mit anderen Medikamenten:
Bisher sind keine bekannt.

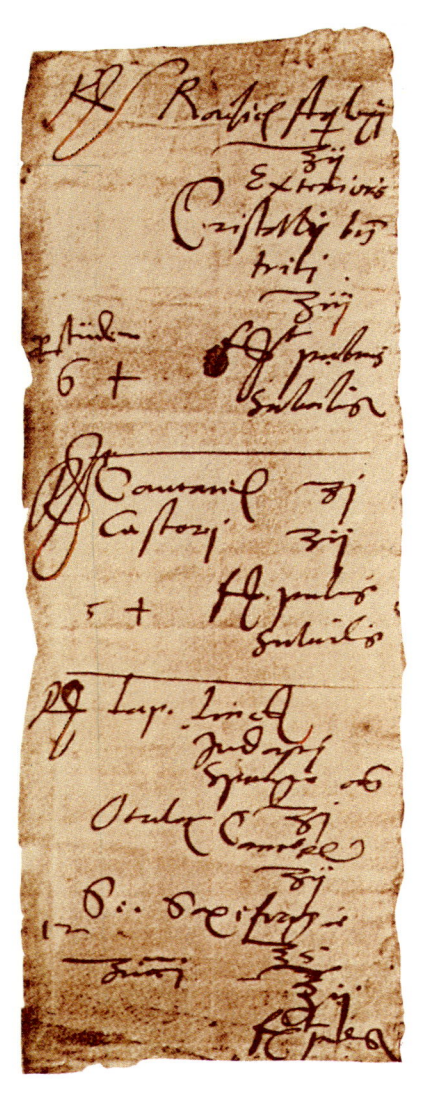

Rezeptur aus dem Mittelalter auf Pergament

Wenn der Magen Kummer macht

Tausend-güldenkraut

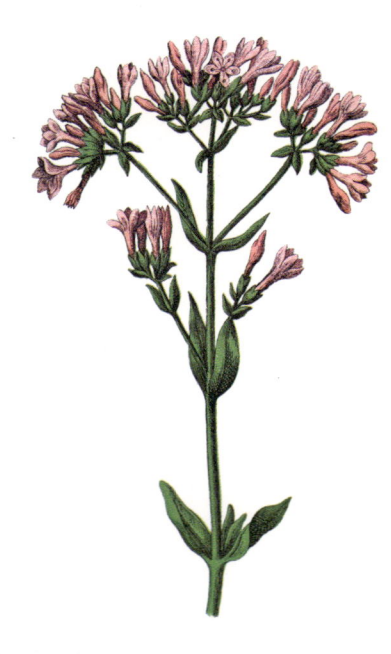

Schon die alten Klosterärzte wußten: »Eine Arznei muß bitter schmecken, sonst hilft sie nichts.« Mit dem Tausendgüldenkraut machten sie bei ihren Patienten nur gute Erfahrungen: Es schmeckte bitter, und es half – besonders, wenn es um den Magen ging.

Viele Urlauber kennen die Pflanze, die bis zu 30 Zentimeter hoch wird, zum Beispiel aus Griechenland. Dort wächst sie wie Unkraut auf manchen Inseln. Bei uns ist sie auf feuchten Wiesen, in der Heide oder an Waldrändern zu finden. In der Bundesrepublik ist die Pflanze geschützt, daher wird die Droge aus dem Ausland importiert.

Im Mittelalter wurde die Bitterdroge von den sogenannten »Bukkelapothekern«, die mit Arzneien durch die Lande zogen, als Ersatz für die nur sehr schwer zu bekommende, fiebersenkende Chinarinde angeboten. Tatsächlich hilft Tausendgüldenkraut auch bei Fieber. Vor allem aber ist es eine Art »Polizist«, der im Magen und Darm Ordnung schafft.

Schon am Hof des Kurfürsten August von Sachsen wußte man, daß Tausendgüldenkraut dem sauren Aufstoßen nach einer Mahlzeit entgegenwirkt. Und Pfarrer Kneipp schrieb, daß es »Magenwinde ausleitet und die Magensäfte verbessert«. Die alten Römer sollen die Pflanze zur Blutreinigung und gegen Verstopfung eingesetzt haben.
Heute haben Ärzte der Naturheilkunde mit Tausendgüldenkraut Erfolge bei der Behandlung von Blähungen, chronischer Gastritis, Leber- und Gallenleiden. Es hilft ebenfalls zur Stärkung bei nervöser Erschöpfung.

Pfarrer Kneipp empfiehlt Tausendgüldenkraut auch Menschen, die an Melancholie, depressiven Stimmungen, an Muskel- oder Gelenkrheumatismus leiden. Er verordnet es ferner bei Grippe. Wissenschaftlich nachgewiesen ist seine Wirkung jedoch lediglich bei Magen- und Darmbeschwerden. (Die Bitterstoffe Amarogentin und Gentiopikrin sind noch bei einer Verdünnung von 1:22000 feststellbar.)

Anwendungen:

Bei Appetitstörungen wird das getrocknete Kraut, das Kräuterhandlungen und Apotheken liefern, als Tee getrunken.

Dosierung:
Ein bis zwei Teelöffel pro Tasse mit siedendem Wasser übergießen und nach fünfzehn Minuten durch ein Teesieb seihen und vor den Mahlzeiten je eine frisch aufgebrühte Tasse trinken.
Um Sodbrennen zu vermeiden, sollten empfindliche Menschen das bitter schmeckende Kraut mit Kamille, Fenchel, Melisse oder Kümmel mischen.
Tausendgüldenkraut-Wein stellt man so her: 30 Gramm Kraut und 30 Gramm Pfefferminze in einen Liter Weißwein geben. Ein Gläschen vor jeder Mahlzeit trinken.

Wirkungen:
Tausengüldenkraut regt die Geschmacksnerven an und erhöht durch die Berührung mit den Schleimhäuten auf reflektorischem Wege die Speichel- und Magensaftproduktion. Es wirkt deshalb – wie die Ärzte sagen – als »Amarum«, als Appetitanreger. Auch Herz und Kreislauf werden durch bessere Durchblutung angeregt.

Nebenwirkungen:
Bei besonders disponierten Personen können möglicherweise gelegentlich Kopfschmerzen auftreten.

Gegenanzeigen:
Magen- und Zwölffingerdarmgeschwüre.

Wechselwirkungen mit anderen Medikamenten:
Bisher sind keine bekannt.

Benediktenkraut

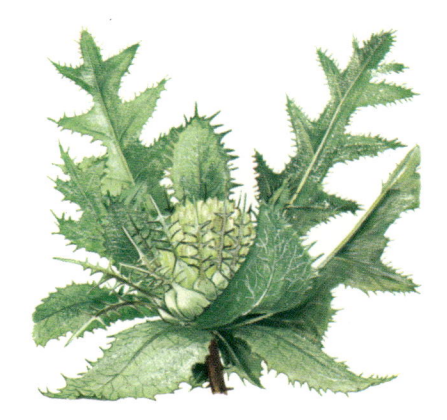

Aus dem Mittelmeerraum brachten die Benediktiner, deren erstes Kloster um 59 in Monte Cassino bei Neapel gegründet wurde, eine Pflanze mit, die nach ihrem Namen benannt wurde, das Benediktenkraut. Heute kommt das einjährige Gewächs im südlichen Europa verwildert vor. Im Garten kann es jedoch auch in unserer Region, ja sogar noch in Norwegen angepflanzt werden. Das Kraut wird etwa 20 bis 40 Zentimeter hoch. Es schmeckt sehr kräftig bitter und enthält äherische Öle sowie den Bitterstoff Cnicin, dessen genaue Wirkung erst in den fünfziger Jahren unseres Jahrhunderts erforscht wurde.

Anwendungen:

Bei Appetitstörungen wird das getrocknete Kraut, das Kräuterhandlungen und Apotheken liefern, als Tee getrunken. Es hilft bei Beschwerden, bei denen es auf eine Erhöhung der Speichel- und Magensaftproduktion ankommt.

Dosierung:
Ein Teelöffel Benediktenkraut wird mit einer Tasse kaltem Wasser übergossen und langsam zum Kochen gebracht, zwei Minuten ziehen lassen und dann abseihen. Der Tee wird lauwarm und schluckweise getrunken.

Wirkungen:
Benediktenkraut regt durch das Cnicin die Geschmacksnerven an und erhöht durch die Berührung mit den Schleimhäuten auf reflektorischem Wege die Speichel- und Magensaftproduktion. Es wirkt deshalb ebenso wie das Tausendgüldenkraut als Appetitanreger.

Nebenwirkungen:
Bei besonders disponierten Patienten können möglicherweise gelegentliche Kopfschmerzen auftreten.

Gegenanzeigen:
Magen- und Zwölffingerdarmgeschwüre.

Wechselwirkungen mit anderen Medikamenten:
Bisher sind keine bekannt.

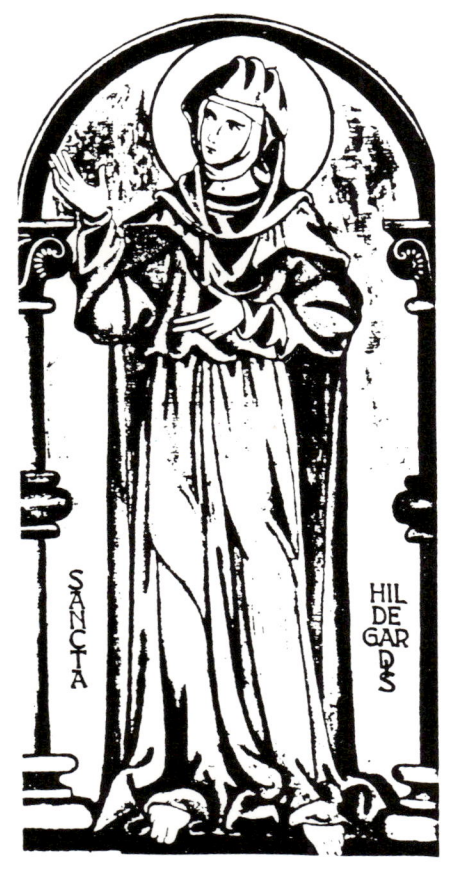

»Die erste deutsche Naturärztin« – so wird Hildegard von Bingen heute oft genannt

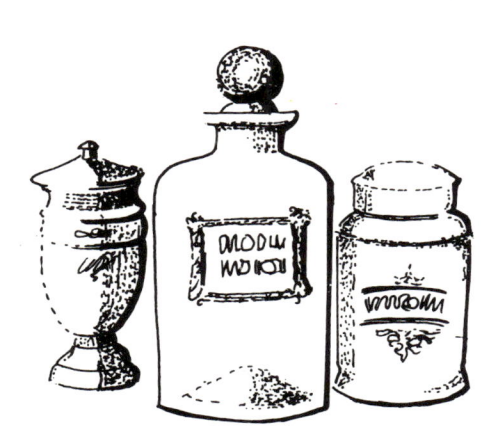

Wenn der Magen Kummer macht

Pfefferminze

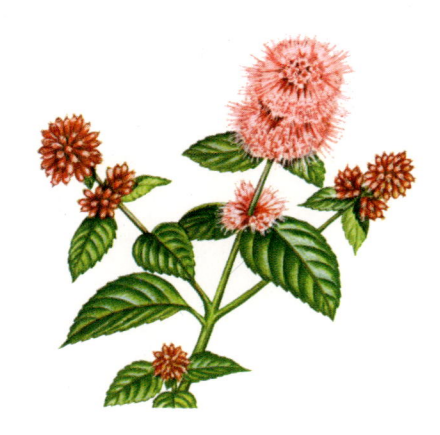

Aus dem Arzneischatz der Römer und der Griechen haben die Mönche die Minze übernommen. Eine der verschiedenen Arten, die Pfefferminze, ist in Deutschland neben Kamille die meistverwendete Arzneipflanze. Die zu den Lippenblütlern gehörende Gattung kommt in ganz Europa vor. Welche der vielen Unterarten die Römer, die Griechen und die Mönche im Mittelalter bevorzugten, läßt sich heute aus den alten Schriften nicht mehr erkennen. Das Mutterland der heute gezogenen Pfefferminze, die feldmäßig angebaut wird, ist England. Für Tees oder für die Produktion von Pfefferminzöl wird die Arzneipflanze in der Bundesrepublik besonders in Franken und in der Pfalz, aber auch in Oberbayern angebaut. Sie kann aber auch leicht im Garten gezogen werden. Hervorgerufen wird die krampflindernde Wirkung (und auch der typische Geruch) durch die ätherischen Öle, die ähnlich wie bei der Melisse unmittelbar vor der Blüte in ihrer höchsten Konzentration vorhanden sind. Damit die wertvollen Inhaltsstoffe nicht verlorengehen, dürfen die Blätter nur bei relativ niedrigen Temperaturen getrocknet werden (25 bis 30°). Wenn Sie Pfefferminze in Ihrem Garten anbauen, können Sie auch frische Blätter für Tees verwenden. Ein Teil der feldmäßig angebauten Pflanzen wird zu Pfefferminzöl weiterverarbeitet, ebenfalls ein wertvolles Arzneimittel. Pfefferminzöle, die vorwiegend in England, Japan, Italien und Ungarn hergestellt werden (Weltproduktion etwa 1000 Tonnen im Jahr), benötigen auch die Likörindustrie (Pfefferminzlikör, Pfefferminzplätzchen) sowie kosmetische Firmen. Alte Pflanzenbücher nennen für Pfefferminze eine Vielzahl von Anwendungsgebieten: Erkältungen, Schnupfen, Bauchschmerzen, Blähungen, Galle- und Leberleiden. Das Bundesgesundheitsamt aber beschränkt sich in seinem Monographie-Entwurf für Pfefferminzblätter jedoch nur auf folgende Anwendungsgebiete: krampfartige Beschwerden im Magen- und Darm-Bereich sowie der Gallenblase und der Gallenwege.

Anwendungen:

Frisch gepflückte Pfefferminzblätter ergeben einen besonders schmackhaften und wirkungsvollen Tee. Das Aroma der Pflanze ist konzentriert auch in der Pfefferminz-Tinktur enthalten, die Wirkung ist allerdings geringer als beim Tee.

Dosierung:
Für den Tee werden 1,5 bis 3 Gramm getrocknete Pfefferminzblätter mit einer Tasse kochendem Wasser übergossen. Zehn Minuten ziehen lassen und dann durch ein Teesieb seihen.
Von der Tinktur nimmt man 20 bis 30 Tropfen.

Wirkungen:
Menthol und Menthylacetat sowie die weiteren Inhaltsstoffe Polygon, Menthon und Menthoforan wirken krampflösend auf die glatte Muskulatur des Verdauungstraktes. Außerdem helfen sie bei Blähungen und steigern die Gallesekretion der Leberzellen.

Nebenwirkungen:
Bei Personen mit Magengeschwüren oder sehr empfindlichem Magen kann Sodbrennen und Aufstoßen auftreten.

Gegenanzeigen: Keine bekannt.

Wechselwirkungen mit anderen Medikamenten:
Bisher sind keine bekannt.

Löwenzahn

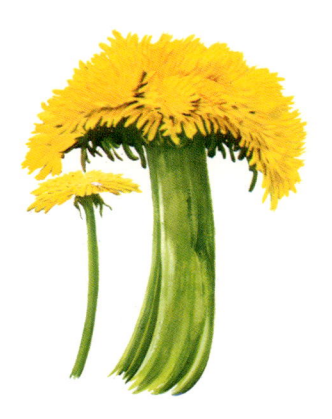

Löwenzahn gilt als Allerweltskraut, das jedes Kind kennt. Im Frühjahr ergeben seine vitaminhaltigen Blätter einen schmackhaften Salat. Zugleich ist die Pflanze, die schon in der Bibel erwähnt wird, aber ein uraltes Heilmittel der Klostermedizin. Löwenzahn gehört zu den bitteren Kräutern, die nach einer Textstelle im zweiten Buch Mose beim Paschamahl mit Fleisch und ungesäuertem Brot gegessen werden sollen. Im 15. und 16. Jahrhundert ordnete man Löwenzahn Christus und Maria zu. Andere Namen wie z. B. Pfaffenblatt oder Mönchsköpfe verdeutlichen ebenfalls seine Bedeutung für die Klostermedizin.

Anwendungen:

Tee aus getrockneten Löwenzahnblättern, die es auch zu kaufen gibt, sind ein ausgezeichnetes Mittel bei allen Befindlichkeitsstörungen im Magen- und Darmbereich. Der Arzt wird Löwenzahntee auch bei Störungen im Bereich des Galleabflusses verordnen. Auch von diesem bewährten Naturheilmittel der Klostermedizin gibt es bereits einen Monographie-Entwurf des Bundesgesundheitsamtes.

Dosierung:

Zwei Teelöffel getrockneter Löwenzahnblätter werden mit einer Tasse kochendem Wasser kurz aufgekocht. Das ganze dann fünfzehn Minuten ziehen lassen und durch ein Teesieb filtern. Wenn der Arzt nichts anderes verordnet, sollte morgens und abends jeweils eine frisch zubereitete Tasse Löwenzahntee getrunken werden. Das Bundesgesundheitsamt empfiehlt ferner, Löwenzahntee kurmäßig vier bis sechs Wochen anzuwenden.

Wirkungen:

Löwenzahn enthält Flavonglykoside und Inosid sowie Bitterstoffe, viele Mineralien und Vitamin C. Blähungen und Völlegefühl können beseitigt sowie die Verdauung angeregt werden. Nachgewiesen ist die Wirkung von Löwenzahntee als Cholagogum, als galletreibendes Mittel. Wenn Sie jedoch Gallenbeschwerden haben, sollten Sie selbstverständlich keinen Selbstbehandlungsversuch unternehmen, sondern sofort zum Arzt gehen.

Nebenwirkungen: Keine bekannt.

Gegenanzeigen: Keine bekannt.

Wechselwirkungen mit anderen Medikamenten:

Bisher sind keine bekannt.

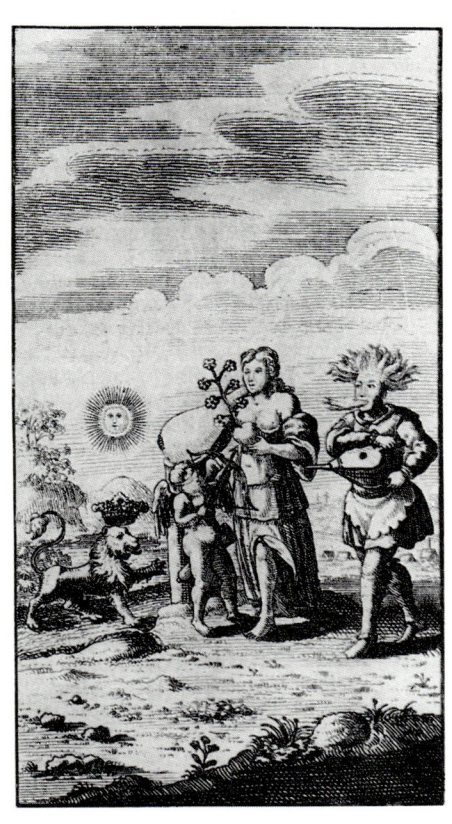

Eine der nachmittelalterlichen Darstellungen der Naturkräfte Feuer, Erde, Wasser, Licht und Luft aus einem Handbuch für Alchemisten

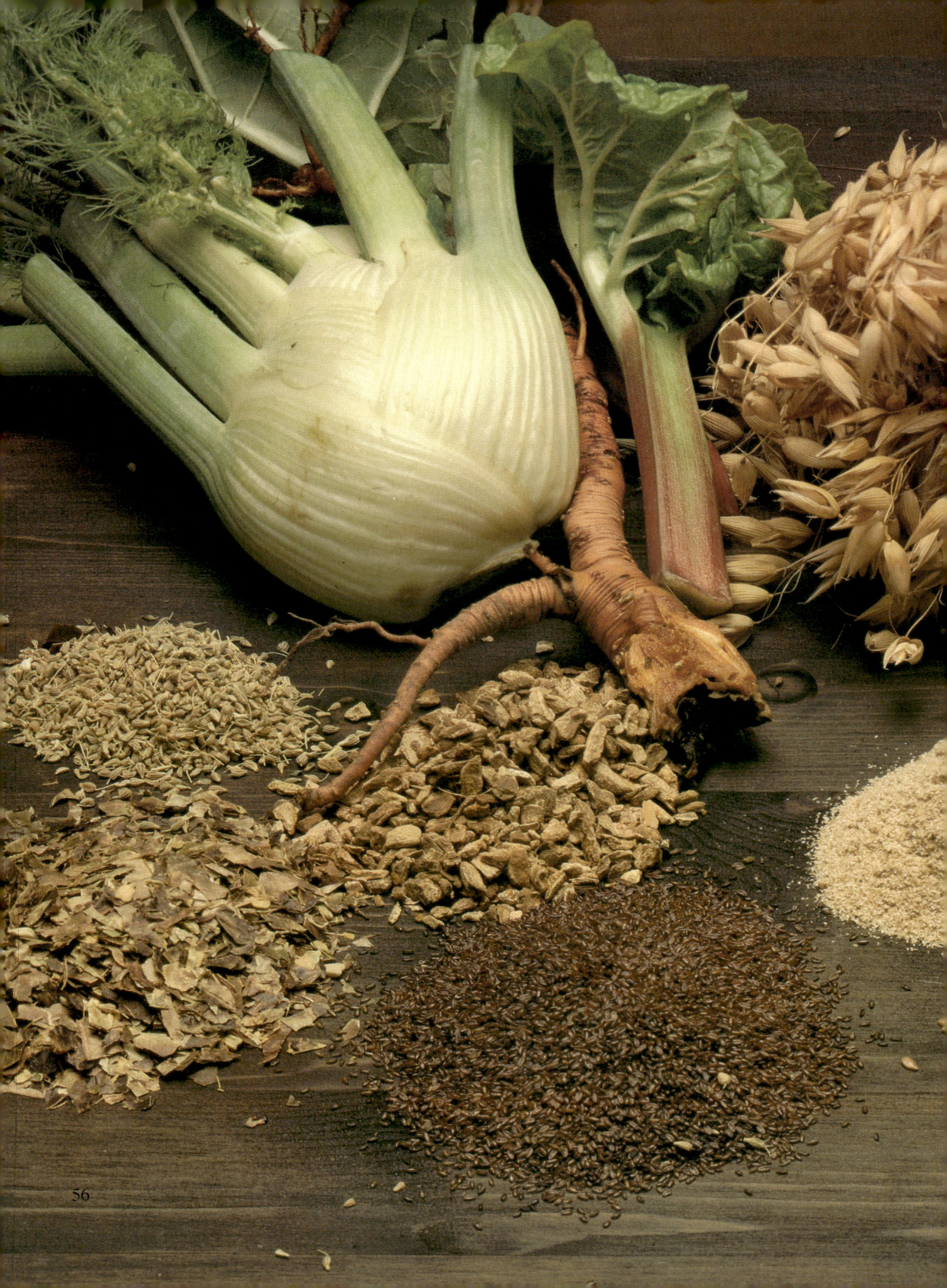

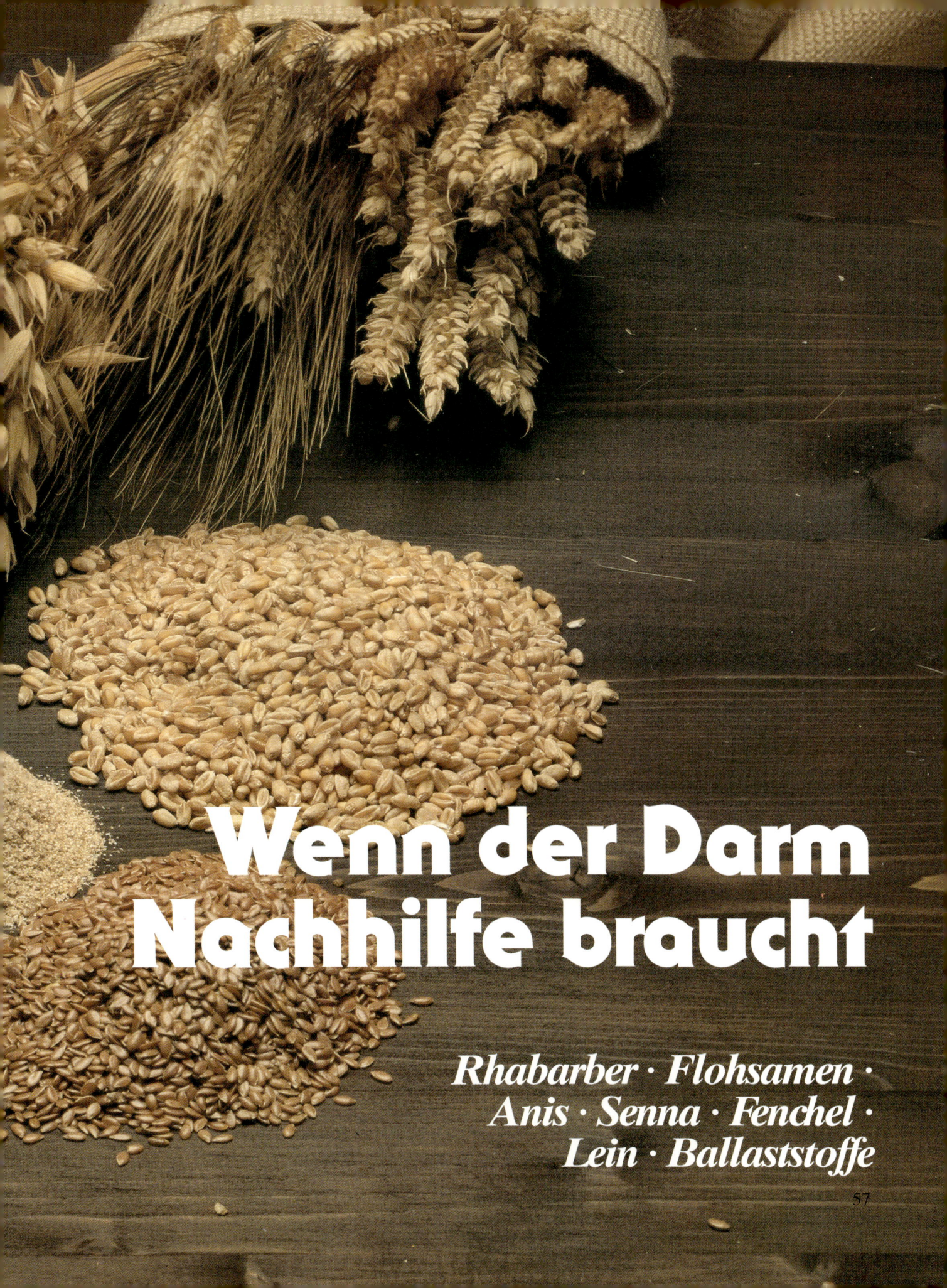

Wenn der Darm Nachhilfe braucht

Rhabarber · Flohsamen · Anis · Senna · Fenchel · Lein · Ballaststoffe

Wenn der Darm Nachhilfe braucht

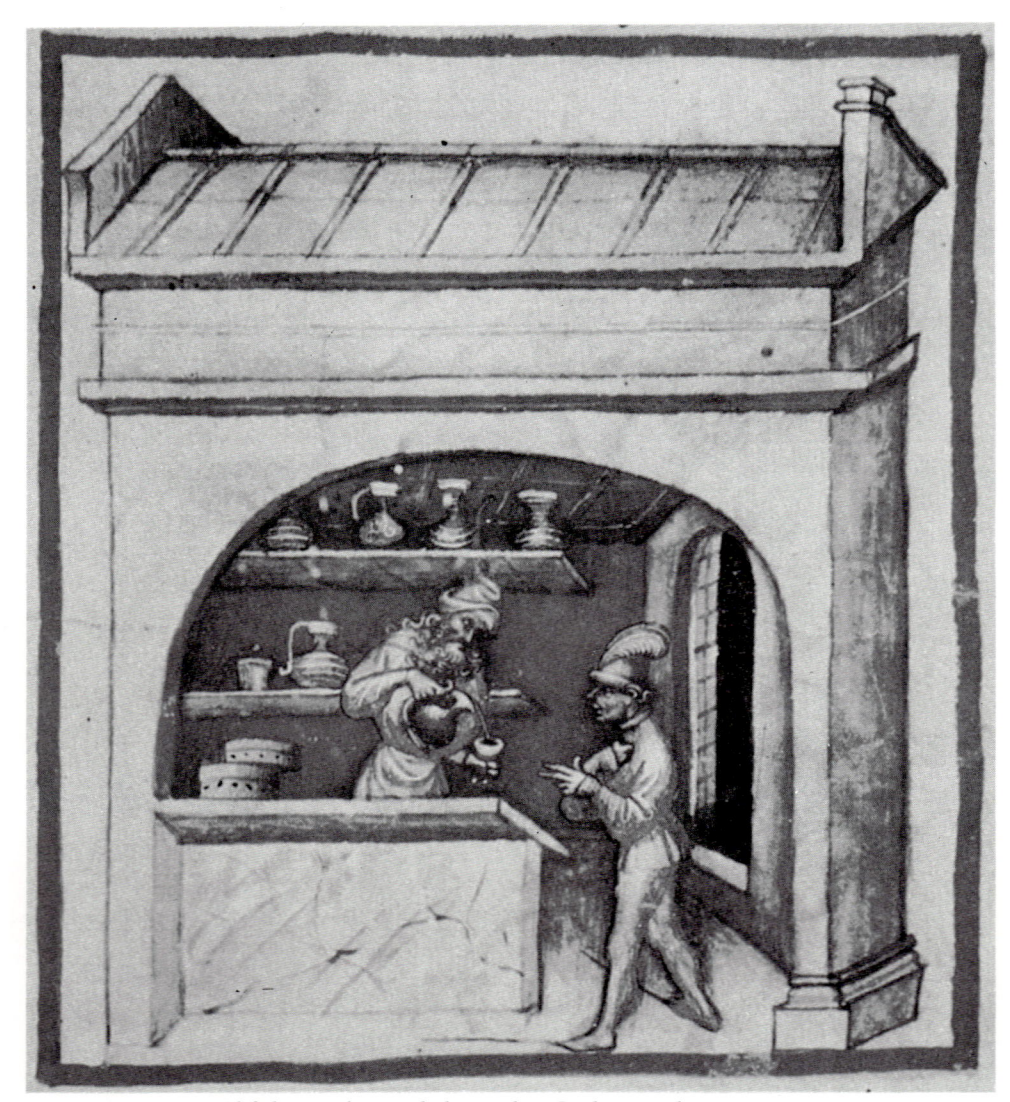

Abführmitteln wurde besondere Bedeutung beigemessen

Regelmäßig Abführmittel für die Mönche

Nicht alle Klöster bezogen, wie etwa die Benediktiner, auch Fremde mit in die Krankenpflege ein. Sie beschränkten sie auf die Insassen des Klosters.

Für Ordensmitglieder wurden bestimmte, uns heute merkwürdig erscheinende Rituale entwickelt.

Manche Klosterordnungen schrieben zum Beispiel vor, daß zu bestimmten Jahreszeiten alle Mönche – unabhängig von ihrem Gesundheitszustand – zur Ader gelassen werden sollten. Oder daß sie in regelmäßigen Abständen Abführmittel einnehmen mußten.

An der Regulierung der Darmtätigkeit war den Klosterärzten besonders gelegen.

Denn im Darm vermuteten sie ebenso die Ursache von Krankheiten wie in einer »Überfüllung mit Blut und anderen Körpersäften«.

Wenn der Darm Nachhilfe braucht

Im Grundriß des Klostergebäudes St. Gallen in der Schweiz aus dem Jahr 820 findet sich ein Aderlaß- und Laxierhaus, in dem mehrere Mönche zur selben Zeit behandelt werden konnten.

So merkwürdig ihre Methoden uns heute auch erscheinen mögen – manche gelehrten Mönche verblüfften ihre Zeitgenossen durch Proben ihrer Heilkunst. So etwa der »Physicus« Notker aus dem Kloster St. Gallen. Eines Tages erreichte ihn der Ruf des Bischofs von Konstanz, der an Nasenbluten litt. Als er das Blut gestillt hatte, sagte er dem Bischof, daß er an Blattern erkrankt sei. In spätestens drei Tagen würde die Krankheit ausbrechen, er, Notker, könne das aus dem Blutgeruch voraussagen. Die Voraussage traf ein. Dem Mönch gelang es, die Blattern zu heilen, ohne daß im Gesicht des Bischofs eine Narbe zurückblieb.

Um den klugen Mönch auf die Probe zu stellen, schickte ihm Heinrich I., Herzog von Bayern, einmal den Urin seiner Kammerzofe als seinen eigenen zur Untersuchung. Notker ließ sich nicht täuschen. Er teilte Heinrich mit, er sei schwanger und werde in etwa vier Wochen ein Kind gebären – er gratuliere schon jetzt dazu.

Eine Spezialität der Franziskaner

Notker gehörte zu den Mönchen, die den Arzneikräutergärten in den Klöstern besondere Beachtung zumaßen. Wie viele seiner Vorgänger galt er als ein hervorragender Kenner der Heilpflanzen. Im frühen Mittelalter, so heißt es in alten Überlieferungen, zogen Gruppen von Mönchen in den Bergen umher, die sich ausschließlich von wilden Kräutern ernährten. Man nannte sie »Pabulatores« – die Weidenden. Die in Klöstern ständig wohnenden Mönche und Nonnen sammelten die Heilpflanzen nicht, sondern kultivierten sie in ihren Gärten. Einige Klöster spezialisierten sich auf den Anbau bestimmter Pflanzen. In den Gärten der Franziskanerklöster wurde zum Beispiel bevorzugt der Rhabarber angebaut, dem der seinerzeit berühmte Mönch Roger Bacon besondere Heilkräfte zuschrieb – vor allem bei der Regulierung von Darmstörungen.

Aber auch andere wichtige Kräuter zur »Darmpflege« wurden in den Klostergärten angebaut, geerntet, getrocknet und schließlich in die Klosterapotheken aufgenommen.

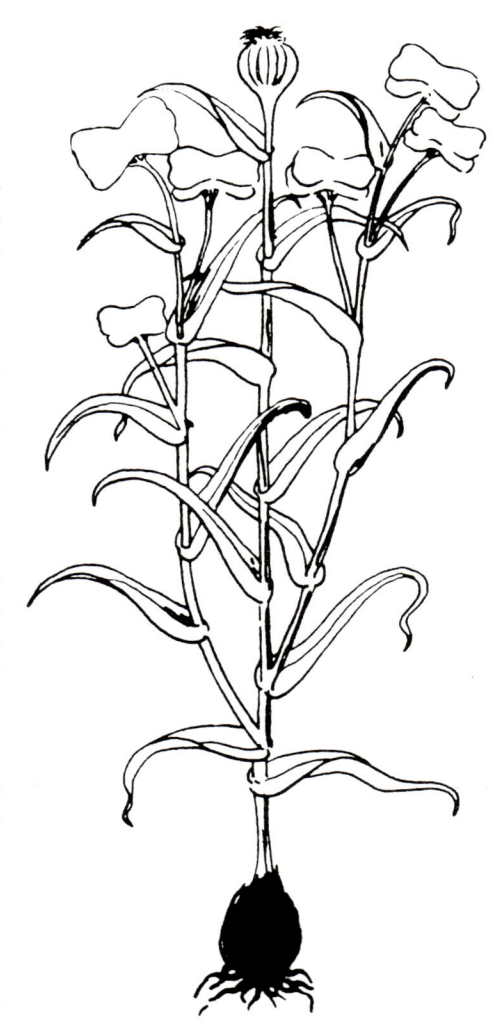

Heilpflanzen wurden nicht nur gesammelt, sondern auch kultiviert

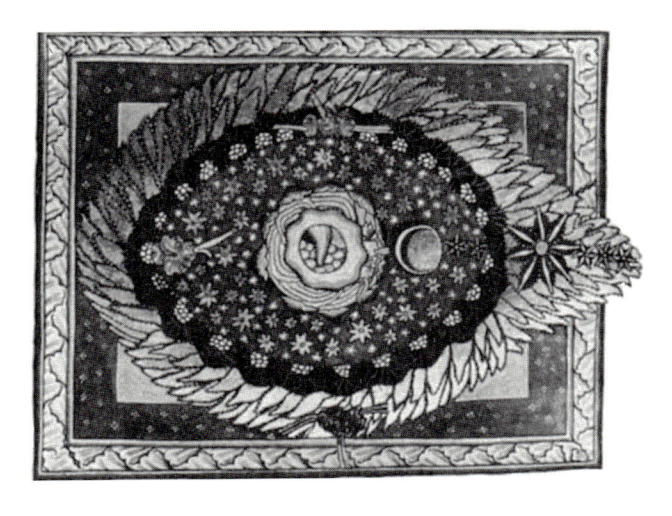

Rhabarber

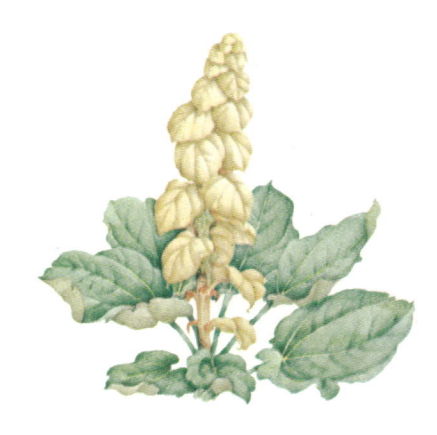

Rhabarber ist eine Pflanze, die ursprünglich in China beheimatet war. Dort galten die Wurzeln der Pflanze, deren Stengel uns heute die schmackhaften Kompotte liefern, als eines der vielseitigsten Heilmittel. Über arabische Händler gelangte der Rhabarber um Christi Geburt in den Mittelmeerraum. Bis zur Entdeckung des Seeweges nach Indien um 1500 war er so teuer, daß die Klostermediziner nur ganz kleine Mengen davon für die Herstellung angeblicher Wundermittel verwendeten, die nach altem Aberglauben gegen alle Gifte wirken sollten.

Ähnlich wie die Portugiesen im 16. Jahrhundert ein Weltpfeffermonopol begründen konnten und ungemein hohe Gewinne aus dem Handel mit dem Gewürz zogen, schufen die Russen zusammen mit den Chinesen ein Handelsmonopol für Rhabarberwurzeln. Da eines der Handelszentren Moskau war, ist in Kräuterbüchern des vergangenen Jahrhunderts oft von moskowitischem Rhabarber die Rede. Mitte des 18. Jahrhunderts gelang es aber, Rhabarbersamen nach Europa zu bringen. Seitdem wird er auch bei uns angebaut.

Anwendungen:

Tee aus Rhabarber ist ein ausgezeichnetes Mittel bei Verstopfungen. Wer durch Hämorrhoiden, Analfissuren oder medizinische Eingriffe bei der Darmentleerung Schmerzen hat, kann mit Hilfe von Rhabarbertee einen besonders weichen Stuhl erreichen und dadurch die Beschwerden lindern.

Dosierung:
Ein halber bis ein ganzer Teelöffel des Fertigarzneimittels wird mit einer Tasse kochendem Wasser übergossen. Zehn bis fünfzehn Minuten ziehen lassen und dann durch ein Teesieb filtern. Bei Verstopfung empfiehlt der Monographie-Entwurf des Bundesgesundheitsamtes, morgens und abends – bei leichteren Beschwerden auch nur einmal am Tag – jeweils eine Tasse frisch zubereiteten Tee zu trinken. Bei Magen- und Darmkatarrhen soll mehrmals täglich ein Eßlöffel Tee eingenommen werden.

Wirkungen:
Rhabarberwurzeln enthalten neben vielen anderen verschiedenen Glykoside und Gerbstoffe. In geringen Mengen genossen wirken sie z. B. auf die Schleimhäute des Magen- und Darmkanals abstringierend, also »zusammenziehend«. Größere Mengen, gemeint

ist hier etwa eine ganze Tasse, regen den Darm auf milde Weise an.

Nebenwirkungen:
Wie bei allen Abführmitteln können Überdosierungen oder ständige Anwendung zu erhöhtem Verlust von Wasser und Salzen führen. Richten Sie sich deshalb unbedingt nach dem Empfehlungen Ihres Arztes.

Gegenanzeigen:
Wie alle Abführmittel darf auch der Rhabarber bei Verdacht eines Darmverschlusses nicht genommen werden. Auch während der Schwangerschaft und Stillzeit sollten Sie darauf verzichten.

Wechselwirkungen mit anderen Medikamenten:
Wenn Sie Herzglykoside nehmen müssen (Digitalis, Strophantus), sollten Sie vorsichtig sein. Das Bundesgesundheitsamt weist in seinem Monographie-Entwurf für Rhabarber darauf hin, daß die Wirkung solcher Medikamente durch die erhöhten Kaliumverluste verstärkt werden könnte.

Flohsamen

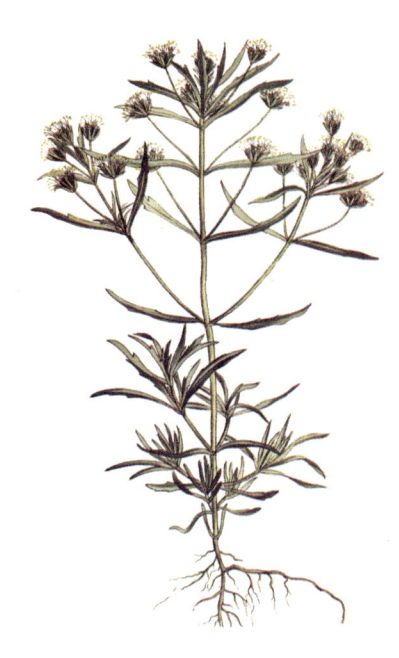

Für medizinische Zwecke wird der Samen außerdeutschen Gewächsen entnommen. Bevorzugt wird dabei der Indische Flohsamen, der in Indien und Persien wächst. Sein hoher Schleimgehalt macht ihn vielseitig verwendbar. Wir kennen Flohsamen vor allem als zuverlässiges und unschädliches Abführmittel, das auch von schwangeren Frauen bevorzugt wird.

Die guten abführenden Eigenschaften kommen von der hohen Quellfähigkeit des Samens im Darm. Dadurch wird der träge Darm wieder zur Tätigkeit angeregt und sorgt – nur wenige Stunden später – für eine natürliche Entleerung. Im Gegensatz zu manchen anderen Abführmitteln führen die Samen nicht zur Gewöhnung.

Diese merkwürdige Bezeichnung tragen die Samen verschiedener Wegerich-Arten. Nach Band 3 des 1862 erschienenen Grimmschen Wörterbuches heißen sie so, »entweder weil der schwarze Samen Flöhen, Flohbissen gleicht, oder weil das Kraut Flöhe vertreiben soll«.

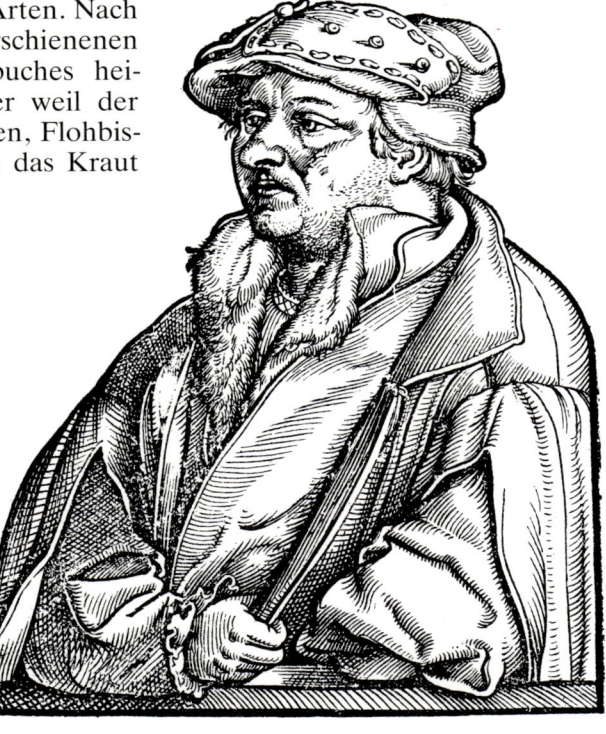

Anwendungen:

Etwa fünf Gramm ganze oder zerkleinerte Flohsamen in eine Tasse mit Wasser geben (150 Milliliter) und aufweichen. Verstärkt wird der Abführeffekt, wenn man nur die Samenschalen nimmt. Dazu viel trinken. Die Samen können bei Verstopfung (Habituelle Obstipation) und bestimmten funktionellen Darmstörungen (Colon irritabile) helfen.

Dosierung:
Wenn nicht anders verordnet, maximal 15 Gramm am Tag.

Wirkungen:
Der reizlindernde Schleim reguliert die Darmbewegungen. Es kommt zu einem weichen, aber geformten Stuhl.

Nebenwirkungen:
In seltenen Fällen wurden allergische Reaktionen beobachtet – besonders wenn Flohsamen in pulverisierter oder flüssiger Form zur Anwendung kam.

Gegenanzeigen:
Verengungen, Stenosen der Speiseröhre und des Magen-Darm-Traktes.

Wechselwirkungen mit anderen Medikamenten:
Bisher sind keine bekannt.

Wenn der Darm Nachhilfe braucht

Anis

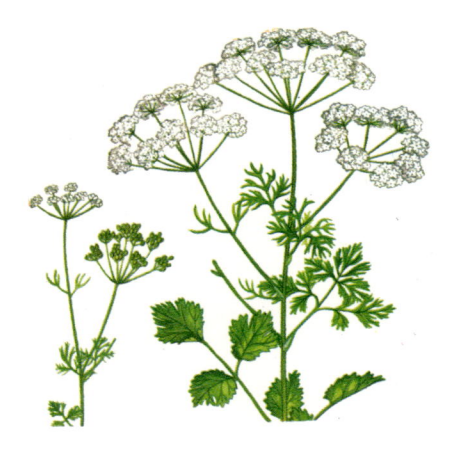

Anis ist eine einjährige Pflanze aus der Familie der Umbelliferen mit graugrünem Stengel, herzförmig rundlichen Blättern, hüllenlosen, meist zwölfstrahligen weißblütigen Dolden und den typischen eiförmigen, etwa drei Millimeter langen Früchten. Heimisch ist der Anis ursprünglich in Syrien und Ägypten. Er wird aber heute in Deutschland, Polen, Rußland, Südfrankreich und Italien als Feldfrucht angebaut.

Anwendungen:

Das Bundesgesundheitsamt empfiehlt in seiner Anis-Monographie die Anwendung der Heilpflanze zu folgenden Zwecken: »Förderung der Schleimlösung bei Katarrhen der Atemwege; Blähungen und krampfartigen Beschwerden im Magen- und Darmbereich, besonders bei Säuglingen und Kleinkindern.«

Dosierung:
Zwei Teelöffel Anis werden gequetscht und mit einer Tasse siedendem Wasser aufgegossen und nach zehn bis fünfzehn Minuten durch ein Teesieb gefiltert.
Soweit nicht anders verordnet, wird bei Verstopfung morgens und/oder abends vor dem Schlafengehen eine Tasse frisch bereiteter Tee getrunken. Bei Magen- und Darmkatarrhen mehrmals täglich einen Eßlöffel des Tees einnehmen.

Wirkungen:
Die Inhaltsstoffe (ätherische Öle mit Trans-Anethol sowie Methylchavicol, Anisketon, Anissäure u. a.) lösen Krämpfe und wirken gegen Blähungen. Darüber hinaus fördern sie den Auswurf und sind deshalb Bestandteil vieler Hustenmittel. Bekannt ist auch – besonders in Frankreich – Anisschnaps.

Nebenwirkungen: Keine bekannt.

Gegenanzeigen: Keine bekannt.

Wechselwirkungen mit anderen Medikamenten:
Bisher sind keine bekannt.

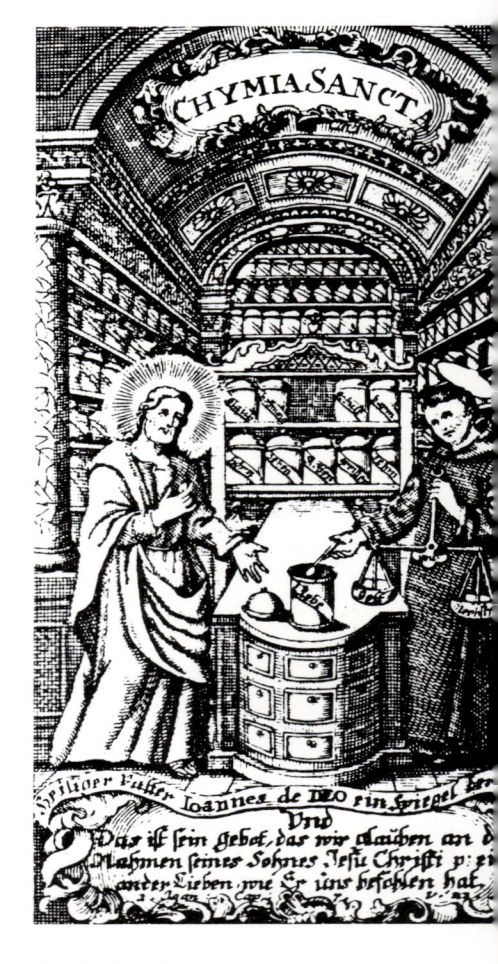

Die Heilkraft von Pflanzen und Kräutern ist für die Kloster-Apotheker immer göttlichen Ursprungs gewesen

Senna

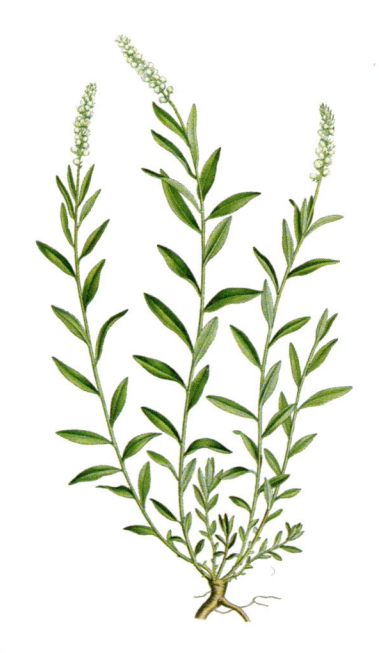

Mit Senna werden Blätter und Früchte von Bäumen und Sträuchern der »Cassia« bezeichnet (weltweit gibt es rund 450 Arten). Am bekanntesten sind Sträucher aus Südindien und dem tropischen Afrika.

Im 9. Jahrhundert brachten Mönche Sennesfrüchte, die von arabischen Ärzten in die Therapie eingeführt worden waren, als Abführmittel nach Europa. Die Wirkung der Sennesblätter, die von schwachem Geruch und Geschmack sind, erkannte man erst später. Die Früchte, flache, nierenförmige Sennesschoten, haben eine mildere Wirkung als die Blätter. Wirksame Bestandteile der Sennesblätter und -früchte sind verschiedene Arten des Sennosids. Kleine Dosen reichen bei der Anwendung meistens aus.

Anwendungen:

Nach der Monographie des Bundesgesundheitsamtes werden Sennesfrüchte heute bei folgenden Beschwerden empfohlen: bei Verstopfung und allen Erkrankungen, bei denen eine leichte Darmentleerung mit weichem Stuhl erwünscht ist, wie zum Beispiel bei Analfissuren, Hämorrhoiden und nach rektalen operativen Eingriffen; zur Reinigung des Darmes vor Eingriffen; zur Reinigung des Darmes vor Röntgenuntersuchungen, vor und nach operativen Eingriffen im Bauchraum.

Dosierung:
Ein halber Teelöffel Sennesfrüchte wird mit einer Tasse warmem oder heißem Wasser übergossen und nach etwa zehn Minuten durch ein Teesieb gefiltert. Der Tee kann auch mit kaltem Wasser angesetzt werden und länger ziehen. Soweit nicht anders verordnet, wird morgens und/oder abends vor dem Schlafengehen eine Tasse frisch bereiteter Tee getrunken.

Wirkungen:
In der Senna-Monographie heißt es: »Die Substanzen induzieren eine aktive Sekretion von Elektrolyten und Wasser in das Darminnere. Sie hemmen die Aufnahme von Elektrolyten und Wasser aus dem Dickdarm. So wird über eine Volumenzunahmen des Darminhalts der Füllungsdruck im Darm verstärkt und die Darmperistaltik angeregt.«

Nebenwirkungen:
Bei chronischem Mißbrauch drohen Elektrolytverluste, insbesondere Kaliumverluste. Außerdem kann es zur Ausscheidung von Eiweiß (Albuminurie) und Blut (Hämaturie) im Urin kommen sowie zur Pigmenteinlagerung in der Darmschleimhaut (Melanosis coli). Schädigungen von Darmnerven (Plexus myentericus) können ebenfalls auftreten.

Vor allem Sennesblätterextrakte sind in vielen im Handel befindlichen Abführmitteln enthalten. Das Schlagwort »Pflanzliches Abführmittel« verleitet oft zu der Annahme, er sei schonend und harmlos. Es handelt sich aber um hochwirksame Mittel, die den Darm reizen. Sie sollten nicht selbständig über längere Zeit eingenommen werden.

Gegenanzeigen:
Während der Menstruation, Schwangerschaft und Stillzeit sowie bei Darmverschluß sollte man Sennesblätter nicht anwenden. Tee mit Sennesfrüchten soll ohne Rücksprache mit dem Arzt nur kurzfristig eingenommen werden.

Wechselwirkungen mit anderen Medikamenten:
Aufgrund erhöhter Kaliumverluste kann die Wirkung von Herzglykosiden (Digitalis, Strophantus) verstärkt werden.

Wenn der Darm Nachhilfe braucht

Fenchel

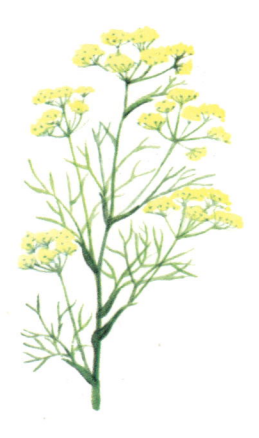

Fenchel ist nicht nur ein hervorragendes Gemüse, aus seinen Früchten kann ein ganz ausgezeichnetes, mildes Mittel gegen Blähungen gewonnen werden – besonders für Kleinkinder. Fenchel kam schon zu Zeiten Kaiser Karls des Großen in die Klostergärten und zählte zu jenen Pflanzen, die Jesus am Kreuz vor Schmerzen bewahrt haben sollen. Seine Heimat ist das Mittelmeergebiet. Das Doldengewächs mit den bis zu zwei Meter hohen Blütenständen kann im Garten gezogen werden.

Anwendungen:

Anwendungsgebiete sind entsprechend der Monographie des Bundesgesundheitsamtes »Blähungen und krampfartige Beschwerden im Magen-Darm-Bereich, besonders bei Säuglingen und Kleinkindern, sowie zur Schleimlösung in den Atemwegen«.

Dosierung:
Soweit nicht anders verordnet, wird bei Erkrankungen im Magen-Darm-Bereich zwei- bis viermal täglich eine Tasse frisch bereiteter Teeaufguß warm zwischen den Mahlzeiten getrunken. Bei Säuglingen und Kleinkindern kann der Teeaufguß auch zum Verdünnen von Milch oder Breinahrung verwendet werden.
Ein bis drei Teelöffel zerquetschter Fenchel mit einer Tasse siedendem Wasser aufgießen und nach fünf bis zehn Minuten durch ein Teesieb filtern.

Wirkungen:
Fenchelöl enthält das bitter schmeckende Fenchon sowie das süß schmeckende trans-Anethol. Dies wirkt entkrampfend, entblähend und gegen Bakterien. Nach neuesten Forschungen enthält Fenchel ebenso wie Anis, Kümmel, Basilikum und Majoran auch Inhaltsstoffe, die »laktagog« wirken, das heißt bei Müttern die Milchproduktion fördern.

Nebenwirkungen: Keine bekannt.

Gegenanzeigen: Keine bekannt.

Wechselwirkungen mit anderen Medikamenten:
Bisher sind keine bekannt.

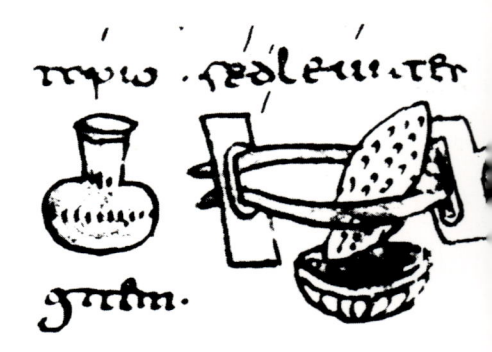

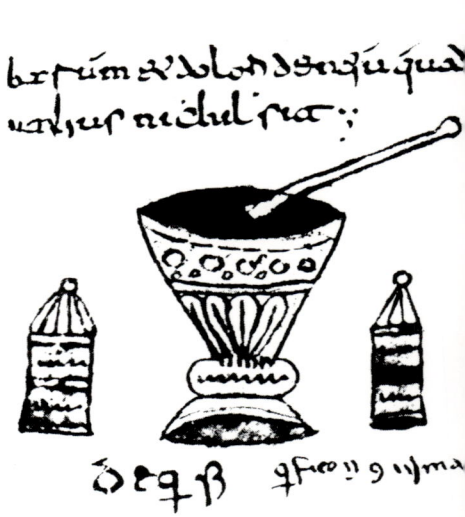

Ob als Öl, Tee oder Gemüse – Fenchel wurde schon zu Zeiten Karls des Großen hochgeschätzt und somit auch in den Klostergärten angebaut

Wenn der Darm Nachhilfe braucht

Lein

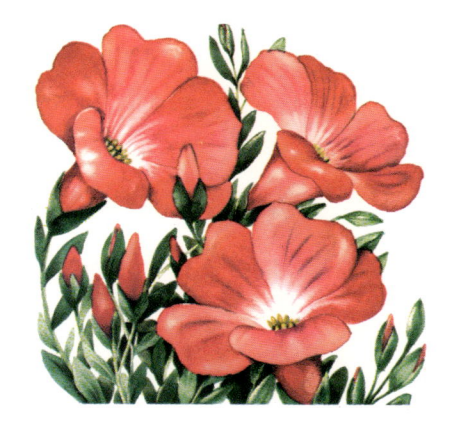

Lein ist eine der ältesten Kulturpflanzen. Seine früher außerordentlich große wirtschaftliche Bedeutung hatte er als Lieferant von Pflanzenfasern, die für Stoffe verwendet wurden. (Lein wird auch oft als Flachs bezeichnet.) Genaugenommen bezeichnet man mit Lein sowohl die Pflanze als auch die Leinsamenkörner, die seit vielen tausend Jahren bei allen Völkern auch medizinisch genutzt werden. Flachs ist lediglich der Name für das zum Garnspinnen vorbereitete Material. Im 16. Jahrhundert war Deutschland einer der größten Leinhersteller. Das Spinnen des Bastes wird in vielen Gedichten und Liedern besungen.

»Glänzend umwindet der goldene Lein die tanzende Spindel, durch die Seiten des Garns saust das webende Schiff…« heißt es bei Friedrich von Schiller (1759-1805). Vor dem Spinnen mußte der Lein gebrochen werden. Diese Tätigkeit war in den Wintermonaten eine typische Frauenbeschäftigung. Die ganze Nachbarschaft traf sich in Lichtstub'n, Roggenstub'n, Kunkelstub'n. Bei der an sich eintöni-

gen Tätigkeit wurde gesungen, gescherzt, die Burschen kamen zu Besuch. Predigten und Polizeiverordnungen des 16., 17. und 18. Jahrhunderts beschäftigen sich mit den lockeren Unterhaltungen, die sich der Arbeit anschlossen. Um »die Sittlichkeit zu heben«, wurde das gemeinsame Flachsspinnen zeitweise sogar verboten. Als Medikament wurde Leinsamen bereits von griechischen und römischen Ärzten verwendet. Mönche übernahmen die Rezepte, und auch Hildegard von Bingen empfahl sie in ihren Schriften.

Anwendungen:

Lein ist ein sanftes Abführmittel. Als Schleimzubereitung unterstützt Leinsamen außerdem die Behandlung von entzündlichen Magen-Darm-Erkrankungen.

Dosierung:
Empfohlen wird ein- bis zweimal täglich ein Eßlöffel voll Leinsamen unzerkleinert oder auch frisch geschrotet mit reichlich Flüssigkeit zu den Mahlzeiten.
Eine Schleimabkochung, hilfreich bei einer Magenverstimmung, ist einfach: Geben Sie einen Eßlöffel Leinsamen in eine Tasse kaltes Wasser. Nachdem die Körner gequollen sind, das ganze aufkochen und zehn Minuten ziehen lassen. Sie können entweder nur den Schleim oder auch den ganzen Brei mit den gequollenen Leinsamen essen.

Wirkungen:
Die reifen Samen des Leins enthalten etwa sieben bis zehn Prozent Schleim, rund 40 Prozent fettes Öl (Linolsäure, Ölsäure, Palmitinsäure), Eiweiß, Faserstoffe, Mineralien und Spurenelemente. Im Labor lassen sich auch sogenannte cyanogene (= blausäurebildende) Glycoside nachweisen.

Deshalb sollte die angegebene Menge Leinsamen pro Tag (für den Erwachsenen) nicht wesentlich überschritten werden.
Der in den Samen des Leins enthaltene Schleimstoff dehnt sich. Er reizt so im Darm die Darmnerven, schützt aber die empfindliche Schleimhaut. Die Darmbewegungen werden angeregt. Deshalb gilt die alte Kulturpflanze gleichzeitig als mildes Abführmittel und Heilpräparat bei einfachen Magen- und Darmverstimmungen. Leinsamenöl wirkt, äußerlich angewandt, reizmildernd.

Nebenwirkungen:
Überdosierungen können schaden. Keinesfalls bei Darmverschluß Lein oder sonstige abführende Heilmittel nehmen. (Bei Verdacht eines Darmverschlusses muß der Patient so schnell wie möglich zum Arzt.) Viel trinken! Wird zu wenig getrunken, können Blähungen auftreten. Lein wirkt nicht sofort: Erst nach etwa zehn bis 24 Stunden ist mit einer Wirkung zu rechnen.
Ganze Leinsamenkörner sind wirkungsvoller als geschrotete, da sie im Darm besser aufquellen.

Gegenanzeigen:
Wie schon erwähnt: bei Verdacht auf Darmverschluß.

Wechselwirkungen mit anderen Medikamenten:
Bisher sind keine bekannt.

Wenn der Darm Nachhilfe braucht

Ballaststoffe

Früher ernährten sich die Menschen viel faserreicher als heute. Der Darm war dadurch besser gefüllt, und der Dehnungsreiz reichte als natürlicher Entleerungsreiz aus. Heute, in einer Zeit hochraffinierter und immer mehr »verfeinerter« Produkte, ist das anders geworden. Die chronische Obstipation (Verstopfung) ist eine moderne Zivilisationskrankheit. Das deutliche Ansteigen der Darmkrebshäufigkeit hängt zumindest indirekt damit zusammen.

Kleie, ob lose oder in gepreßter Form als Tabletten, Pflanzenfaserprodukte, zum Beispiel auch als Kerne gepreßt, können Abhilfe schaffen. Mit reichlich Flüssigkeit genommen, quellen sie, füllen den Darm, sorgen für eine gute Stuhlentleerung und erleichtern das Schlankbleiben, weil sie gleichzeitig das Hungergefühl bremsen.

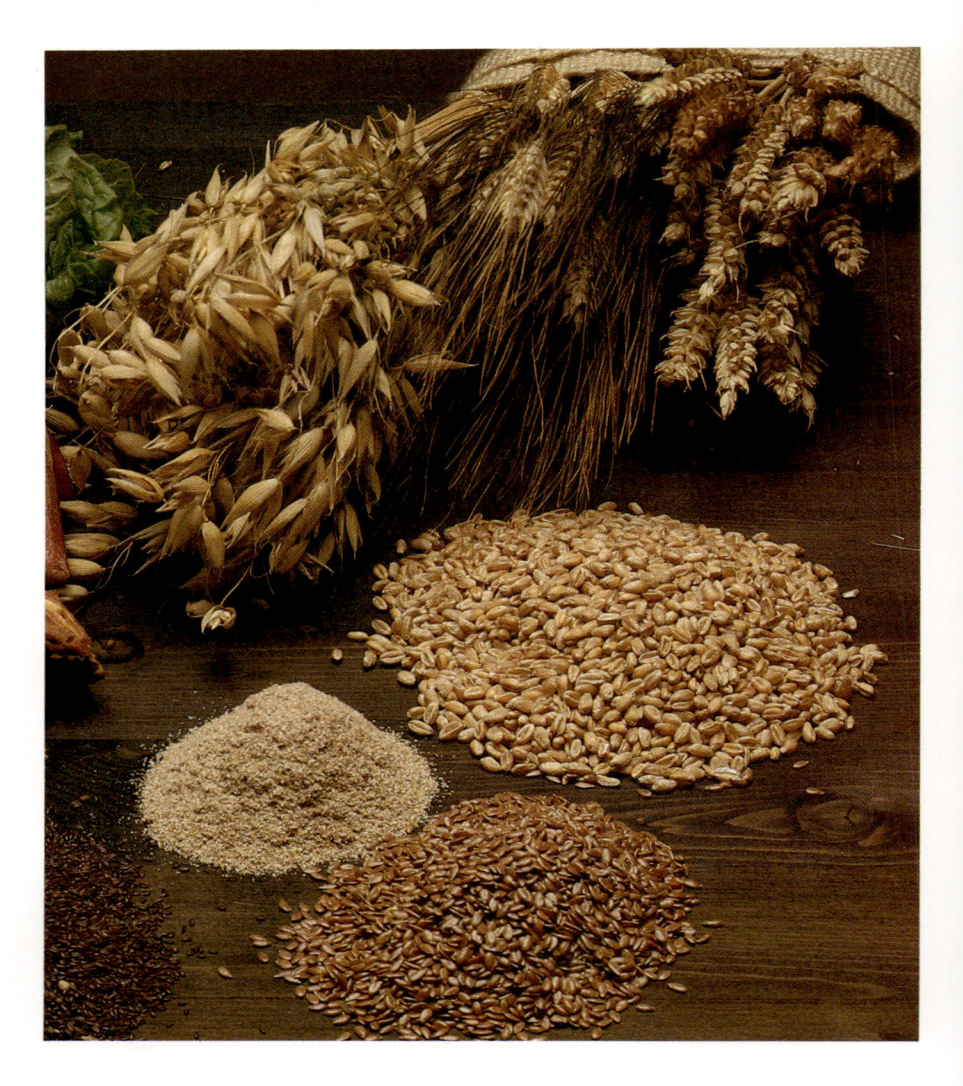

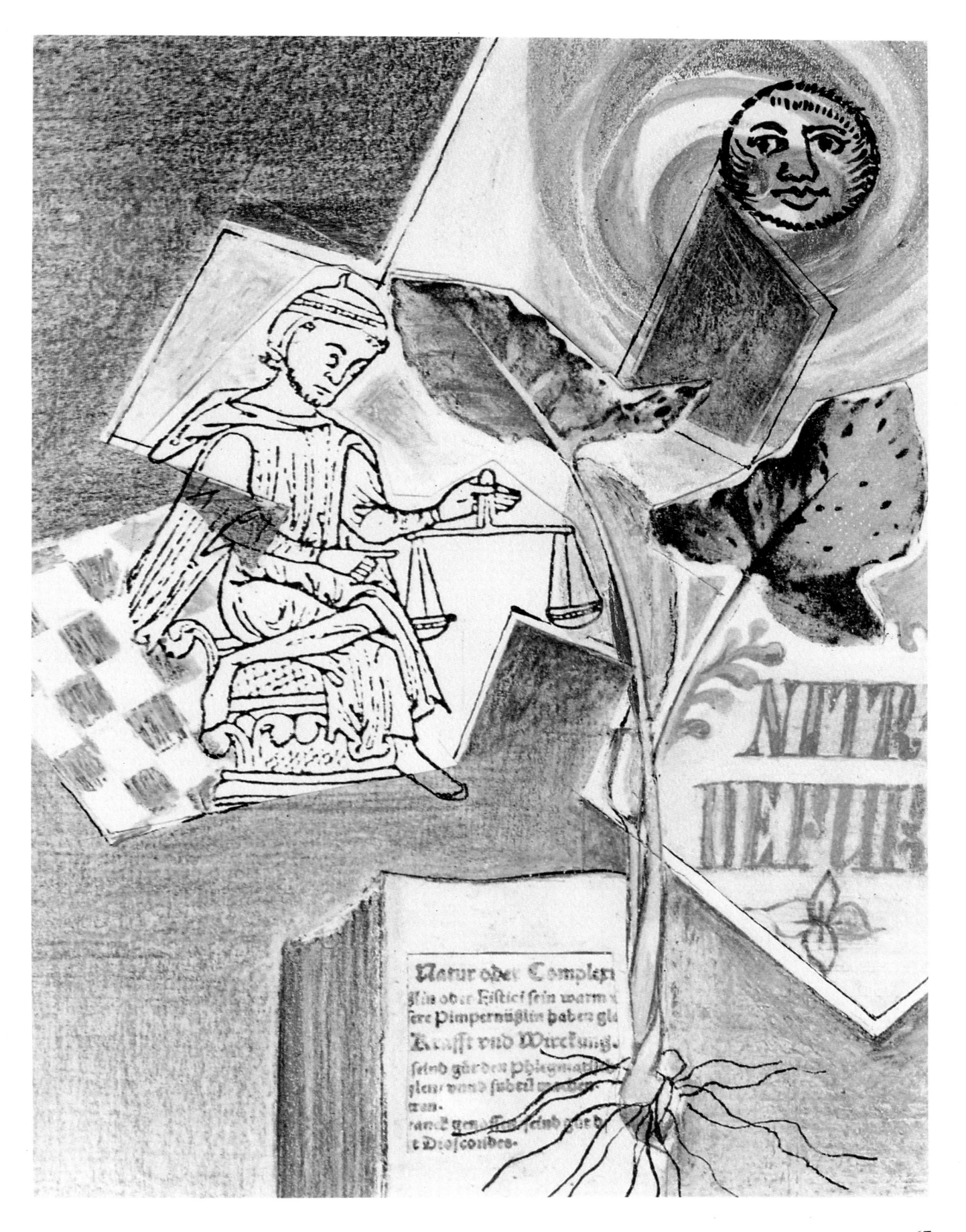

Natur oder Complexi
siin ober Histici sein warm v...
dre Pimpernüßlin haben gle...
Krafft vnd Wirckung...
seind gut den phlegmat...
glen/ vnd subeil machen...
een.
...and gnossen/ seind gut b...
t Dioscorides.

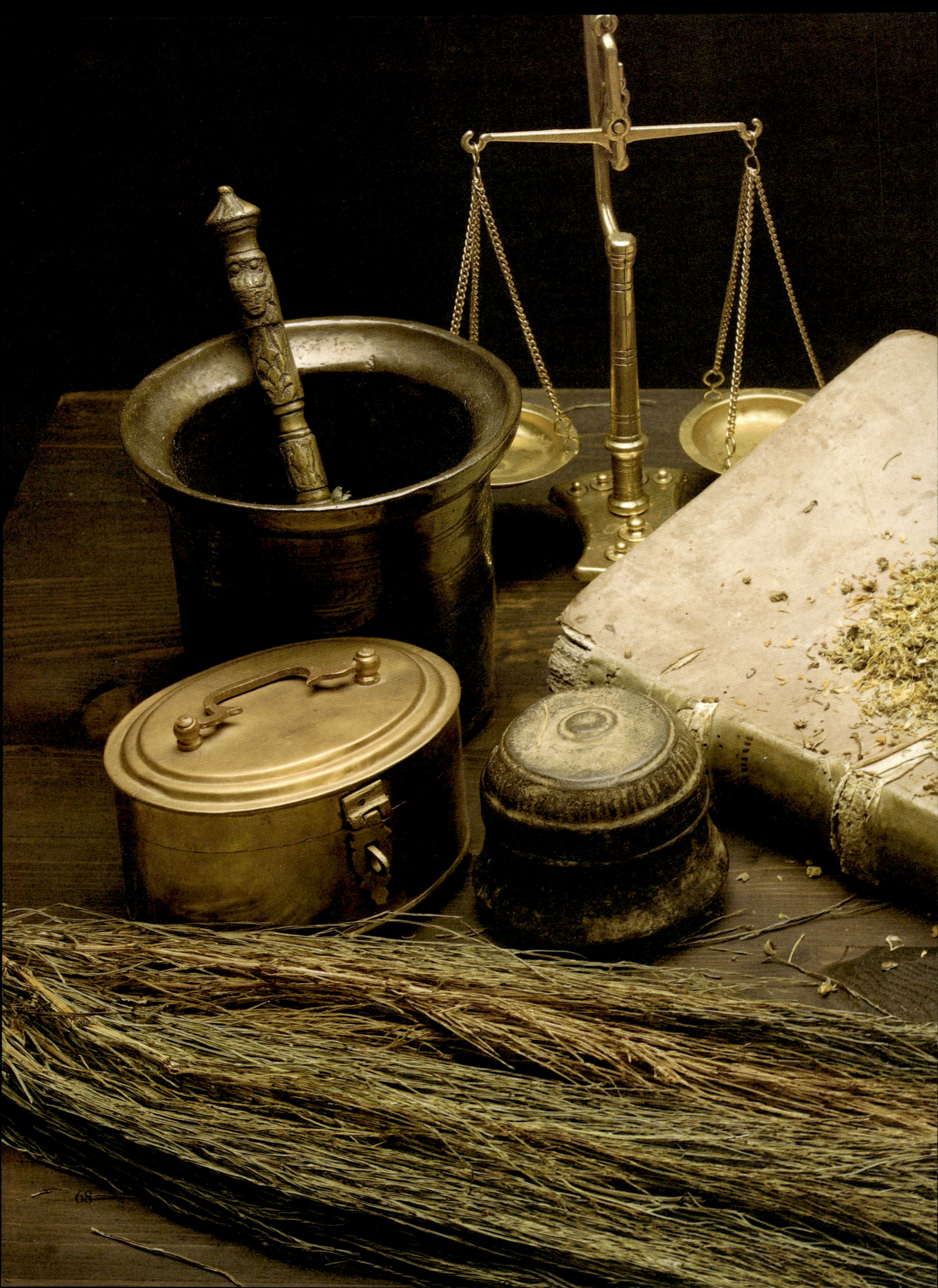

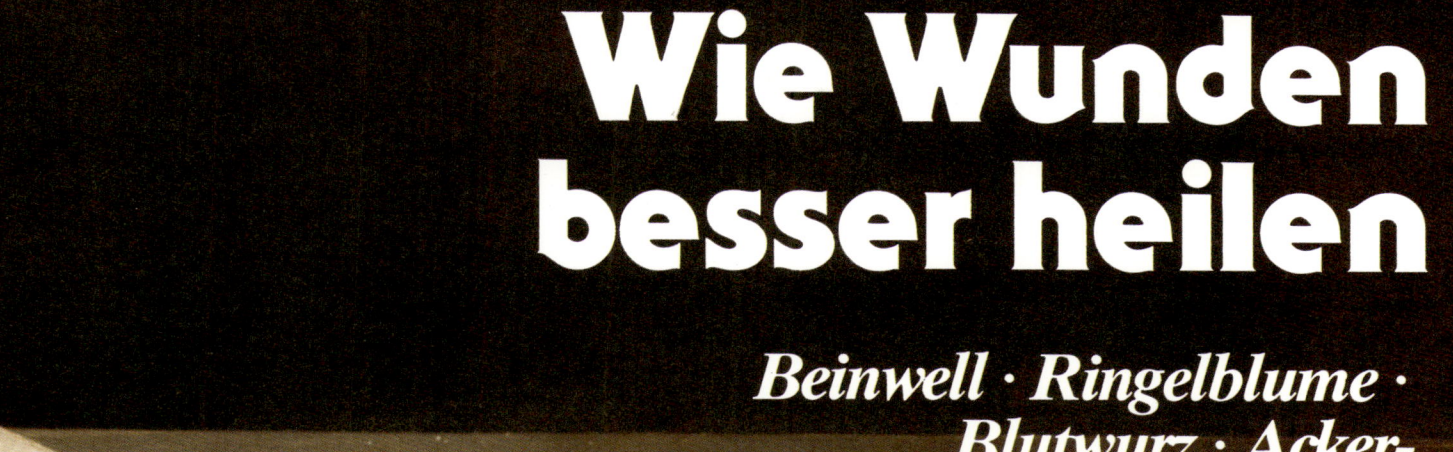

Wie Wunden besser heilen

Beinwell · Ringelblume · Blutwurz · Acker-Zinnkraut · Arnika

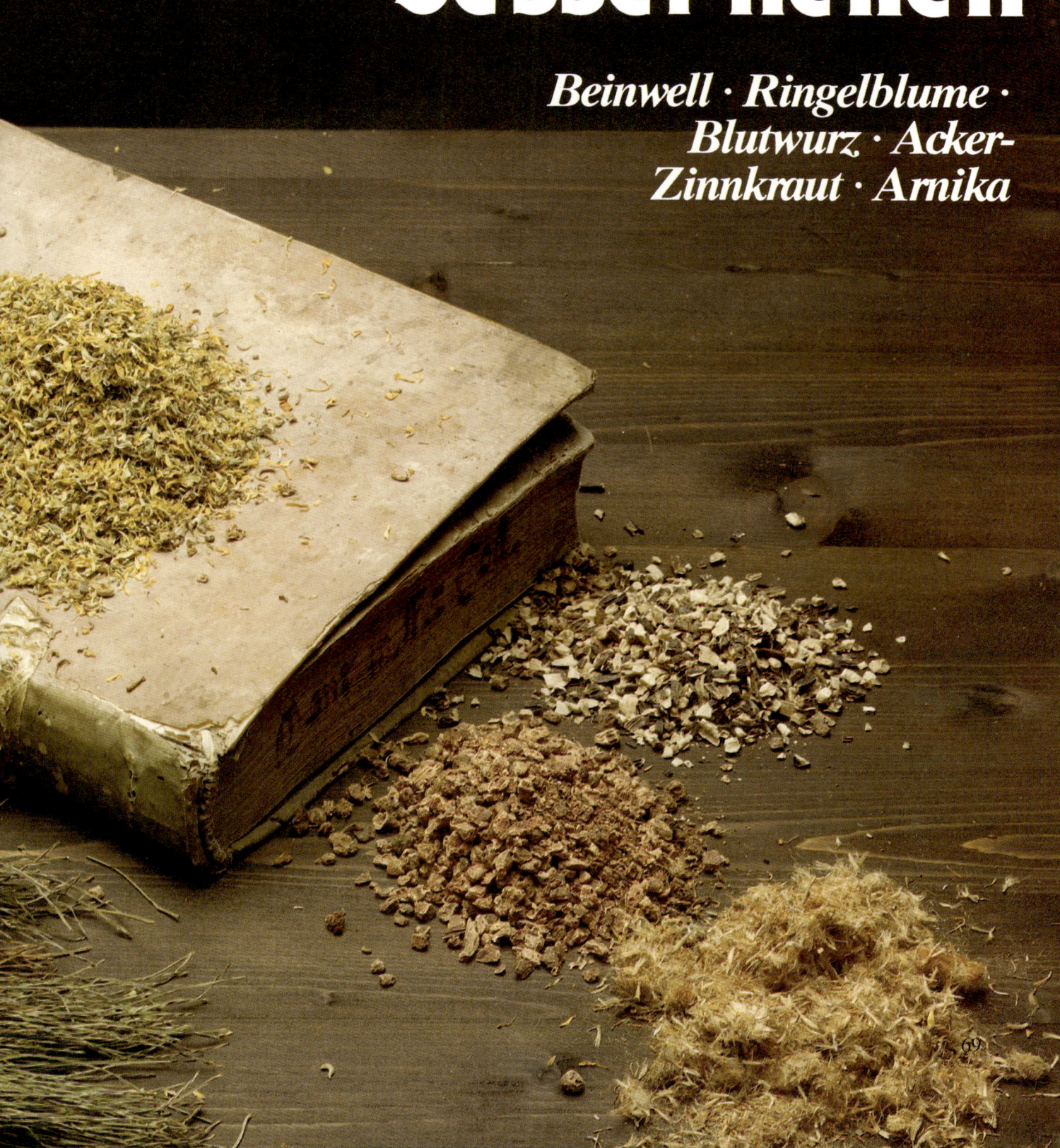

69

Wie Wunden besser heilen

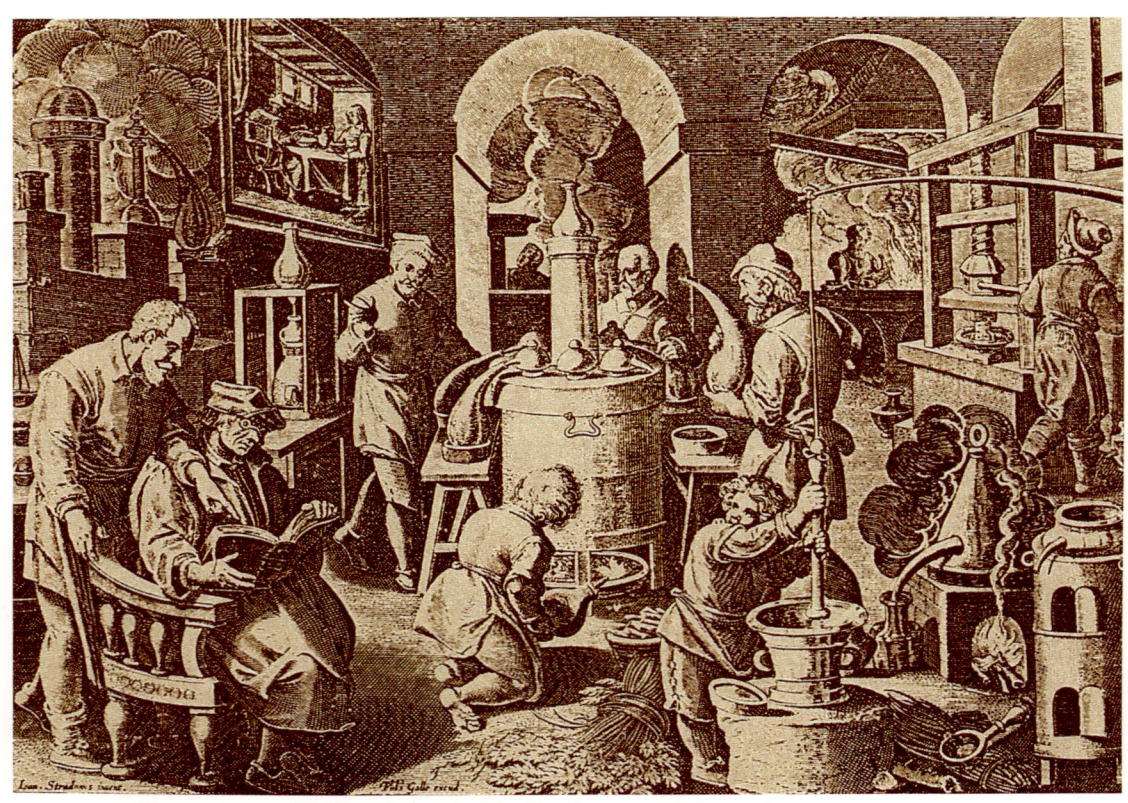

Heilkunde »zwischen Jagdkunst und Theaterkunst« –
Oft traten auch Bartscherer und Quacksalber als »Chirurgi« auf

Priester stellten die Diagnose

Mit der allgemeinen Heilkunde im frühen Mittelalter war es nicht allzuweit her. Sie war »zwischen der Jagdkunst und der Theaterkunst« angesiedelt, meint der deutsche Medizin-Historiker Professor Heinrich Schipperges. Bartscherer traten damals als »Chirurgi« auf – mit oft schlimmen Folgen für die Patienten. Besser waren die Kranken damals bei den Nonnen und Mönchen aufgehoben, die mehr von Medizin und vom Heilen verstanden als die von Ort zu Ort ziehenden Quacksalber.

Die Betreuung der Seele hatte bei den Orden zwar immer Vorrang, doch der Körper galt als ihr Partner und wurde deshalb nach bestem Willen gepflegt.

Das Haus für die Kranken lag im Kloster meist neben dem des Abts. Hier konnten in manchen Klöstern bis zu 100 Patienten aufgenommen werden. In den Statuten der Zisterzienserklöster werden auch eigene Krankenhäuser für die Armen erwähnt. Es gab ferner isoliert liegende Pflegestationen für Aussätzige und Pestkranke.

Aus der Lebensbeichte des Abtes Wilhelm des Seligen von Hiersau (Schwarzwald) geht hervor, wie die Kranken in einem mittelalterlichen Kloster behandelt wurden. Ähnlich wie in unseren heutigen Kliniken gab es schon im 11. Jahrhundert einen Aufnahmeraum.

Ein Priester stellte die Diagnose. Dann kam der Patient in den großen Krankensaal, der meist im Dämmerlicht lag und durch kleine Öffnungen an der Decke Frischluft erhielt. Hier wurde der Kranke mit Salben und Medikamenten versorgt, die im Kloster nach eigenen und den Rezepten der antiken Heilkundigen hergestellt wurden. Besonders geschickt und kundig waren Nonnen und Mönche in Klosterkliniken beim Anlegen von Verbänden, die Knochenbrüche und äußere Verletzungen und Wunden heilen konnten. Für Wundauflagen und zur Linderung von Entzündungen setzten sie spezielle Heilpflanzen ein.

Ein Trank, der Lebensgeister wieder aufweckte

Der behandelnde Priester besuchte den Patienten mehrmals täglich, aber auch nachts. Laienbrüder und Klosterschüler halfen ihm, die Wirkung der Arzneien zu beobachten. Traten Krisen auf, mischte der Priesterarzt oft einen Trank aus Gewürzen und Heilpflanzen, für den besonders Pfeffer, Zimt, Ingwer, Kamille, Wermut, Baldrian und Honig verwendet wurden. Eine merkwürdige Mischung – sie soll aber die Lebensgeister nicht selten wieder geweckt haben.

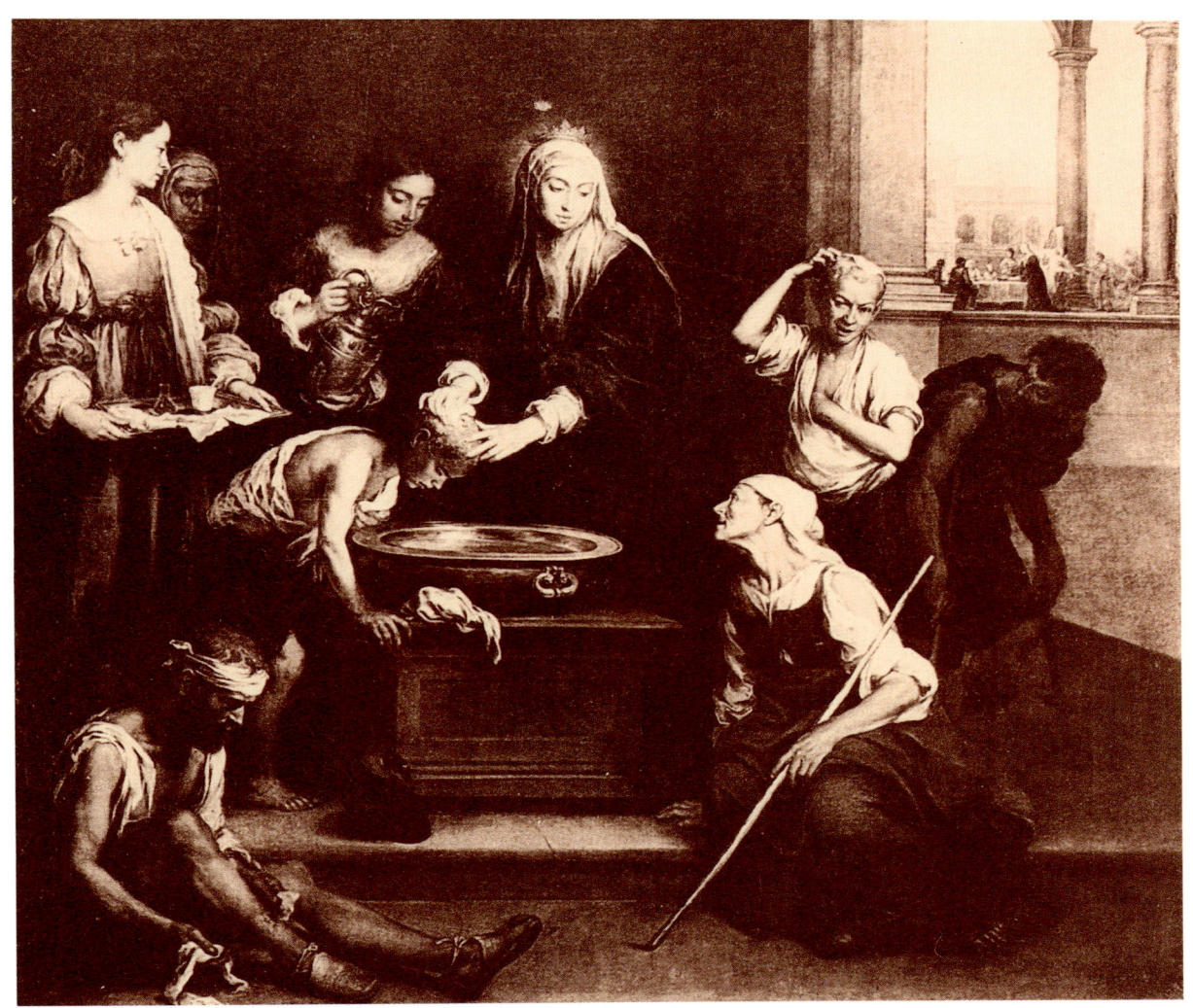

Geschickt und kundig waren Nonnen und Mönche bei Wundreinigungen und Wundverbänden

Wie Wunden besser heilen

Beinwell

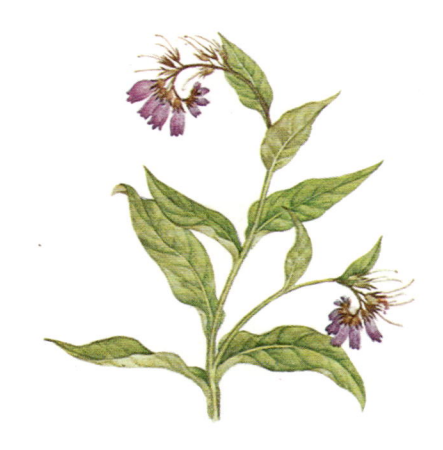

Er wurde von den Mönchsärzten des Mittelalters vor allem bei Beinverletzungen und Knochenbrüchen verwendet. Seine schmerzlindernde Wirkung konnte in unseren Tagen der Rennfahrer Niki Lauda erfahren. Nach seinem schrecklichen und folgenschweren Unfall auf dem Nürburgring konnte zwar durch die moderne Medizin die Gefahr für sein Leben abgewendet werden, es hielten sich jedoch hartnäckig heftige Schmerzen in den Beinen. »Da probierte ich es mit Auflagen aus Beinwell«, berichtete sein Betreuer Dunge. »Und es war fast wie ein Wunder – es half. Nach kurzer Zeit war Niki schmerzfrei.«

Beinwell erwähnte schon ein Militärarzt Neros, der im ersten Jahrhundert nach Christus lebte. Seine Rezepte wurden später zum festen Bestandteil der Klostermedizin, die diese Erkenntnisse aufgriff.

Hildegard von Bingen hinterließ ein Beinwell-Rezept zur Heilung von Bauchfellrissen. Zugleich empfahl die Heilige den Einsatz dieser Pflanze zur Behandlung von Geschwüren.

Inzwischen hat die Medizin erkannt, daß Beinwell viele Schleimstoffe, Gerbstoffe und vor allem Allantoin enthält. Allantoin fördert die Bildung von Bindegewebe, das über Verletzungen entsteht und sich später in Narben umwandelt.

Dieser Wirkstoff ist nur ganz selten in Pflanzen enthalten. Normalerweise ist er ein Abbauprodukt des Harnstoffwechsels. Er findet sich zum Beispiel im Harn von Milchkälbern.

Wirkstoffe der Beinwellwurzel werden für eine Vielzahl von wundheilenden Salben und Pasten verwendet. Aber auch für Sonnenschutzmittel. Außerdem sind sie ein Bestandteil von Zahnpasten, Gesichtswasser und kosmetischen Produkten.

Die reizmildernden und entzündungshemmenden Eigenschaften des Beinwells empfehlen seinen Einsatz auch bei Bandscheibenschäden sowie bei rheumatischen und degenerativen Prozessen in Knochen und Gelenken.

Kombiniert mit Vitaminen, Johanniskraut, Mineralien und anderen Stoffen soll Beinwelltee Altersschwäche und Abnutzungserscheinungen günstig beeinflussen.

Auch diese Heilpflanze zeigt uns heute also, wie vernünftig viele Empfehlungen der Klostermedizin sind.

Anwendungen:

Für Breiumschläge (Kataplasmen) entweder frische, fein zerriebene oder getrocknete pulverisierte Wurzeln verwenden. Davon drei Eßlöffel mit Wasser zu einem Brei verrühren, auf einen Leinenumschlag auftragen und auf die betroffene Stelle legen. Umschlag nach zwei bis drei Stunden erneuern.

Dosierung:
Für den Tee zwei bis drei Eßlöffel der feingeriebenen Wurzel auf eine Tasse Wasser nehmen, ca. 20 Minuten lang kochen lassen. Täglich zwei bis drei Tassen trinken.

Wirkungen:
Die Inhaltsstoffe des Beinwells wirken entzündungshemmend, reizmildernd und fördern durch die Bildung von Bindegewebe den Heilungsprozeß.

Nebenwirkungen: Keine bekannt.

Gegenanzeigen: Keine bekannt.

Wechselwirkungen mit anderen Medikamenten:
Bisher sind keine bekannt.

Ringelblume

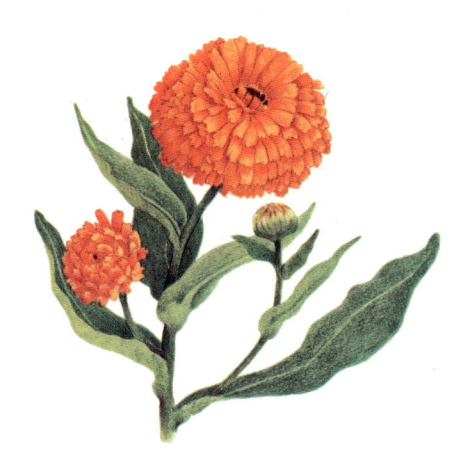

Die Ringelblume gehört ebenfalls zu den alten Heilpflanzen, die bei Entzündungen von Haut und Schleimhäuten, Riß-, Quetsch- und Brandwunden helfen können.

Neben vielen Anwendungen, die heute nicht mehr zweckmäßig sind (zum Beispiel bei Menstruationsbeschwerden), gab es schon in früheren Jahrhunderten auch solche, die sich auch aus heutiger Sicht als absolut richtig erweisen. So schreibt z. B. Jacob Theodor Tabernaemontanus (1520-1590) in seinem Kräuterbuch: »...ist sie sonderlich gut und nützlich, die Verstopfung der Leber zu eröffnen.« Heute wissen wir, daß die Ringelblume bei Gallenbeschwerden helfen kann.

Bauern nutzten eine Besonderheit der Pflanze zur Wettervorhersage: Waren die Blüten am frühen Morgen schon geöffnet, blieb es den ganzen Tag schön. Nach sieben Uhr früh noch geschlossene Blüten kündigten Regen an – hieß die meist zutreffende Regel.

Die Pflanze, die von der Medizin jetzt wiederentdeckt wurde, gehört zur Gattung der Korbblütler. Man nennt sie auch Goldblume,

Regenblume (wegen der präzisen Wettervorhersage), Ringelrose. Sie wird bis zu 70 Zentimeter hoch und hat gelbe bis gelborange Blüten. Die Fruchtstände stehen in einem Kreis, daher bekam die Pflanze ihren deutschen Namen. Rund zwanzig verschiedene Arten sind bekannt. Von der Heilwirkung der Ringelblume wußten schon die Römer.

Die heilige Hildegard von Bingen empfahl die Pflanze gegen Verdauungsstörungen, wenn diese durch Gallenprobleme verursacht werden. Der Saft der Ringelblume wurde nach den Rezepten der Äbtissin der Klöster Disibodenberg und Rupertsberg bei Bingen mit Ingwerpulver vermischt und in kleinen Kuchen aus Bohnenmehl verbacken. Sie sollten nüchtern und nach dem Frühstück gegessen werden. Durchaus zweckmäßig setzte man Ringelblumensalben bei Wunden ein.

Inzwischen haben sich die Pharmakologen der Heilpflanze angenommen und ihre Wirkstoffe genau analysiert. Die Ringelblumenblüten enthalten ätherisches Öl, Bitterstoffe, sogenannte Flavone (hauptsächlich einen Stoff mit dem Namen Quercetin und Kampferol-O-Glykoside) sowie dem Karotin ähnliche Farbstoffe. Die Flavone sind interessante Stoffe. Ihre biologische Funktion ist noch nicht genau erforscht, wahrscheinlich schützen sie Pflanzen gegen Viren, kontrollieren ihr Wachstum mit und locken vielleicht auch Insekten an.

Die aus verschiedenen Pflanzen isolierten Flavone haben beim Menschen unterschiedliche Wirkung. Die Flavone der Mariendistel wirken zum Beispiel gegen Lebergifte, die des Weißdorns stärken das Herz, die Flavone der Kamille sind krampflindernd.

Der Ringelblume sagt man eine spezielle Wirkung gegen Viren nach. Deshalb sind Ringelblumenextrakte Bestandteil verschiedener gegen Grippe angepriesener homöopathischer Medikamente.

Anwendungen:

Behandlung von Entzündungen der Haut und der Schleimhäute, Riß-, Quetsch- und Brandwunden sowie innerlich als Tee bei Beschwerden im Bereich der Galle.

Dosierung:
Zwei bis drei Teelöffel getrocknete Blüten mit einer Tasse kochendem Wasser übergießen, zehn bis fünfzehn Minuten ziehen lassen, durch ein Sieb seihen. Bei Gallenbeschwerden mehrmals täglich eine Tasse frisch bereiteten Aufguß trinken (wenn der Arzt nichts anderes verordnet).
Äußerliche Anwendung: Rachenraum mit warmem Aufguß mehrmahls täglich spülen oder gurgeln. Bei Wunden Zellstoff oder ähnliches Material mit dem Aufguß durchtränken und auf die Wunden legen (allerdings nicht, wenn sie noch offen sind). Die Umschläge müssen mehrmals täglich gewechselt werden.

Wirkung:
Die Wirkung bei äußeren Verletzungen wird mit bakterienabtötenden Inhaltsstoffen erklärt. Möglicherweise bekämpft die Heilpflanze – wie erwähnt – auch Viren. Die Forschungen sind noch nicht abgeschlossen.

Nebenwirkungen: Keine bekannt.

Gegenanzeigen:
Allergie gegen Korbblütler.

Wechselwirkungen mit anderen Medikamenten:
Bisher sind keine bekannt.

Blutwurz

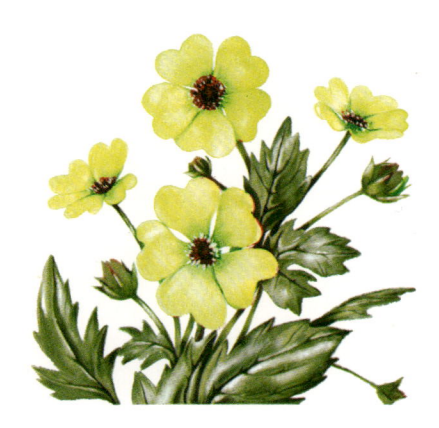

Unscheinbar sieht die zur Familie der Rosengewächse gehörende Blutwurz (Tormentill) aus, die auf der ganzen nördlichen Erdhalbkugel, aber auch in Chile und Australien vorkommt. Sie wird auch in allen mittelalterlichen Kräuterbüchern beschrieben und galt zugleich als Mariensymbol. Hippokrates und Hildegard von Bingen erkannten bereits die adstringierende (zusammenziehende) und entzündungswidrige Wirkung der Inhaltsstoffe.

In alten Kräuterbüchern werden viele Beschwerden aufgezählt, bei denen die Blutwurz helfen könnte. So zum Beispiel Magen- und Darmblutungen, Regelstörungen und ähnliches. Diese Empfehlungen gelten heute nicht mehr. Sie kamen zustande, weil viele mittelalterliche Ärzte und natürlich auch Nonnen und Mönche der sogenannten Signaturlehre des Paracelsus anhingen. (Siehe dazu auch meine Ausführungen über die Melisse, Seite 16.) Danach sollte man ja bereits aus der Form und der Farbe von Steinen, Pflanzen und anderen Heilmitteln schließen können, bei welchen Krankheiten sie helfen. Was gelb war, war danach gut bei Leberkrankheiten, und was rot war – und der Wurzelstock der Blutwurz hat diese Farbe –, sollte bei allem helfen, was mit Blut zu tun hat: Bluthusten, blutige Durchfälle, Gebärmutterblutungen, Nasenbluten usw.

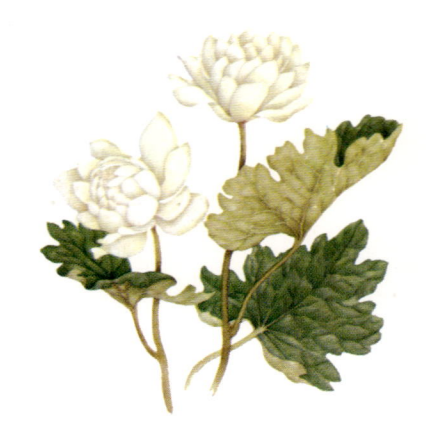

Blutwurz, kanadische

Anwendungen:

Aus heutiger Erkenntnis ist der Tee aus den Wurzeln oder den Blättern der Blutwurz bei Durchfällen und – äußerlich angewandt – bei Schleimhautentzündungen zweckmäßig.

Dosierung:
Ein bis zwei Teelöffel Blutwurz mit einer Tasse kochendem Wasser übergießen, zehn Minuten ziehen lassen und durch ein Teesieb filtern. Dreimal täglich eine Tasse in kleinen Schlucken trinken.

Wirkungen:
Die Blätter, aber noch viel mehr die Wurzeln haben einen hohen Anteil an Catechin-Gerbstoffen (Tormentill-Gerbsäure und Tormentill-Rot) sowie weitere Inhaltsstoffe, die adstringierend, also zusammenziehend, wirken. Aus diesem Grund eignet sich Blutwurztee auch hervorragend als Gurgelmittel bei Zahnfleischbluten und Mundschleimhautentzündungen. Darüber hinaus wirkt Blutwurz auch stopfend.

Nebenwirkungen:
Wird zu starker Tee getrunken – oder zuviel davon –, kann der hohe Gerbsäureanteil Brechreiz auslösen.

Gegenanzeigen: Keine bekannt.

Wechselwirkungen mit anderen Medikamenten:
Bisher sind keine bekannt.

Acker-Zinnkraut

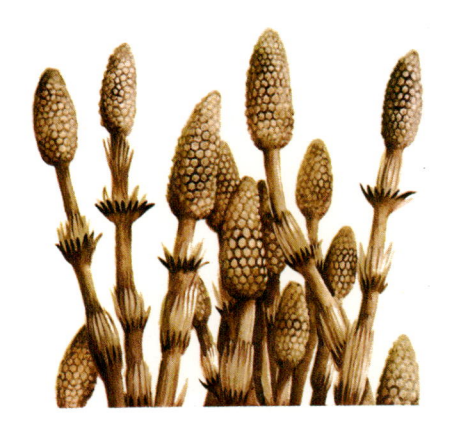

Blutstillend wirkt auch das zu den Schachtelhalmgewächsen gehörende Acker-Zinnkraut. Es selbst zu sammeln, möchte ich jedoch nicht empfehlen, da die Verwechslungsgefahr mit anderen Schachtelhalmarten, die giftig sind – etwa der Waldschachtelhalm oder der Sumpfschachtelhalm –, ziemlich groß ist. Der Sumpfschachtelhalm wird zum Beispiel für die Taumelkrankheit bei Rindern und Pferden verantwortlich gemacht. Der Waldschachtelhalm enthält Spuren von giftigen Alkaloiden. Ein Teeabsud des in der Apotheke als Equiseti herba angebotenen Acker-Zinnkrautes eignet sich als Spülmittel bei Zahnfleischbluten oder Entzündungen im Mund- und Rachenbereich. In der Apotheke kann man sich darauf verlassen, daß man wirklich nur das einwandfreie Acker-Zinnkraut erhält. Das Deutsche Arzneibuch (DAB 8) verlangt ausdrücklich, daß die Ware auf Verfälschungen besonders mit dem giftigen Sumpfschachtelhalm überprüft wird.

Anwendungen:

Zur Anwendung empfehlen sich neben dem Tee auch Fußbäder mit Acker-Zinnkraut-Extrakten.

Dosierung:
Einen Teelöffel des getrockneten Krautes pro Tasse kalt ansetzen und langsam zum Kochen bringen. Kurz ziehen lassen und abseihen. Ein bis drei Tassen pro Tag trinken.

Wirkungen:
Acker-Zinnkraut hat einen hohen Anteil an Kieselsäure. Sie wirkt blutstillend und gewebefestigend.

Nebenwirkungen:
Bei bestimmungsmäßigem Gebrauch keine bekannt.

Gegenanzeigen: Keine bekannt.

Wechselwirkungen mit anderen Medikamenten:
Keine bekannt.

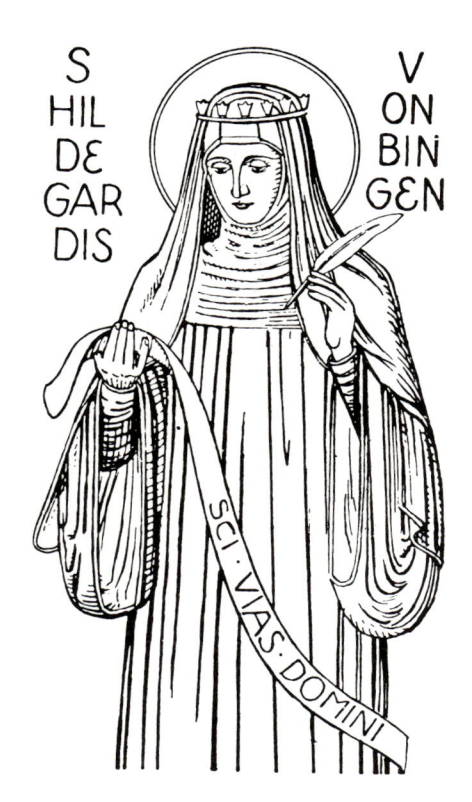

Wie Wunden besser heilen

Arnika

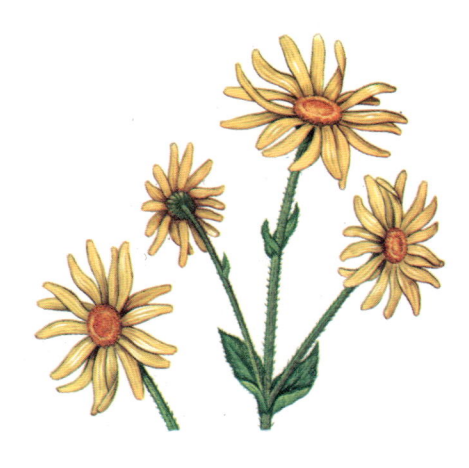

Wenn Johann Wolfgang von Goethe Herzbeklemmungen verspürte, ließ er sich einen Tee aus Arnika kochen. Er verhalf ihm zu neuen Kräften und schaffte Erleichterung.

Die von den alten Klostermönchen verwendete Arnika-Art wächst in Gebirgen und auf Bergwiesen der süd- und mitteleuropäischen Gebirge bis zu 2000 Meter Höhe. Nur in der Schweiz und in Österreich findet man sie noch in größeren Mengen. Kultivierungsversuche scheiterten bisher. Auf Feldern angebaut werden kann jedoch eine andere, aus Amerika kommende Arnika-Art. Typisch für diese Pflanze sind ein schief an der Erde liegender, meist einfacher Wurzelstock, ein Stempel mit wenigen länglich-eiförmigen, ganzrandigen Blättern und dunkelgoldgelben Blütenkörbchen.

Die Wurzel enthält Gerbstoff, Harz, Fett, gelbliches ätherisches Öl und Arnicin. Die für die heutige Verwendungsmöglichkeit wichtigen Blüten enthalten neben Arnicin ein kamillenartig riechendes ätherisches Öl.

Arnika ist als Volksheilmittel seit langem im Gebrauch. Allgemein medizinisch angewendet wurde die Pflanze aber erst im vorigen Jahrhundert. Sie genoß einen guten Ruf, geriet aber sehr bald wieder in Vergessenheit.

Üblich war früher eine Arnikatinktur, die durch Auspressen der ganzen blühenden Pflanze und Mischen des Saftes mit Alkohol sowie durch »achttägiges Digerieren« von einem Teil der Blüten mit zehn Teilen Alkohol gewonnen wurde. Man verwendete diese Tinktur zu Umschlägen bei Blutergüssen und Quetschungen sowie als Wundheilmittel.

Anwendungen:

Das Bundesgesundheitsamt empfiehlt in seiner Monographie die Anwendung von Arnika in folgenden Bereichen: »Verletzungs- und Unfallfolgen, z. B. bei Hämatomen (Blutergüssen), Distorsionen (Zerrungen), Prellungen, Quetschungen, Frakturödemen (Schwellung nach Brüchen), bei rheumatischen Muskel- und Gelenkbeschwerden. Bei Entzündungen der Schleimhäute von Mund- und Rachenraum, Furunkulose und Entzündungen als Folge von Insektenstichen; Oberflächenphlebitis (Venenentzündung).«

Dosierung:
Etwa ein bis zwei Teelöffel Arnikablüten werden mit einer Tasse kochendem Wasser übergossen und nach zehn Minuten durch ein Teesieb geseiht. Soweit nicht anders verordnet, wird Leinen, Zellstoff oder ein ähnliches Material mit dem Aufguß durchtränkt und auf die entsprechende Körperpartien aufgelegt. Die Umschläge werden mehrmals täglich gewechselt.

Wirkungen:
Die Inhaltsstoffe werden zur Zeit intensiv erforscht. Es sind unter anderem Flavonoide (z. B. Isoquericitrin, Luteolin-z-glucosid und Astragalin), ätherisches Öl (mit Thymol und Thymolderivaten), Phenolcarbonsäuren (Chlorogensäure, Cynarin, Kaffeesäure) und Cumarine (Umbelliferon, Scopoletin). Sie wirken anregend auf die örtliche Durchblutung.

Nebenwirkungen:
Als Nebenwirkungen nennt das Bundesgesundheitsamt in der Monographie: »Längere Anwendung an geschädigter Haut, z B. bei Verletzungen oder Ulcus cruris (Beingeschwür), ruft relativ häufig ödematöse Dermatitis (Hautentzündung) mit Bläschenbildung hervor. Ferner können bei längerer Anwendung Ekzeme auftreten. Bei hoher Konzentration in der Darreichung sind auch primär toxisch bedingte Hautreaktionen mit Bläschenbildung bis zur Nekrotisierung (Gewebszerstörung) möglich.«

Gegenanzeigen:
Arnika wird vom Bundesgesundheitsamt nicht zur inneren Anwendung empfohlen. (Es gibt aber verschiedene verschreibungspflichtige Herz- und Bronchialmittel, die Arnika-Inhaltsstoffe enthalten.)
Gegenanzeigen bestehen bei bekannter Überempfindlichkeit gegenüber Korbblütlern wie z. B. Kamillenblüten, Ringelblumen.

Wechselwirkungen mit anderen Medikamenten:
Bisher sind keine bekannt.

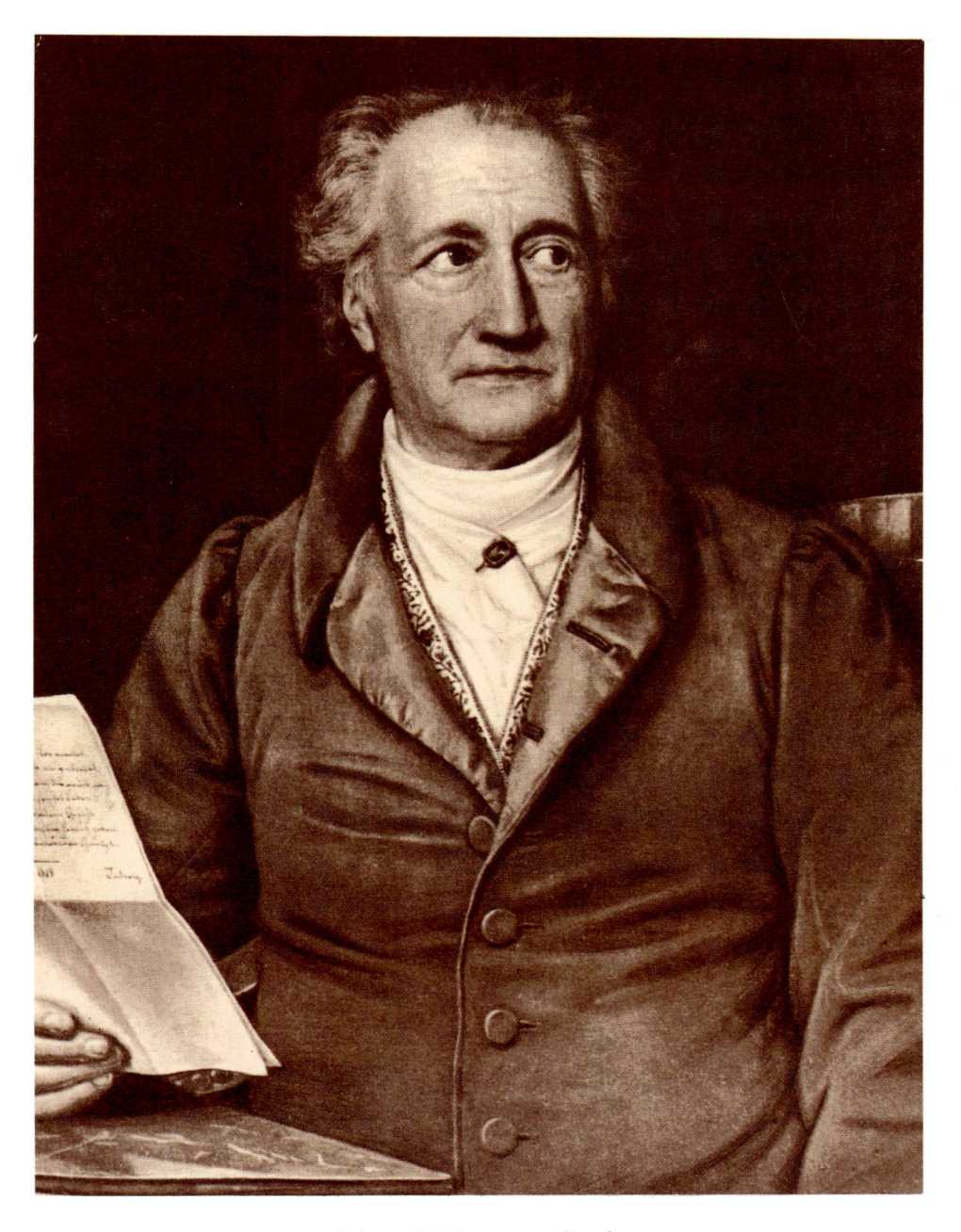

Johann Wolfgang von Goethe
Wenn der Dichter Herzbeklemmungen
verspürte, ließ er sich
einen Tee aus Arnika aufkochen

Kräutergeister, Magenbitter und Klosterlikör

Melissengeist · Alant · Engelwurz · Ingwer · Nelkenöl · Galgant · Pfeffer · Enzian · Muskat · Pommeranzenschalen · Zimt · Kassiablüten · Kardamom-Alkohol · Enzianschnaps · Wacholderbranntwein

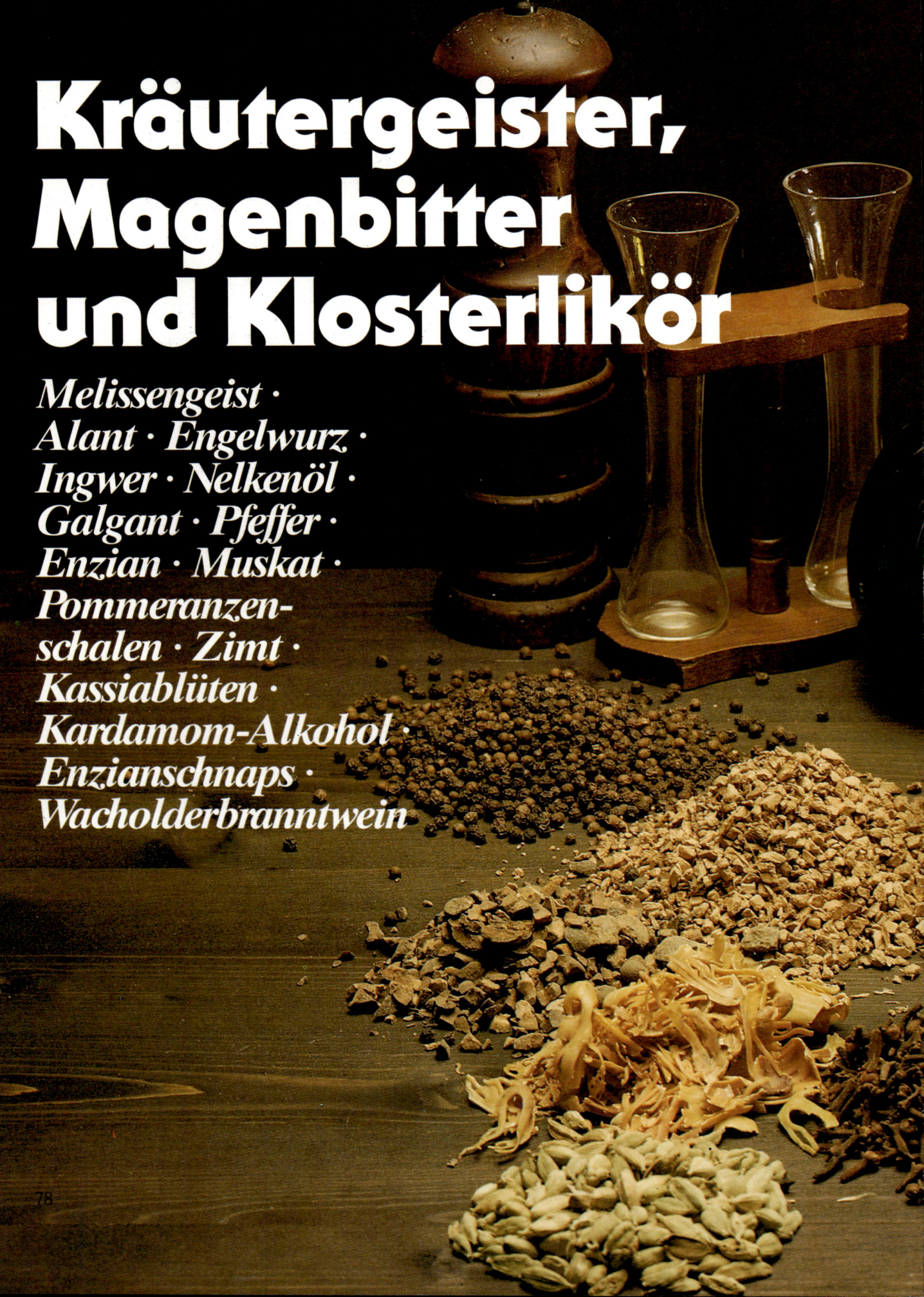

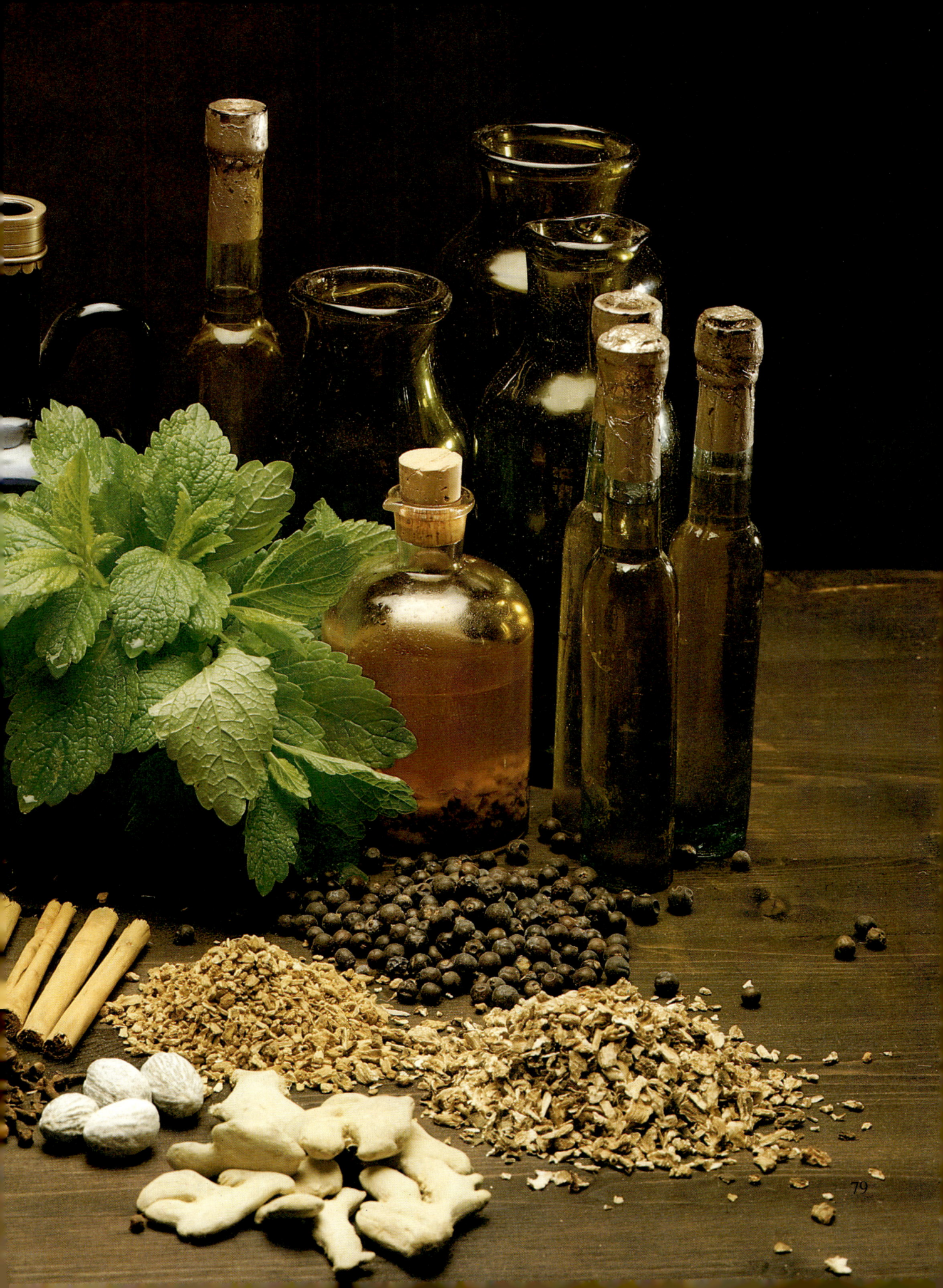

Kräutergeister, Magenbitter und Klosterlikör

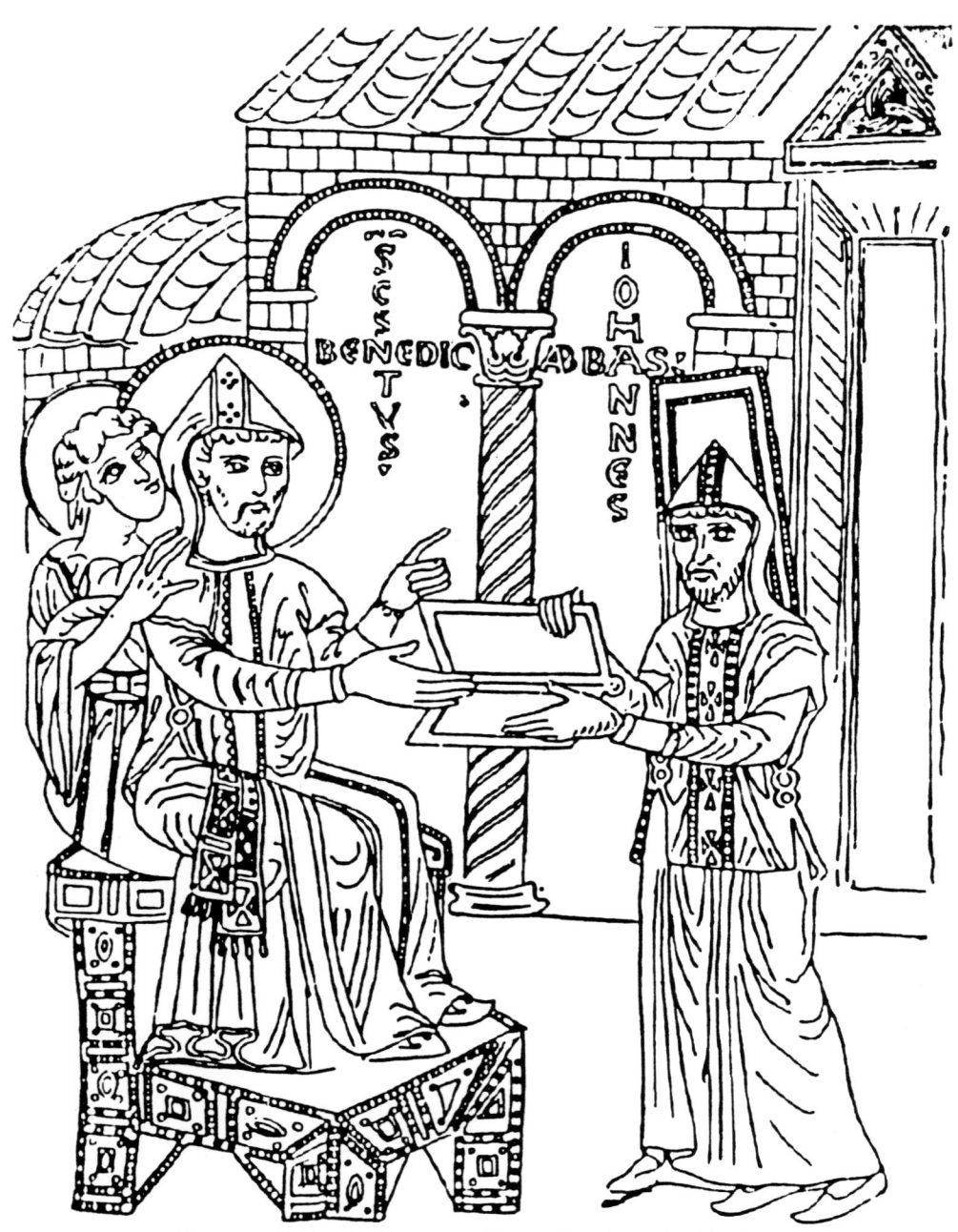

*Die Benediktiner – Nonnen und Mönche, die nach den Regeln
des Hl. Benedikt von Nursia leben – begannen bereits im 6. Jahrhundert
mit der Krankenbetreuung und waren hochgeachtet*

Kräutergeister, Magenbitter und Klosterlikör

Ein Dankesbrief an die Benediktiner

Wenn die Mönche in dem Kloster Schweiklberg bei Vilshofen Besuchern etwas Besonderes zeigen wollen, holen sie einen Brief aus dem Archiv. Er stammt von einem Bergsteiger, der 1980 den Mount Everest bezwang. Ohne den »Schweiklberger Geist«, so teilt der Mann darin mit, hätte er den mit 8848 Metern höchsten Berg der Erde wohl nie bestiegen. Der Trank habe ihn bei Unpäßlichkeiten gestärkt und ihm bei seinem beschwerlichen Weg geholfen: tröpfchenweise auf einem Stück Zucker.

Das Benediktinerkloster bei Vilshofen gehört zu den deutschen Klöstern, die heute noch Arzneimittelspezialitäten nach jahrhundertealter Tradition herstellen – als alkoholisches Destillat. Schon in Urzeiten war die Bedeutung des Alkohols als Lösungsmittel für Wirkstoffe aus Kräutern bekannt. Aus alten Keilschrift-Texten geht hervor, daß bereits im dritten Jahrtausend vor Christus Wein als Lösungsmittel für Kräuter verwendet wurde. Paracelsus, der Arzt des Mittelalters, erfand die Bezeichnung »Weingeist« für »jenen flüchtigen Stoff, der beim Erhitzen des Weines entweicht«. Gewürzweine wurden von den Mönchsärzten im Mittelalter außer zur Behandlung von Magen- und Darmstörungen auch zur Behandlung verschiedener Fieberkrankheiten eingesetzt.

Nur so bleiben die Kräutersubstanzen »stabil«

Im Laufe der Zeit wurde Wein zunehmend von Äthylalkohol abgelöst. Er ist in Klosterarzneien und modernen Pharmaka in hoher Konzentration zu finden. Das hat bei Ärzten zu erheblichen Bedenken geführt. Sie weisen auf mögliche Gefahren für alkoholkranke Patienten hin. Das Argument der Hersteller ist: Erst bei genügend hoher Alkoholkonzentration könne man die Wirksubstanzen voll aus den Kräutern herauslösen; nur so bleiben die Substanzen »stabil«, wie die Naturwissenschaftler sagen. Das heißt, sie verlieren über Jahre hinweg nicht ihre heilende Wirkung.

Damit solche Arzneien dem Patienten zuträglich sind, müssen sie in der richtigen Dosierung eingenommen werden. Man sollte sie mit Wasser oder anderen Flüssigkeiten entsprechend verdünnen: zumeist mit der doppelten Menge. Grundsätzlich muß jedoch in allen Fällen, wenn man nicht so genau weiß, wie »hochprozentig« die Arznei ist, ein Apotheker um Rat gefragt werden. Im allgemeinen sind alle diese mit Alkohol angereicherten Mittel aber mit Inhaltsbeschreibungen versehen, die eine genaue Dosierung vorschreiben.

Von den Mönchen wurden – und werden noch heute – solche Kräutergeister, Magenbitter und Klosterliköre vorwiegend bei Appetitlosigkeit, nervösem Darm und Magen und schlechter Verdauung eingesetzt.

Interessant ist die Geschichte des Klosters Schweiklberg und des »Schweiklberger Geistes«, der heute noch von vielen Menschen bei Unpäßlichkeiten und nervösen Störungen hilft.

Kräutergeister, Magenbitter und Klosterlikör

Warum die Mönche ihr Geheimnis preisgeben mußten

Wie alle Angehörigen dieses Ordens leben auch die Mönche in Schweiklberg nach den Regeln des heiligen Benedikt (lat. Benedictus, »der Gesegnete«, er lebte von 480 bis 543). Sie besagen, daß nur im Kloster ein asketisches Leben geführt werden kann – daß aber asketische Übungen mit »nützlichen Arbeiten« abzuwechseln hätten.

Kloster Schweiklberg ist relativ jung. Es wurde erst im Jahre 1904 gegründet und von Mönchen der Abtei St. Ottilien (Bayern) besiedelt. Es gilt als ausgesprochenes Missionskloster und betreut Gemeinden in Korea und Afrika.
So ist es kein Wunder, daß Abt Coelestin Maier, der veranlaßte, daß die Mönche nach jahrhundertealter Tradition ihres Ordens im Jahre 1921 wieder mit der Arzneimittelherstellung begannen, auch exotische Ingredienzien mitverwendete.

Coelestin Maier kam 1871 in Nattenberg zur Welt und besuchte die Benediktiner-Gymnasien in Met-

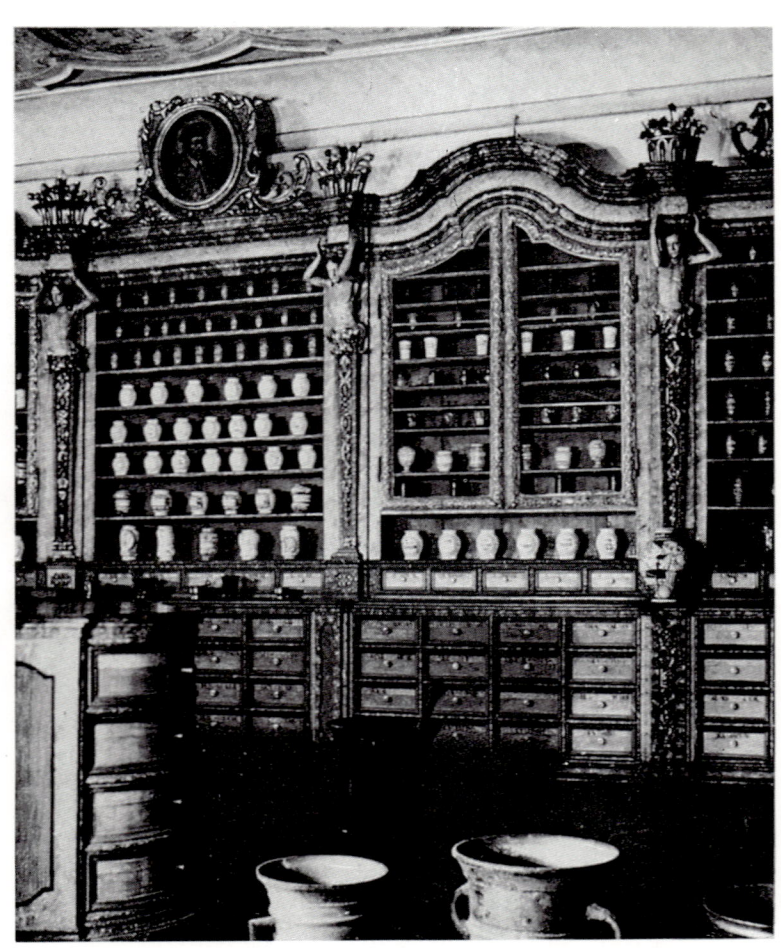

Klosterapotheken enthielten nicht nur Kräutersalben und Pflanzentinkturen. Insbesondere die Benediktiner wußten um die wohltuende und heilende Wirkung von hochprozentigen »Geistern« – selbstverständlich auf Kräuterbasis

Kräutergeister, Magenbitter und Klosterlikör

ten und St. Ottilien. Im Kloster machte er bald Karriere. Noch in St. Ottilien wurde Coelestin Maier Prior und Cellerar. 1904 wurde ihm die Gründung des Missionsklosters Schweiklberg übertragen. Noch vor der Erhebung zur Abtei und der Ernennung Maiers zum ersten Abt von Schweiklberg beschlossen die Mönche, eine eigene Kräuterarznei herzustellen. Coelestin Maier (der 1935 starb) ließ vieles überprüfen und entschloß sich dann für eine relativ kräftige Spezialität, die nicht weniger als 77 Prozent Alkohol enthält. Als »Schweiklberger Geist« wurde sie nicht nur in der näheren Umgebung ein geschätztes Hausmittel, sondern über Apotheken auch in München, Frankfurt und anderen Städten verkauft.

Vergnügt erzählen heute die Mönche, daß Abt Coelestin im Kreise anderer Mönche gern Witze machte, weil sein »Geist« recht stark war und ihn dazu ermunterte. Die hohe Alkoholkonzentration soll, wie schon gesagt, die wertvollen Inhaltsstoffe »stabil« halten. Die ersten Jahrzehnte hüteten die Mönche das Rezept für den »Schweiklberger Geist« als großes Geheimnis. Das neue Arzneimit-

telrecht gestattet dies nicht mehr. Jeder Verbraucher muß genau erfahren, welche Inhaltsstoffe sich in einer Arznei befinden. Deshalb lüfteten die Mönche das »Arcanum« und geben seit einigen Jahren auf ihren Flaschen den genauen Inhalt des Mittels an.

Melisse ist der Hauptbestandteil des »Geistes« aus dem Kloster. Ginseng ist ebenfalls enthalten. Diese wertvolle Wurzel ließen sich die Mönche früher von ihren Missionsstationen in Korea direkt schicken und im Kloster Schweiklberg von Hilfskräften reiben. Heute kaufen sie die Ingredienzien wie andere Arzneimittelhersteller bei Spezialimporteuren. Unter den weiteren Bestandteilen finden sich Wirkstoffe von Pflanzen wie Wacholder, Enzian, Zimt und Zitrone.

Eine Autostunde westlich von Vilshofen befindet sich ein weiteres Kloster, das ebenfalls eine stark alkoholhaltige (75prozentige) Arznei herstellt. Sie wird für die gleichen Zwecke verwendet wie das Produkt der Benediktiner von Schweiklberg. Hersteller sind die »Unbeschuhten Karmeliter von St. Josef« in Regensburg. Dieser Mönchsorden wurde 1156 auf dem Berg Karmel in Palästina von

Berthold, einem Kreuzfahrer aus Kalabrien, gegründet. Er stellte schon im 14. Jahrhundert ein »extraordinaires Schlagwasser« her, das damals als Hilfe bei Schwindel, schlechtem Gedächtnis und »anderen Kopfschwachheiten« angeboten wurde.

Das Produkt, das heute im Regensburger Kloster hergestellt wird, entwickelte Pater Ulrich Eberskirch im Jahre 1721. Hauptbestandteil ist – wie in Schweiklberg – die Melisse, die im Klostergarten angebaut wird. Zwölf andere Heilpflanzen und Gewürze kommen dazu.

Nicht ganz so starke Kräuterliköre liefern Klöster wie Ettal oder Andechs. Manches Kloster verfügt über einen eigenen Apothekergarten, in dem viele Kräuter gezogen werden, die nach jahrhundertealter Erfahrung zum Beispiel bei Magenbeschwerden, der Hauptindikation der klösterlichen »Geister«, helfen können.

Die als alkoholische Destillate früher nur von den Mönchen und Nonnen erhältlichen Arzneispezialitäten bekommt man heute auch in Apotheken und im Handel.

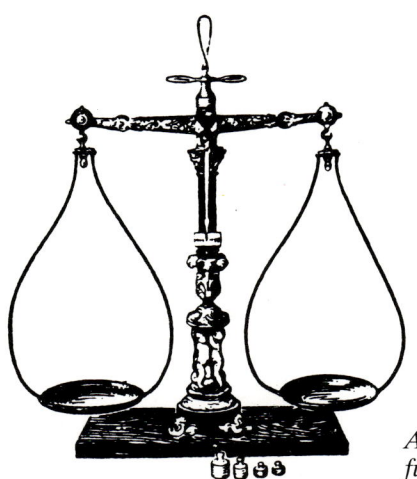

Apothekerwaage – unerläßlich für die richtigen Dosierungen

Melissengeist

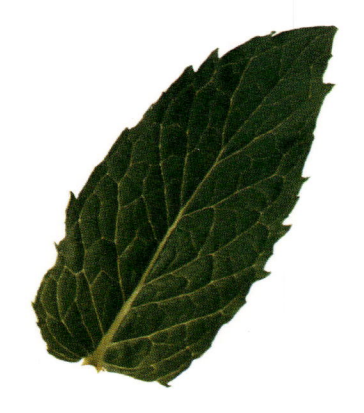

Nach der Reformation wurden von vielen Klöstern »stärkende Melisse-, Wasser- und Geist-Öle« hergestellt. Zentren des Handels mit »Melisse-Liqueuren« waren Frankfurt, Erfurt und Nürnberg. Manche Klöster geben auch heute noch selbsthergestellten Melissengeist an Verbraucher ab, der übrigens nicht nur verdünnt getrunken, sondern auch äußerlich angewandt werden kann: ein paar Tropfen über Stirn und Schläfen gerieben, beruhigen.

Über Gehalt und Wirksamkeit der heilkräftigen Wirkstoffe der Melisse – und übrigens auch aller anderen Heilpflanzen, deren Effekt auf ätherische Öle beruht – entscheiden den Standort der Pflanze, der Zeitpunkt der Ernte und die »Rasse« der betreffenden Heilpflanze.

Bei der Melisse, Hauptbestandteil des Melissengeistes, sind die heilkräftigen Wirkstoffe in den ätherischen Ölzellen der Pflanze enthalten, jedoch nur bis unmittelbar vor dem Zeitpunkt der Blüte. Die unzähligen Melissenarten, die sich weltweit im Laufe der Jahrtausende entwickelten, enthalten unterschiedlich viel ätherisches Öl. Das zur Zeit gültige Deutsche Arzneibuch, achte Ausgabe 1978 (DAB 8), schreibt zum Beispiel für Melissen-Arzneipflanzen einen Mindestgehalt von 0,05 Prozent an ätherischen Ölen vor. Ganz bevorzugte Wachstumsgebiete in der Bundesrepublik Deutschland liefern gute Pflanzen, die einen Gehalt von 0,1 Prozent oder auch etwas mehr an ätherischen Ölen haben. Einem großen deutschen Hersteller von Melissengeist gelang es in Zusammenarbeit mit spanischen Partnern, im Ebrodelta eine Melissenpflanze zu züchten, die einen Gehalt von durchschnittlich 0,8 Prozent an ätherischen Ölen hat.

In historischen Zeiten übernahm ein eigener Berufszweig die Beschaffung der Rohstoffe. Im alten Griechenland hießen die Pflanzenbeschaffer »Rhezotomen« – Wurzelschneider. In unserem Kulturkreis waren es die Wurzelgräber und Kräutersammler. In armen Gebieten, wie zum Beispiel Thüringen, konnten Zehntausende von Familien nur mit der Hilfe dieser Erwerbsquelle überleben.

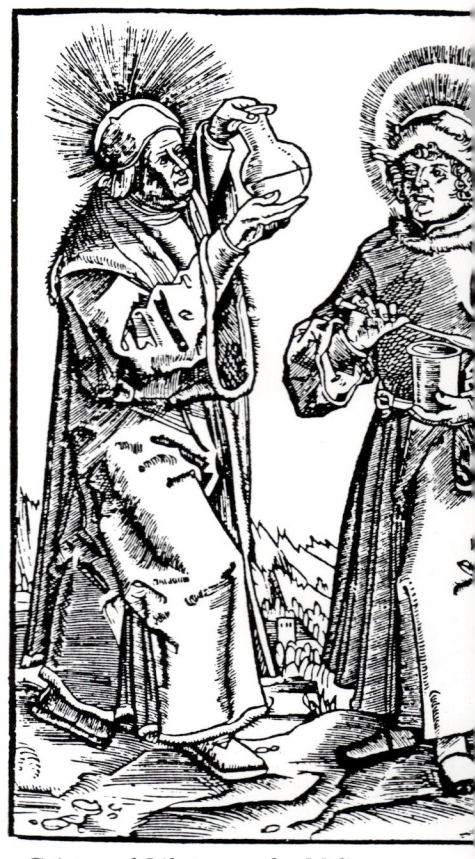

Geiste und Liköre aus der Melisse wurden verstärkt ab der Zeit nach der Reformation hergestellt. Noch heute ist der Melissengeist sehr beliebt.

Auch damals wußten erfahrene »Kräuterweiber«, daß die Heilkräfte einer Pflanze nicht zu jeder Zeit gleich wirksam sind. Viele, zum Teil auf abergläubischen Ansichten beruhende Erntevorschriften sind darauf zurückzuführen.

Kräutergeister, Magenbitter und Klosterliköre

Kräutergeister, Magenbitter und Klosterliköre

Jedes Kraut hatte seine bestimmte Sammelzeit, die nicht selten einen Bezug zu einem kirchlichen Fest hatte. Eisenkraut zum Beispiel sollte nur am Dienstag vor dem Fest des Heiligen Johannes (24. Juni) gesammelt werden.

Die Rohstoffe wurden nach dem Sammeln von einem anderen Berufszweig weiterverarbeitet, den sogenannten Stößern. Ihre Aufgabe war es, die Pflanzen zu zerkleinern und zu zerstampfen. In Venedig zum Beispiel hatten die Stößer schon im 14. Jahrhundert ihre eigene Zunft. In Deutschland arbeiteten die Gehilfen der Apotheker in einem besonderen Raum, in der Stoßkammer.

Spezielle Händler, die sogenannten Buckelapotheker, brachten die Destillate dann unter die Leute. Zum Hauptgeschäft, besonders auch in den Messestädten Frankfurt, Nürnberg und Erfurt, wurde der Handel mit »Melissenliqueuren« aus der »Krautzitronenmelisse«.

Schon im 16. Jahrhundert waren die Landesherren, wie Dokumente von damals beweisen, besorgt, daß das Melissenöl seine Qualität behielt. Landfahrer, die Verfälschungen in den Handel brachten, wurden streng bestraft.

Im Jahre 1826 destillierte dann die 51jährige Klosterfrau Maria Clementine Martin in Köln erstmals das »aechte« Melissenwasser. Die Nonne war in einem Brüsseler Karmeliterinnen-Kloster zur Apothekerin ausgebildet und dabei mit den Geheimrezepten der Heilkunst des Ordens vertraut gemacht worden. Nachdem Napoleon die Klöster in Belgien aufgelöst hatte, widmete sie sich der Krankenpflege. Auf dem Schlachtfeld von Waterloo nannte man die tapfere Klosterfrau den »Engel der Verwundeten«. Ihr Melissengeist findet sich heute in nahezu jeder deutschen Hausapotheke. Er enthält neben der Melisse noch zwölf weitere Arzneidrogen, die nach einer Durchfeuchtung mit Äthylalkohol und anschließender Destillation in einem besonderen, bis heute streng geheimen Verfahren das wirkungsvolle Produkt ergeben. Unserem Arzneimittelrecht ist es zu verdanken, daß die Zusammensetzung kein Geheimnis der Klosterschwestern mehr ist. Es handelt sich um Pflanzen, die alle einst in Klostergärten gezogen wurden:

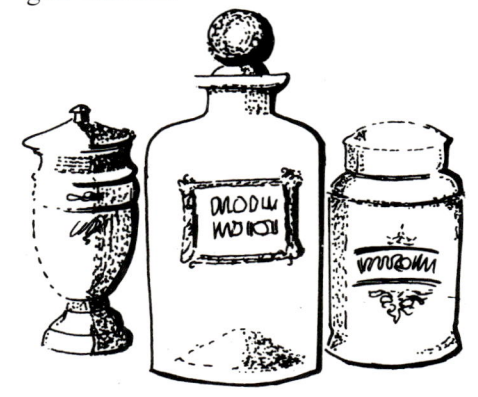

Kunstvolle Gebrauchsgläser: Aufbewahrungsmittel für Klosterliköre und Kräuterschnäpse

Alant

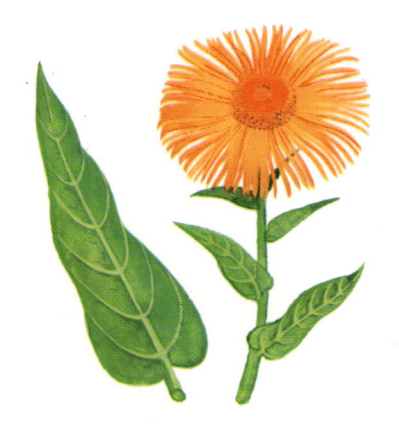

Der griechischen Mythologie nach soll die schöne Tochter der Leda und des Zeus den Alant in ihren Händen gehalten haben, als sie sich, obwohl mit Menelaos verheiratet, von Paris entführen ließ und damit den Trojanischen Krieg auslöste. Im Mittelalter galt Alant zeitweise als Allheilmittel und wurde auch als Zaubermittel verwendet.

Diese Pflanze gehört zur Familie der Korbblütler. Gesammelt wird vor allem der Wurzelstock, in dessen Knollen sich die heilkräftigen Wirkstoffe, besonders das Helenin, befinden. Wissenschaftlich nachgewiesen ist, daß die Bitterstoffe Magen- und Gallensaftproduktion anregen und den Husten lindern.

Alant-Plantagen befinden sich vor allem in Frankreich und in Südost- und Südeuropa. Sein lateinischer Name Helena lacrimae bedeutet »Tränen der heiligen Helena«.

Engelwurz (Theriakwurz)

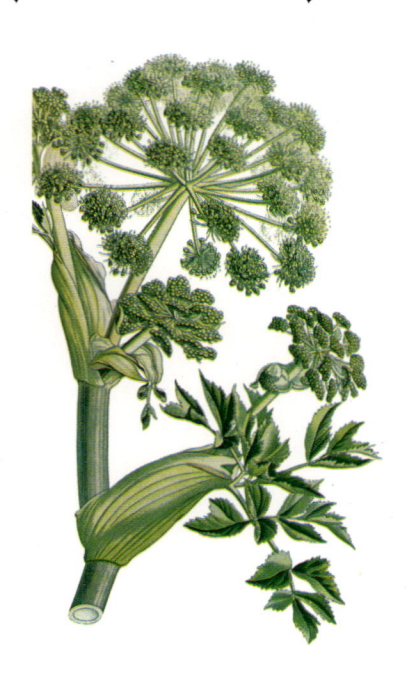

Die Engelwurz gehört ebenfalls zu den in unserem Kulturkreis seit Jahrhunderten verwendeten Arzneipflanzen. Sie wurde hauptsächlich im sächsischen Erzgebirge, in Thüringen und Franken sowohl auf kleineren Feldern als auch in Hausgärten kultiviert. Verwendet wird die etwa zwei bis vier Jahre alte Wurzel der Pflanze, die vorwiegend Cu-

marine enthält. Sie wirkt wasserentziehend, magenberuhigend und krampflösend.

Ingwer

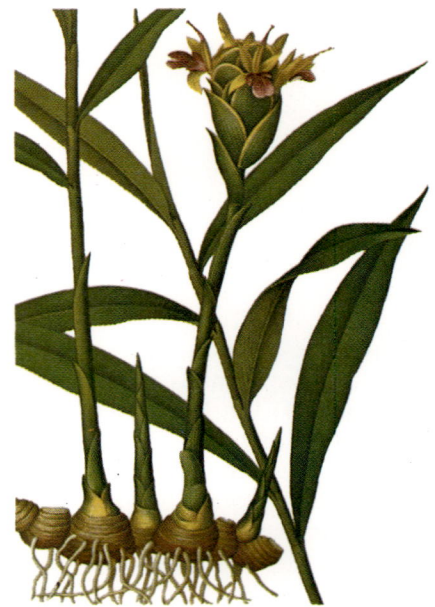

Dieses Gewürz stammt aus Asien, Westindien oder Afrika. Am ölreichsten ist der westafrikanische Ingwer. Bedeutende Inhaltsstoffe sind die Gingerole und die Methylgingerole. Ingwer ist übrigens auch der Bestandteil des bekannten Ginger Ale, des Ingwerbiers.

Nelkenöl

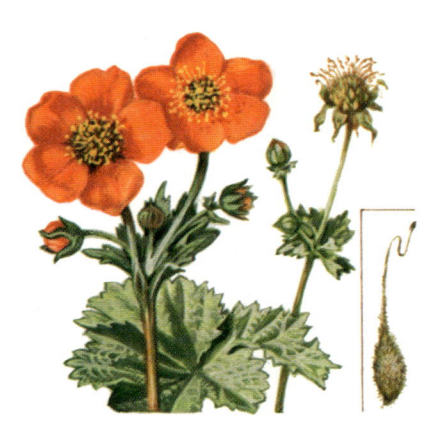

Ein weiterer wichtiger Melissengeistbestandteil ist das Nelkenöl. Es wird aus per Hand sorgfältig gepflückten Blütenknospen der Gewürznelken gewonnen und stammt aus Sansibar, Madagaskar sowie aus dem Fernen Osten. Ätherische Öle, wie das Eugenol, sind die wichtigsten Inhaltsstoffe. Nelkenöl desinfiziert und anästhesiert leicht lokal. Es ist zugleich Bestandteil vieler Mundwässer, Zahnpasten und Seifen.

Galgant

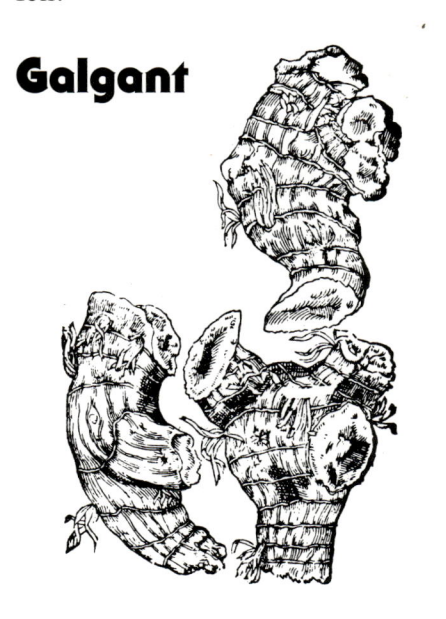

Das Ingwergewächs enthält ebenfalls Eugenol sowie Zinniol und bestimmte Harze. Es stammt aus dem Fernen Osten und wird bei uns schon seit tausend Jahren als Heilpflanze verwendet. Die Staude mit knollenartigen Wurzeln, die orchideenähnliche Blüten hat, wird heute vorwiegend auf der chinesischen Insel Hainan und dem gegenüberliegenden Festland angebaut. Die heilige Hildegard von Bingen setzte die damals unter außerordentlich hohen Kosten importierte Galgantwurzel gegen »Herzweh« ein.

Pfeffer

»Geh doch hin, wo der Pfeffer wächst!« lautet eine wenige freundliche Aufforderung. Schwarzer Pfeffer wächst auf Ceylon, Sumatra, Java, Borneo, den Philippinen, Malaysia, in der Karibik und anderen tropischen Ländern. Das Pfefferweltmonopol, das im Mittelalter auch einmal die Fugger hatten, gab vielen deutschen Handelstädten ihren Reichtum. Auch als Arzneimittel wurde Pfeffer schon früh verwendet. Der deutsche Spruch »Der Pfeffer hilft dem Mann aufs Pferd« weist darauf hin. Die Pfefferfrüchte enthalten ätherische Öle und das Alkaloid Piperin. Die Inhaltsstoffe regen die Speichel- und Magensaftdrüsen an.

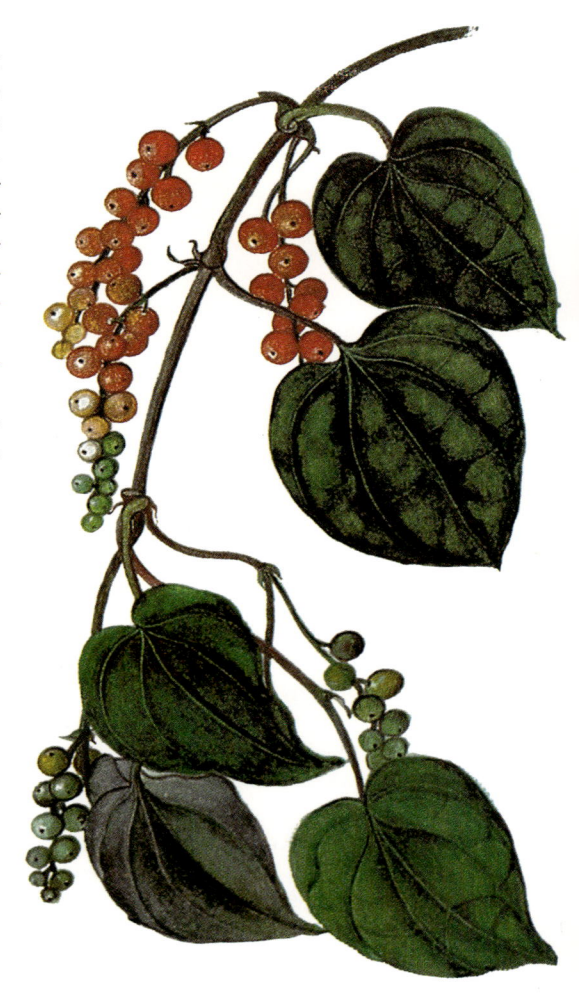

Pomeranzenschalen

Muskat

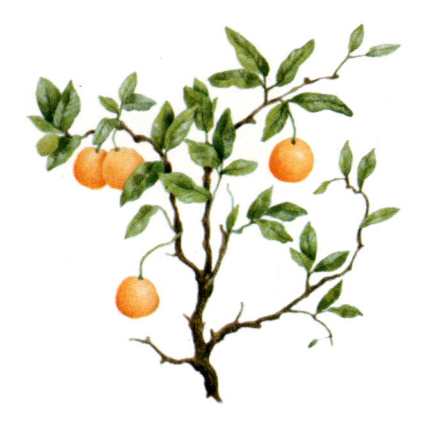

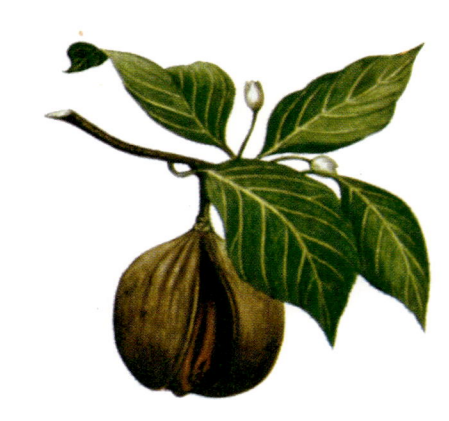

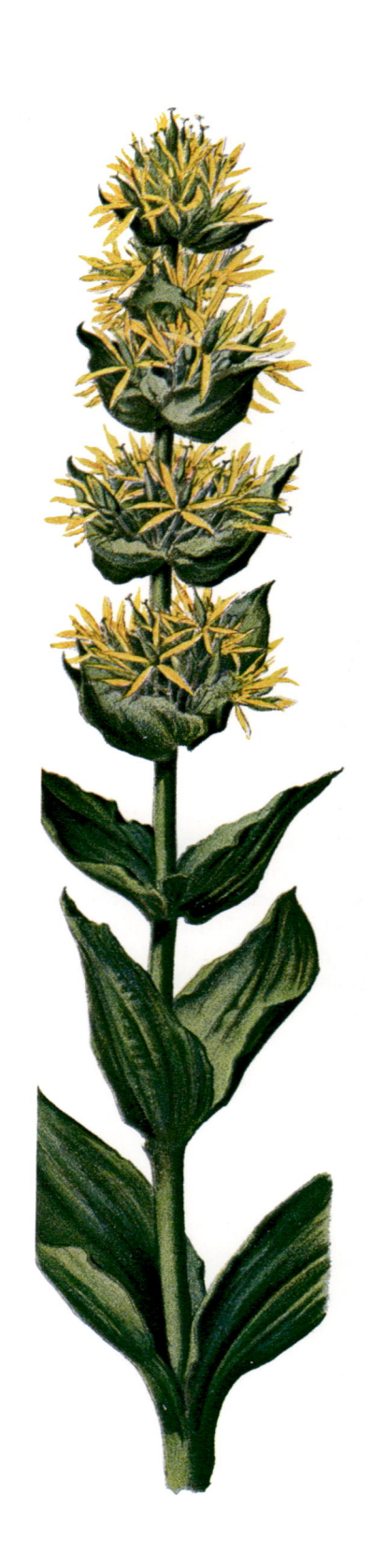

Pomeranzen (Bitterorangen) stammen ursprünglich aus Südostasien und sind heute auch im Mittelmeergebiet beheimatet. Die Schalen ihrer reifen oder unreifen Früchte werden seit Jahrhunderten auch als Arzneimittel verwendet. Sie enthalten ätherische Öle und Bitterstoffe. Diese Inhaltsstoffe fördern die Magensaftbildung und damit die Verdauung.

Muskat als Heil- und Gewürzpflanze war in der Antike offenbar unbekannt. Erst ab dem 12. Jahrhundert findet sich Muskat in Aufzählungen abendländischer Heilmittel. Hauptanbaugebiete liegen heute in Indonesien, Sumatra und auf den Molukken-Inseln. Die Pflanze enhält Alpha- und Betapinin und Myrestizin, zugleich Eugenol und andere Stoffe.

Enzian

Enzian galt im Altertum als Allheilmittel. In Deutschland verwendete man die Enzianwurzel als Ersatz für die geheimnisvolle Alraune. Ihr bekanntester Wirkstoff ist das Amarogentin, der bitterste bekannte Stoff der Welt. Noch in einer Verdünnung von 1:58 Millionen schmeckt er bitter.

Zimt

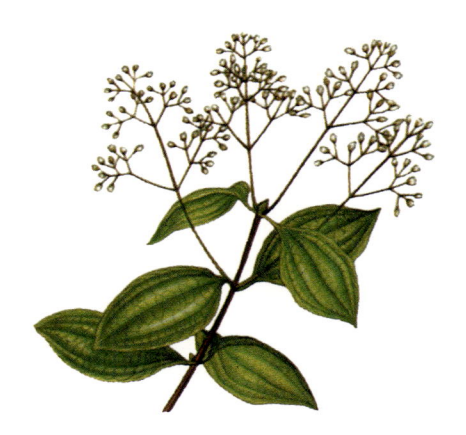

Kassiablüten

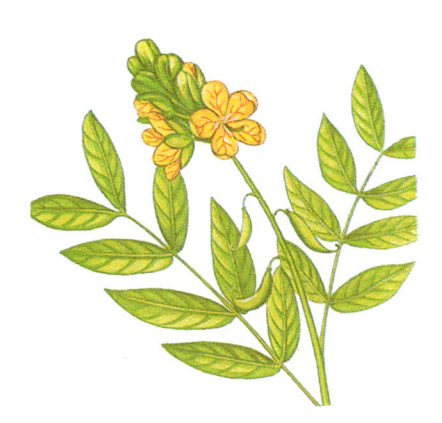

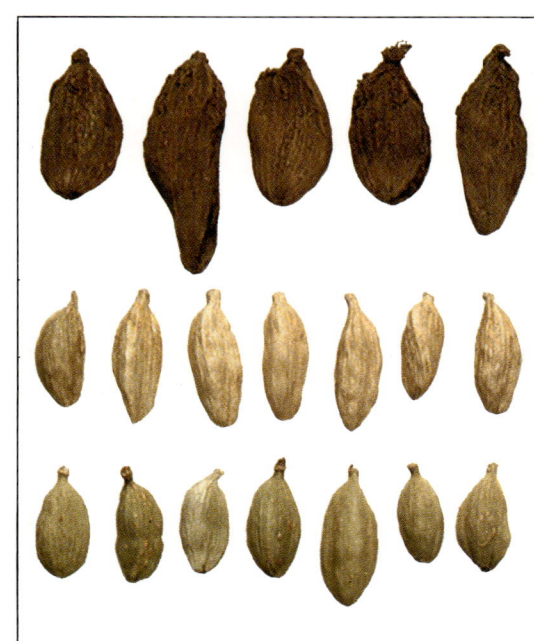

Das aus der Zimtrinde gewonnene Zimtöl stammt von zu den Lorbeergewächsen gehörenden Zimtbäumen, die vorwiegend in Ostasien wachsen. Als Heilmittel ist Zimt schon in einem 4700 Jahre alten chinesischen Kräuterbuch erwähnt. Auch die Ägypter und Phönizier kannten es. Über arabische Zwischenhändler kam der berühmte chinesische »Kassia«-Zimt im Mittelalter schon nach Mitteleuropa. Zimt enthält das wichtige Eugenol, Zimtaldehyd sowie verschiedene Säuren.

Dieser Bestandteil des Kölner Melissengeistes stammt von den Sträuchern und Bäumen der Kassie, von der es etwa 500 verschiedene Arten gibt. Bestimmte Arten liefern die als Arznei verwendeten Sennesblätter, die die Verdauung beschleunigen.

Kardamom

Kardamomstauden wachsen in Asien, aber auch in Mittelamerika. Das heilkräftige ätherische Öl ist lediglich in den Samenschalen enthalten. Seine Hauptbestandteile sind: Cinneol, Pinneol, Terpineol und Terpenylacetat. Es wirkt beruhigend.

Alkohol

Melisse und viele andere Heilkräuter wirken durch ihren Gehalt an ätherischen Ölen. Diese flüssigen Inhaltsstoffe der Pflanzenzellen kommen in Blättern, Blüten, Früchten und Wurzeln vor. Bis zur Blütezeit nehmen sie zu, danach stark ab. Die Bedeutung der ätherischen Öle für die Pflanzen ist nicht geklärt. Möglicherweise dienen sie zum Aufbau der Blüte und zum Anlokken der Insekten. Mit Wasser lassen sich die Stoffgemische nur zu zwei bis drei Prozent, in organischen Lösungsmitteln wie Äthylalkohol jedoch in viel größerem Maße lösen.

»Stabil«, d. h. gleichbleibend arzneilich wirksam, bleiben sie nur in unverdünntem Zustand oder in einer Lösung von hochprozentigem Äthanol (etwa 80 Prozent). Nur damit läßt sich die Spaltung der Wirkstoffe verhindern. Deshalb kann der Alkohol-Anteil der Melissengeist-Produkte nicht reduziert werden. Unmittelbar vor der Einnahme sind sie jedoch mit Flüssigkeit zu verdünnen, bis zu einem Alkoholgehalt von 26 Vol.-Prozent.

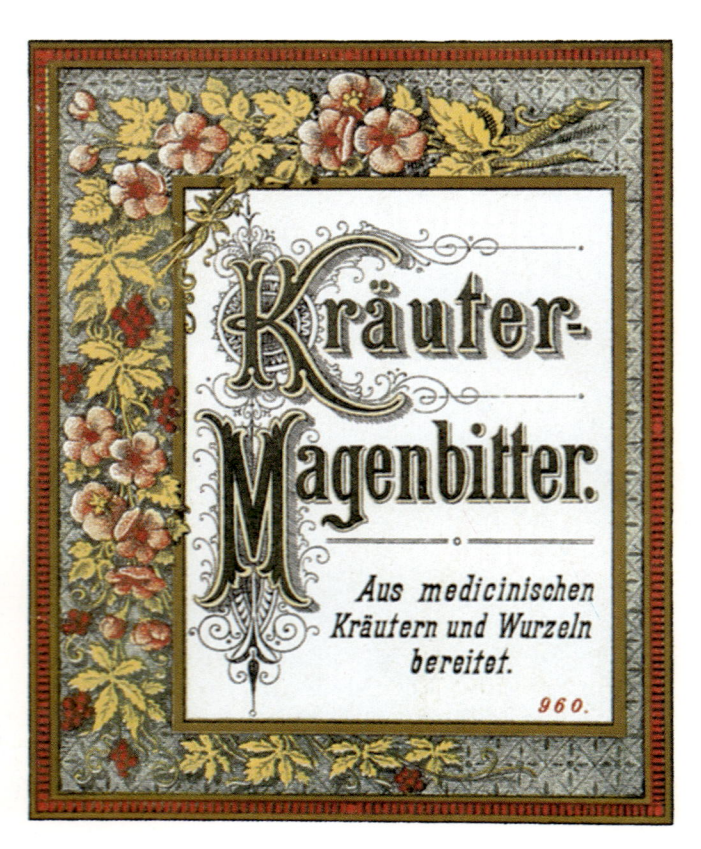

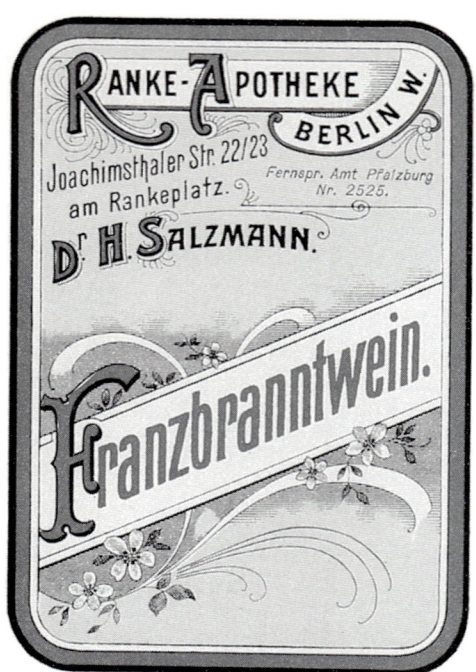

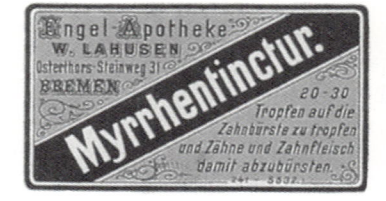

Anwendungen:

Melissengeist – mit dem Hauptbestandteil Melisse – kann bei folgenden Beschwerden angewandt werden: Störungen wie nervöse Kopfschmerzen, nervöse Magen- und Darmbeschwerden, nervöse Einschlafstörungen, nervöse Herzbeschwerden ohne organische Ursache, Wetterfühligkeit, Beschwerden in den Wechseljahren. Ferner ist er geeignet zur Vorbeugung und als unterstützende Maßnahme bei Erkältung und grippalem Infekt.

Melissengeist gilt außerdem als bewährtes Hausmittel zur äußeren Anwendung etwa bei Muskelkater, Hexenschuß und Erschöpfung.

Dosierung:
Zum Einnehmen werden ein bis zwei Teelöffel Melissengeist mit jeweils der doppelten Menge Wasser verdünnt.

Bei äußerlicher Anwendung kann er unverdünnt auf der Haut verrieben werden.

Wirkungen:
Die Terpene und die anderen Inhaltsstoffe entfalten eine Reihe von – im Laborversuch und in vielen klinischen Tests nachgewiesen – Wirkungen, die gerade im Rahmen der Selbstmedikation von Bedeutung sind.

Beruhigende (sedative) Wirkung
Melissengeist kann bei Irritationen des vegetativen Systems sowie vegetativ gestörter Organfunktionen helfen.

Krampflösende (spasmolytische) Wirkung
Die Hauptterpene im Melissengeist wirken entkrampfend auf die glatte Muskulatur. Er kann deshalb zu Therapien im Bereich der glatten Muskulatur sowohl der Verdauungsorgane als auch der Atemwege eingesetzt werden.

Bakterienbekämpfende Wirkung
Die ätherischen Öle des Melissengeistes wirken in ihrer Gesamtheit gegen eine Vielzahl von Bakterienstämmen. Besonders deutlich ist dies bei Keimen, die Erkrankungen im Bereich der Bronchien auslösen. In jüngster Zeit wurde auch eine wachstumshemmende Wirkung auf Viren nachgewiesen: Eine mögliche Erklärung für den weitverbreiteten Einsatz bei Erkältungskrankheiten. Die Verflüssigung zähen Schleims, vor allem Bronchialschleims, ist dabei ein weiterer willkommener Effekt.

Äußerliche Wirkung
Äußerlich angewendet wirkt Melissengeist auf die empfindlichen Nervenenden in der Haut. Dadurch kann nicht nur der betreffende Bereich positiv beeinflußt werden. Über die sogenannten »Reflexbögen« sind auch tiefer liegende Organe und Muskelbereiche erreichbar. Dies erklärt die Wirkung von Melissengeist bei Ischias und »Hexenschuß«.

Nebenwirkungen:
Alkoholgefährdete sollten bei der innerlichen Anwendung auf pflanzliche Heilmittel, die nicht in Alkohol gelöst sind, ausweichen.

Gegenanzeigen: Alkoholgefährdung.

Wechselwirkungen mit anderen Medikamenten:
Je nach Alkoholkonzentration und Menge wie bei Alkohol: potenzierende Wirkung vor allem für Schmerzmittel, Schlafmittel, Beruhigungsmittel, bestimmte Blutdruckmittel.

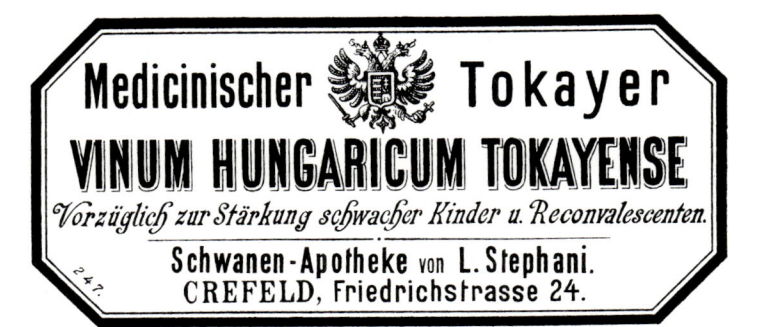

Kräutergeister, Magenbitter und Klosterliköre

Enzianschnaps

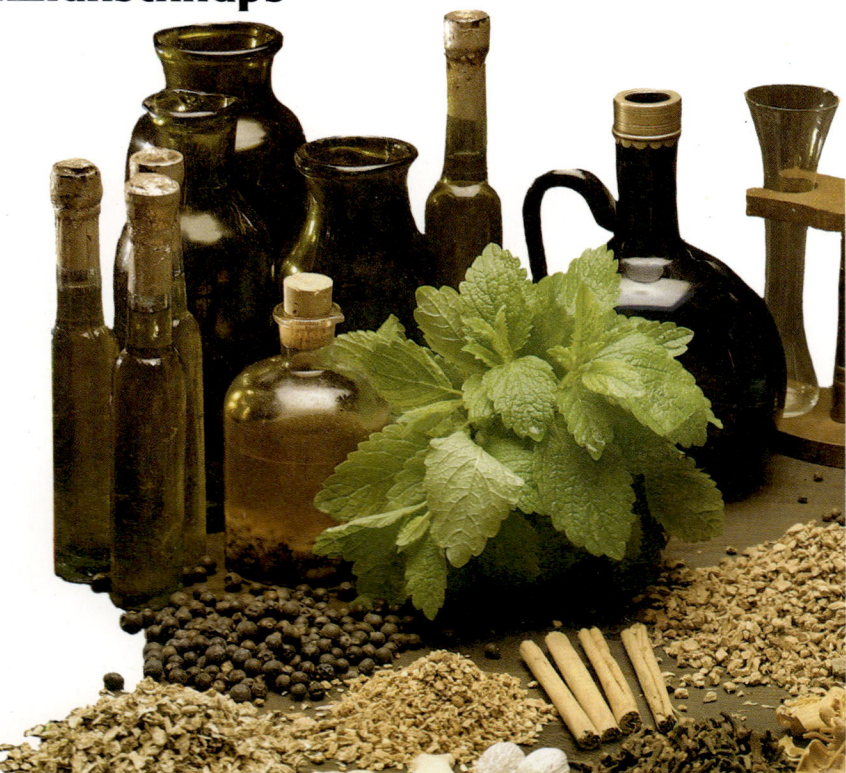

Anwendungen:

Nach einem fetten Essen kann ein Enzian »verdauungsfördernd« wirken.

Dosierung:
Ein Schnapsglas voll nach dem Essen.

Wirkungen:
Enzian enthält Amarogentin, das ist der bitterste bekannte Stoff der Welt. Selbst nach einer Verdünnung von 1:58000000 schmeckt man den Bitterstoff noch. In Bayern gibt es deshalb das geflügelte Wort: »etwas hantig (bitter) wie Enzian«. Wenn die Bitterstoffe mit den Geschmacksknospen der Zunge in Berührung kommen, wird auf reflektorischem Wege im Körper alles angeregt, was für die Verdauung von Bedeutung ist. Speichel-, Magen- und Gallensäfte sowie der Bauchspeicheldrüsensaft werden vermehrt gebildet, ebenso das Magensafthormon Gastrin, das u. a. die Salzsäurebildung im Magen reguliert. Magen- und Darmbewegungen werden gefördert.

Nebenwirkungen:
Wer besonders empfindlich ist, kann leicht Kopfschmerzen bekommen. Alkoholgefährdete sollten auf andere pflanzliche Hausmittel, die nicht in Alkohol gelöst sind, ausweichen.

Gegenanzeigen: Alkoholgefährdung.

Wechselwirkungen mit anderen Medikamenten:
Je nach Konzentration und Menge wie bei Alkohol.

Ein anderer »Geist« mit vielhundertjähriger Geschichte wird aus einer Pflanze gewonnen, die unter Naturschutz steht: der besonders in den Alpenländern beliebte Enzianschnaps aus dem gelben oder dem purpurnen Enzian. Nicht nur in Bayern und Österreich, auch in der Schweiz, Frankreich und Italien ist er Genußmittel und Medizin zugleich. Er wird aus dem Wurzelstock einer Pflanze gewonnen, die erst im zehnten Lebensjahr zu blühen anfängt und 60 bis 70 Jahre alt werden kann. Um 100 Liter Edelenzian gewinnen zu können, braucht der Schnapsbrenner 1000 kg Enzianwurzeln. Seit Jahrhunderten bemühten sich deshalb die Menschen, die Pflanze durch besondere Rechtsverordnungen zu schützen. Bauern, die das Recht hatten, Enzianwurzeln zu graben, durften dies nur alle achtzehn Jahre tun.

Wacholder- branntwein

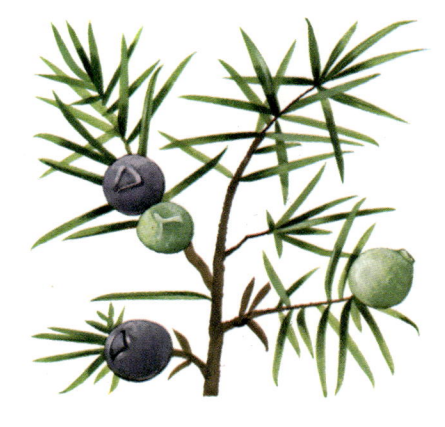

Fließend ist die Grenze zwischen Genußmittel und Heildroge auch beim Wacholderbranntwein. Die Früchte des Wacholderbaumes, der bei uns unter Naturschutz steht, dessen Beeren aber gesammelt werden dürfen, werden schon seit Jahrtausenden für medizinische Zwecke eingesetzt. Hippokrates (459-377 v. Chr.), Dioskurides (um 100 n. Chr.) sowie Galen (129-200 n. Chr.) hinterließen Rezepte. Auch in Schriften der berühmten »Schule von Salerno«, dem Ursprung aller medizinischen Fakultäten Europas, die im 11. und 13. Jahrhundert ihre höchste Blüte erreichte, wird von Wacholderzubereitungen berichtet. Die Äbtissin Hildegard von Bingen empfahl die Heilpflanze ebenfalls. In Form des Branntweins gibt es Wacholder etwa seit dem 12., 13. Jahrhundert. Im 15. Jahrhundert brannten Thüringer grüne und schwarze Wacholderbeeren, tranken das Destillat und waren überzeugt, daß sie wegen seiner hervorragenden Schutzwirkung »die Pest kaum packte«. Viele »Buckelapotheker« zogen als Hausierer durch ganz Deutschland, um ihre Wacholderschnäpse zu verkaufen.

Wacholderbeeren sind auch die Grundlage für viele Branntweine, die zum Teil schon seit Jahrhunderten produziert werden.

Anwendungen:

Wie beim Enzian ist gegen ein Glas Wacholderschnaps nach einem schweren Essen nichts einzuwenden, sofern Sie gesund sind und keine Schwangerschaft besteht.

Dosierung: Ein Schnapsglas voll.

Wirkungen:
Regt die Verdauung an. Verstärkt die Tätigkeit der Darmmuskulatur.

Nebenwirkungen:
Wer empfindlich ist, kann Magenschmerzen bekommen. Überdosierungen und dauernder Genuß können die Ursache für Nierenreizungen oder für Nierenschmerzen sein. Alkoholgefährdete sollten auf andere pflanzliche Heilmittel, die nicht in Alkohol gelöst sind, ausweichen.

Gegenanzeigen:
Alkoholgefährdung. Schwangere und Nierenkranke sollten weder Wacholdergeist noch andere Wacholderzubereitungen zu sich nehmen.

Wechselwirkungen mit anderen Medikamenten:
Je nach Konzentration und Menge wie bei Alkohol.

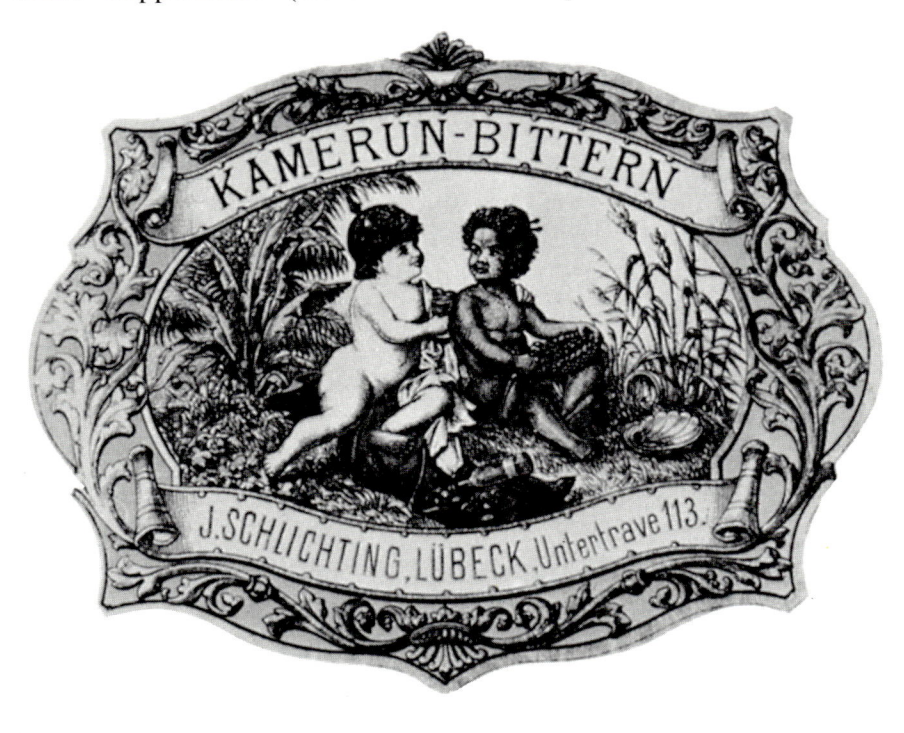

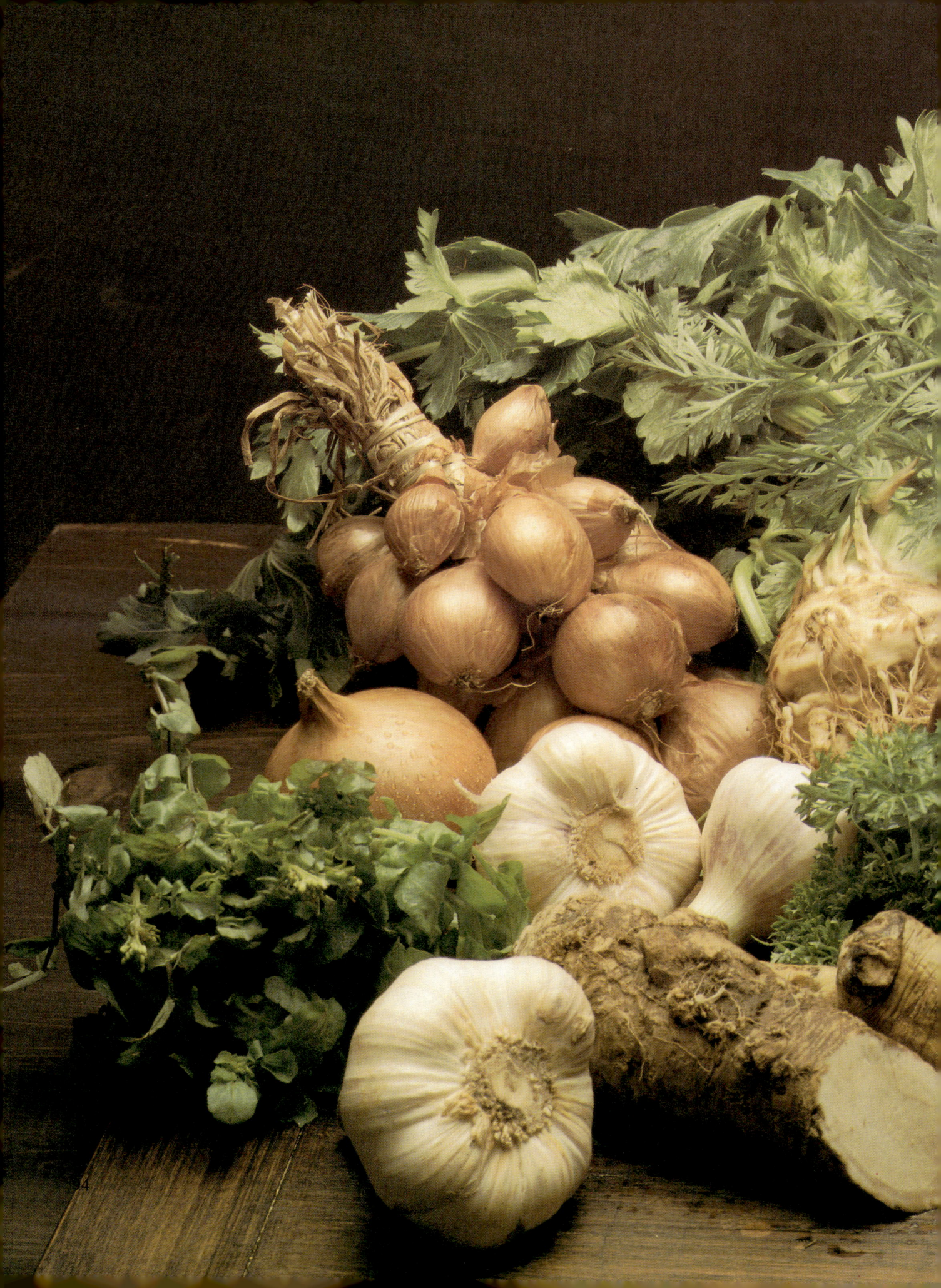

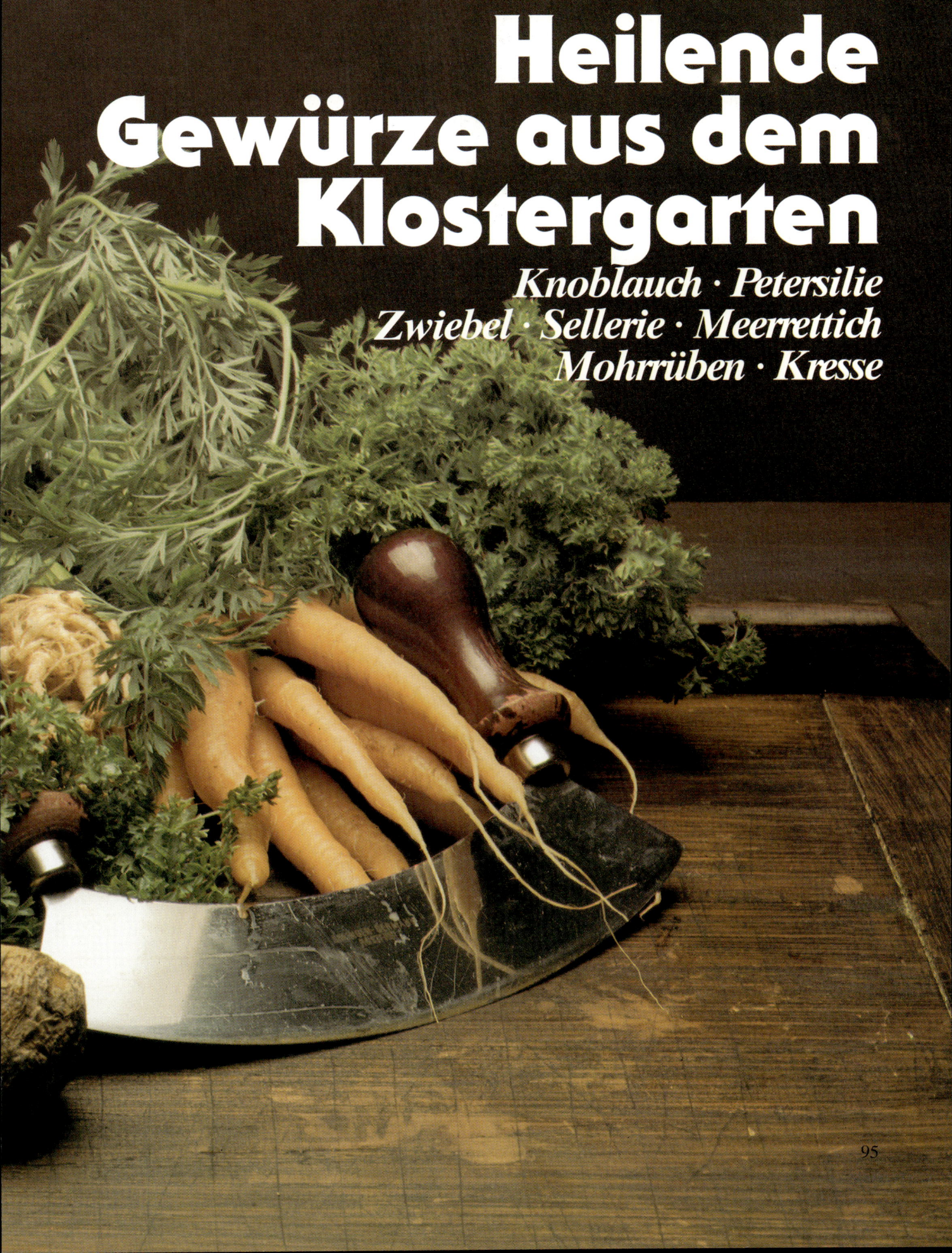

Heilende Gewürze aus dem Klostergarten

Knoblauch · Petersilie Zwiebel · Sellerie · Meerrettich Mohrrüben · Kresse

Heilende Gewürze aus dem Klostergarten

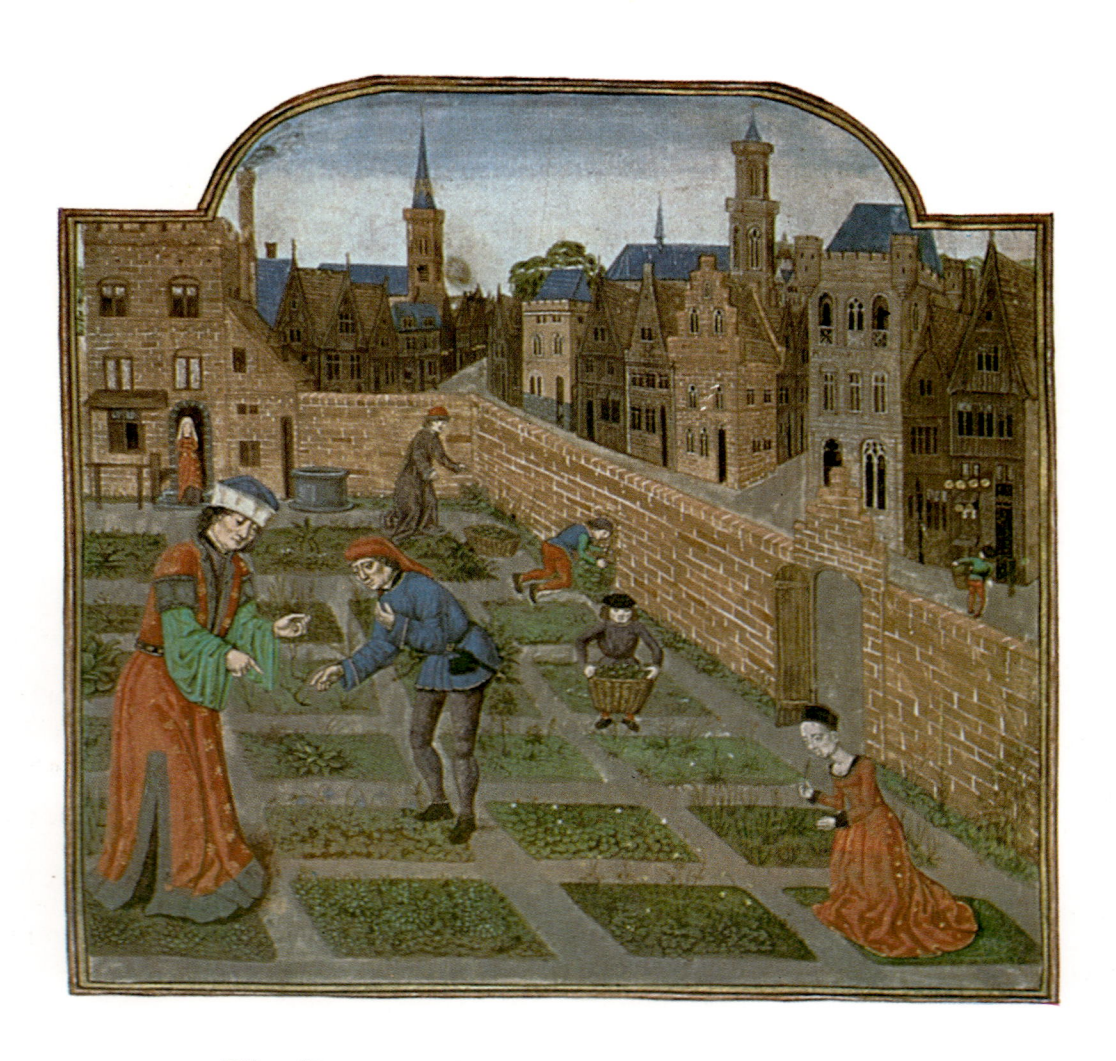

Ein Boom der Klostergärtnerei

Klöster setzten natürlich auch auf Selbstversorgung. Was in den frühmittelalterlichen Klostergärten alles angebaut wurde, steht z.B. in dem Lehrgedicht des Wahlafried Strabo, Abt des Benediktinerklosters auf der Insel Reichenau im Bodensee. (Er starb 849.)

Einen wirklichen Boom erlebte die Klostergärtnerei im 13. und 14. Jahrhundert. Von überall her wurden Pflanzen beschafft, ge-

züchtet, untersucht, ob sie sich medizinisch verwenden lassen. Benediktiner, Augustiner, Dominikaner, Franziskaner tauschten Klostergärtner aus. Vom Kloster Tegernsee gibt es Urkunden, nach denen u. a. folgende Pflanzen angebaut wurden: Frauenminze, Salbei, Raute, Gurken, Melonen, Bohnen, Kümmel, Rosmarin, Meerzwiebeln, Anis, Kresse, Pestwurz, Petersilie, Sellerie, Liebstöckel, Sadebaum, Dill, Fenchel,

Endivien, Senf, Mohn, Eibisch, Malven, Möhren, Kohlrabi, Schnittlauch, Zwiebeln, Porree, Rettich.

Ein gut geführter Klostergarten war nicht nur für die Klosterapotheke wichtig. Die Mönchsärzte wußten schon damals, daß eine ausgewogene Ernährung vielen Krankheiten vorbeugen kann.

Hier einige von ihnen empfohlene Gewürze, die auch heute unserer Gesundheit dienlich sind.

Knoblauch

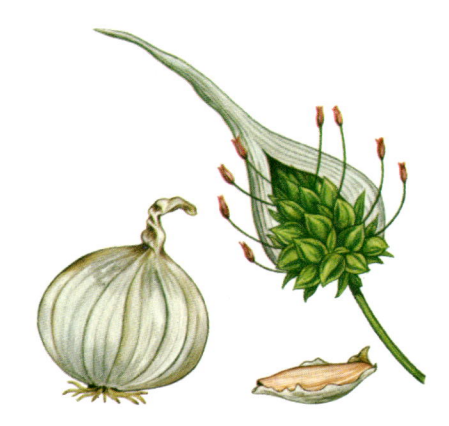

Den Knoblauch kannten schon die Germanen. Seit über 5000 Jahren wird er medizinisch genutzt. Als Arzneipflanze in die Klostergärten kam er – wie viele Heilkräuter – über den Mittelmeerraum. Seine Ur-Heimat ist Asien. In den Klöstern wurde er als Gewürz, Nähr- und Arzneimittel geschätzt.

Im kurbayerischen Intelligenzblatt, Nr. 4 vom 24. März 1775, ist die Erfahrung, die man im Mittelalter mit der Pflanze hatte, zusammengetragen. Dort heißt es über Knoblauch:
»Dies wissen die Jäger, Soldaten, Bauersleut gar wohl. Wiederum jene, welche zu gefährlichen Zeiten, wo Krankheit und böse Lüfte sich befinden, reisen müssen oder gar in solchen Orten sich länger aufhalten, sollten, um nicht mit

der nämlichen Seuche befallen zu werden, fleißig Knoblauch essen, und zwar früh nüchtern und abends um 3 Uhr oder später und einen Trunk Essig dazutun.«

Dann gab's noch praktische Tips für die Hausfrau: »Der Knoblauch verhütet auch das Gerinnen oder Sauerwerden von Milch, wenn man ein oder zwei Zwiebeln nach verschiedener Quantität der Milch in dieselbe hineinwirft, welches zur Sommerzeit einige Bauernweiber fleißig tun.«
Und schließlich heißt es: »Der Nutzen des Knoblauchs als Arznei ist gleichfalls trefflich. Davon hat man in den Apotheken das gebrannte Wasser und eine Giftlatwerge (elect de alio). Der Knoblauch wird unter diejenigen Kräuter gesetzt, welche zerteilen, säubern, eröffnen usw., welche die Verdauung fördern. Er ist ein gutes Schweißmittel und treibt den Urin und widersteht dem Gift.«
Den Knoblauchsaft, so wurde in dem Blatt empfohlen, solle man am besten bei »vollem Mond« trinken.
Wegen seiner günstigen Wirkung auf arteriosklerotische Prozesse, auf erhöhten Blutdruck und matten Kreislauf ist der Knoblauch heute in seiner medizinischen Bedeutung ebenso geschätzt wie als Helfer bei Magen- und Darmstörungen. Auch als Gewürz gewinnt er immer neue Freunde.
Besonderer Nachteil: sein typischer, unangenehmer Geruch, der

sich kaum unterdrücken läßt. Er stammt von seinen Hauptinhaltsstoffen, ätherischen Ölen, die aus verschiedenen Schwefelverbindungen bestehen. Weitere Inhaltsstoffe: Fermente, Vitamine und hormonartige Stoffe, die mit zu seiner tonisierenden Wirkung auf die Gefäße beitragen.

Häufiger Knoblauchgenuß, wie er von Kennern gefordert wird, schenkt uns zwar nicht die ewige Jugend, aber vielleicht gesündere Tage.
Ein- oder mehrmals täglich eine Zehe auf einem getoasteten Schwarzbrot zerreiben.
Knoblauchöl, das im Handel angeboten wird, ist auch leicht selbst zuzubereiten (ein Teil Knoblauchzehen in zwei Teilen Ölivenöl eine Woche ziehen lassen und dann abseihen). Tropfen davon können dem Salat beigegeben werden.
Allicin im Knoblauch wirkt gegen Bakterien sowie gegen bestimmte Pilze, regt die Gallensaftproduktion an und wirkt krampflösend sowie allgemein kräftigend. Außerdem gefäßerweiternd und entspannend.

In größeren Mengen genossen, kann Knoblauch gesundheitsschädlich (besonders für Kinder) sein. Es gibt auch Menschen, die schon auf Spuren von Knoblauch »allergisch« reagieren, das heißt mit schweren Magen-Darm-Verstimmungen. Sie müssen Knoblauch meiden.

Heilende Gewürze aus dem Klostergarten

Petersilie

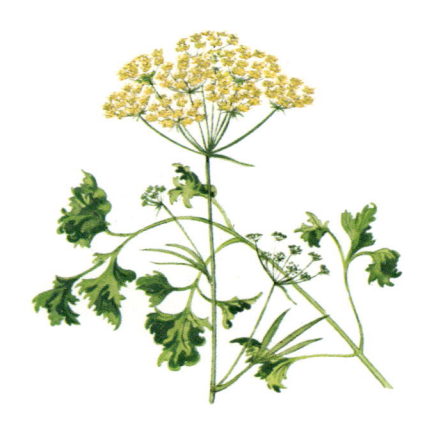

Kraut und Wurzeln der Petersilie verwendete die Klosterküche zu Fleischspeisen, für Suppen, Brühen und ähnliches. Seit mindestens 2500 Jahren wird das Kraut aber auch als Heilmittel verwendet.

Freilich ist nicht jede früher empfohlene Anwendung heute noch zweckmäßig.

»Innerlich, als Arznei genommen, hat Petersilie die Kräfte zu zerteilen, zu öffnen, zu wärmen und zu reinigen. Deshalb wird die Wurzel in den Apotheken unter die fünf größten eröffnenden Wurzeln genommen«, heißt es in einem Zeugnis aus dem 18. Jahrhundert. »Wider Blutspeien stoße man frisches Petersilienkraut und nehme den Saft davon morgens und abends mit Honigwasser. Wider das gewöhnliche morgendliche Erbrechen – besonders der Wein- und Bierliebhaber – siede man frische Petersilie mit Basilikum und gebe ein wenig Wermuth hinzu sowie Zimt und Carmonienkörner.«

Auch bei Hüft-, Lenden- und Rückgratschmerzen glaubte man, daß Petersiliensaft helfen könne. Aus heutiger Sicht absolut zweckmäßig war dagegen die Empfehlung: »Für verhaltenen Urin nehme man Petersiliensamen und frisches Brunnenwasser und trinke davon.« Die medizinischen Forscher wissen heute, daß Petersiliensamen Apiol sowie verschiedene Glykoside enthalten, die unter anderem auch die harnableitenden Organe anregen. Etwas später heißt es in der erwähnten Schrift: »Den Kindbetterinnen, so sagen einige, soll man nicht Petersilchen unter die Speisen mischen.« Auch das ist richtig. Die erwähnten Inhaltsstoffe regen auch den Uterus an. Sie sind deshalb für Schwangere sehr gefährlich, weil sie zu Fehlgeburten führen können.

Petersilie wurde im Klostergarten als außerordentlich wichtig angesehen. Von dieser Einstellung leitet sich vermutlich das Sprichwort ab: »Einem ist die Petersilie verhagelt worden.« (Dies bedeutet, daß einem etwas besonders Unangenehmes passiert ist.) Frische Petersilie ist eine außerordentlich wichtige Vitamin-C-Quelle. Aus der getrockneten Wurzel des Krautes, das sich in jedem Garten leicht ziehen läßt, kann zudem ein entwässernd wirkender Tee bereitet werden. Ein bis zwei Teelöffel dieser zerkleinerten Wurzel werden mit einer Tasse kochendem Wasser übergossen (etwa 150 Milliliter) und nach zehn Minuten abgeseiht. Größere Mengen der Inhaltsstoffe können gefährlich sein.

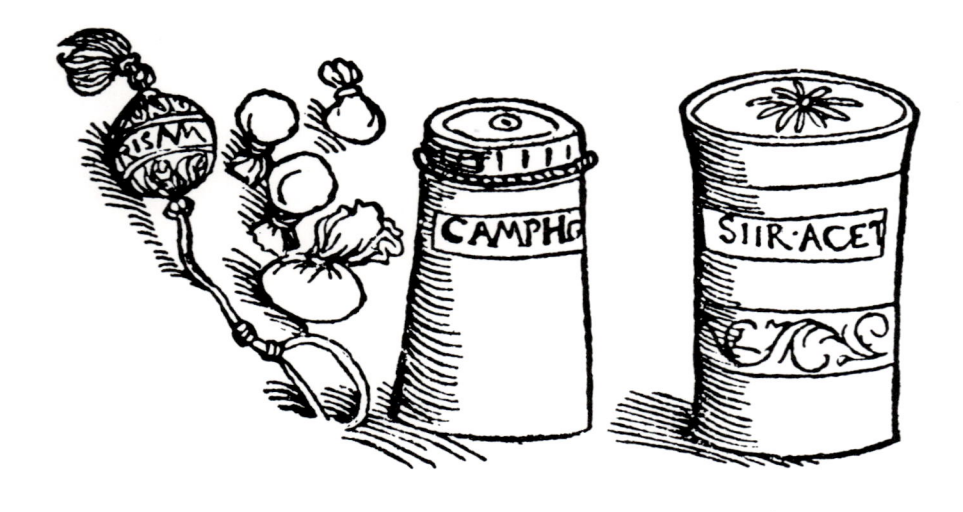

Heilende Gewürze aus dem Klostergarten

Zwiebel

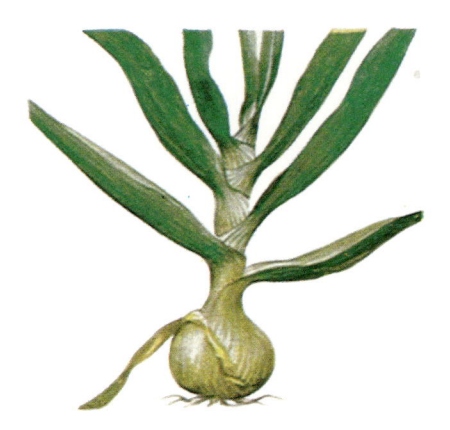

»Sie ist in der Hauswirtschaft und zur Arznei recht zu benutzen...« heißt es in einer Schrift aus dem 18. Jahrhundert, und der Autor fährt fort: »Die Beschreibung dieser jedermann bekannten Wurzel ist unnötig, der Gebrauch in Küchen und in der Ökonomie ist alltäglich.« Schon im Mittelalter kannten die Klostergärtnereien verschiedene Zwiebelarten. Importiert wurden die großen »afrikanischen«, die kleineren »spanischen«, die aber immer noch größer waren als die deutschen.

»Es ist zu vermerken«, betont der Autor weiter, »daß die ausländischen Zwiebeln zur Speise zwar besser sind, die unsrigen aber zur Arznei verdienlicher gehalten werden.«

Die Pharaonen, so wird berichtet, ließen die Sklaven, die ihre Pyramiden bauten, zu den Mahlzeiten große Mengen Zwiebeln – ebenso wie Knoblauch – austeilen. Dadurch sollten sie vor Infektionen geschützt werden. Damit lagen die alten ägyptischen Herrscher

richtig. Denn heute wissen wir, daß die Zwiebel ein ätherisches Öl enthält, das gegen krankmachende Keime, auch Viren, schützt. Man sagt diesem scharfen Gewürz auch nach, daß es das Liebesleben beflügeln kann. Deshalb wurde in den Küchen der Könige und Kurfürsten der früheren galanten Epochen auch kräftig Gebrauch von der Zwiebel gemacht.

Für viele überlieferte Therapievorschläge, die die Zwiebel betreffen, gibt es keine wissenschaftliche Begründung. Ja, wir wissen heute, daß sie größtenteils falsch waren. Die Aussage des alten Sprichworts: »Knoblauch und Zwiebel vertreiben alles Übel«, ist sicher eine Übertreibung. Doch die tägliche Verwendung der Zwiebel in der Küche ist zweifellos ein wichtiger Teil der Gesundheitsvorsorge.

Die Inhaltsstoffe der Zwiebel, die beißenden Lauchöle, die beim Schneiden die Tränen in die Augen treiben, regen den Kreislauf an. Wie Kümmel, Pfeffer oder Rettich wirken sie auf die Galle: sie steigern die Gallensekretion der Leberzellen. In der Medizin bezeichnet man derartige Mittel als Choleretika.

Sellerie

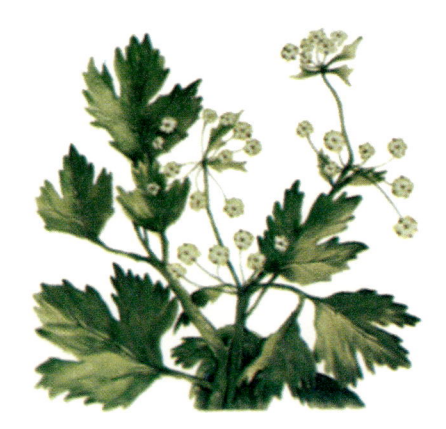

Bis ins 17. Jahrhundert hinein faßt ausschließlich in Klostergärten angebaut wurde der Sellerie. Die mittelalterliche Medizin zählte die bekannte Garten- und Küchenpflanze ebenso zu den »fünf eröffnenden Wurzeln«.

In einer Kräuterbeschreibung aus dem Jahr 1775 werden eine ganze Anzahl von Anwendungsbeispielen genannt, die heute natürlich nicht mehr gelten. So wird Sellerie gegen »faule, offene Geschwüre« und bei »stockender Milch in Frauenbrüsten« empfohlen. Außerdem zur Anregung der Sinneslust. Dafür steht auch der Bauernspruch: »Wüßte der Mann, was der Sellerie wert ist, füllt' er mit ihm sein ganzes Gärtchen.« Man nahm an, dieses nahrhafte Gemüse wäre ein stark liebesförderndes Mittel, und zwar kurioserweise sowohl äußerlich als auch innerlich angewandt. Die moderne Medizin hat dafür keine Bestätigung gefunden. Dafür wurde im Sellerie eine ganze Reihe von Inhaltsstoffen entdeckt, die im Magen- und Darmtrakt verdauungsfördernd, blähungstreibend und krampflösend wirken. Eventuell hat die harntreibende Wirkung einen gewissen Reizeffekt auf das Genitale und daher zur Annahme einer Erhöhung der Liebeslust geführt.

Heilende Gewürze aus dem Klostergarten

Meerrettich

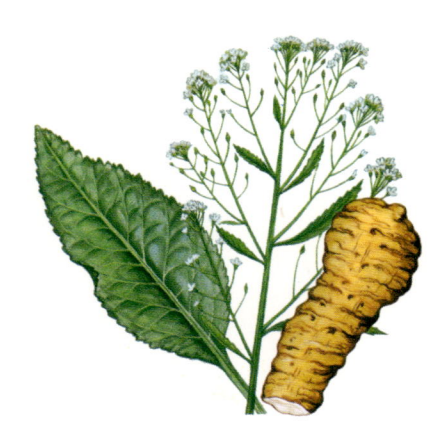

Meerrettich oder Kren kam vermutlich erst um das Jahr 1000 aus Südosteuropa in die mittelalterlichen Klostergärten, wurde jedoch sehr schnell beliebt. Hieronymus Bock (1498-1554) schreibt in seinem berühmten Kräuterbuch: »Meerrettich, klein zerschnitten, zerstoßen, mit Salz und Essig bereitet ergibt eine gute Beigabe zu Fisch und Fleisch.« Bock erwähnt aber auch: »Der Meerrettich ist in Geschmack und Geruch derart stark, daß er die Augen übertreibt.« In alten Klosterbüchern findet man den Hinweis: »Aus einer uralten, wunderlichen Tradition pflegt man alljährliche diese Wurzeln roh mit einer Portion Kalbsbraten am Ostertag nüchtern zu essen…« Man empfahl Meerrettich bei Nierensteinen und bei Menstruationsstörungen.

»Hektischen Personen« empfahl man, ihn mit Huflattichwasser zu trinken. Auch half er früher auf den Segelschiffen, den Skorbut zu verhindern. Heute weiß man, daß Meerrettich das Senföl-Glucosid Sinigrin und andere Inhaltsstoffe enthält. Sie rufen nicht nur den scharfen Geruch hervor, sie wirken auch appetit- und verdauungsanregend und fördern die Produktion von Speichel, Magen- und Gallensäften.

Mohrrüben

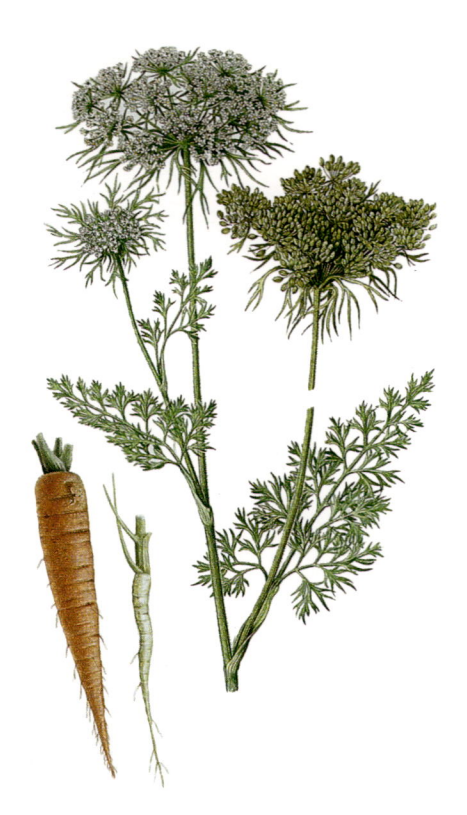

Die gelben Rüben galten im Mittelalter als wahre Wundermittel. Ein Arzt namens Tessot empfahl in seinem Buch »Anleitung für das Landvolk« das Gemüse sogar für Geschwulstkrankheiten. Das grüne Kraut wurde gestoßen und wie Pflaster auf Geschwüre gelegt. Es sollte auch gegen Nierensteine helfen. Gelbe-Rüben-Samen zu Pulver gestoßen und mit Wein eingenommen galten als blutreinigend und sogar als liebesförderndes Mittel. Der Anbau wurde im »Capitulare de villis« von Kaiser Karl dem Großen empfohlen, in seinem großen Anbau- und Kultuvierungsplan, der um 800 entstand.

Heute weiß man, daß die gelben Rüben, Mohrrüben oder Karotten in erster Linie ein besonders gut verträgliches Gemüse sind. Sie gelten als beste Diät bei Durchfallerkrankungen. Wichtig für Mütter: Man kann den Babys bereits nach wenigen Monaten neben der Muttermilch zusätzlich Karotten geben.

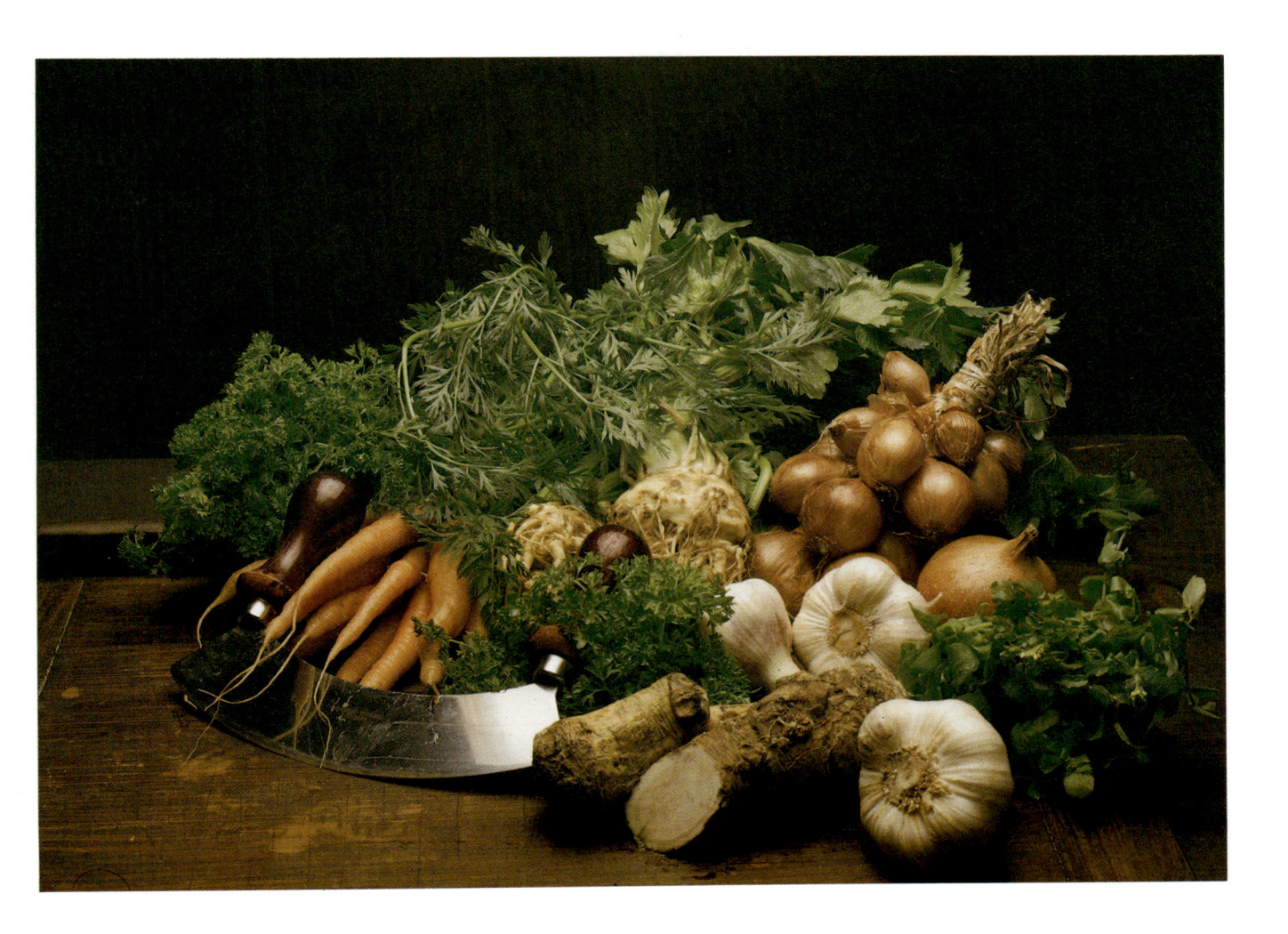

Kresse

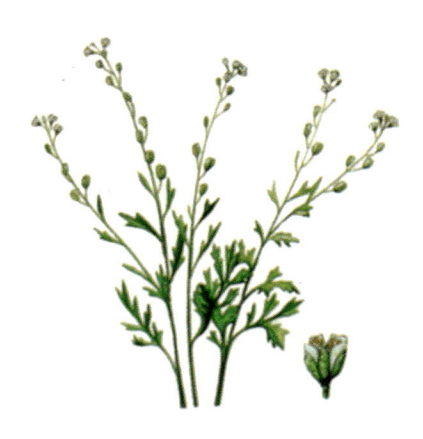

Die Kresse gehört zu den ältesten Gemüse- und Arzneipflanzen. Griechen und Römer kannten sie bereits, und Mönche entwickelten deren Anwendungsvorschläge weiter. Schon in den alten Klosterbüchern wurden aus Kresse schmackhafte Suppen und Salate hergestellt – besonders für rheuma- und gichtkranke Ordensangehörige, die nach dem Genuß von Kressegerichten oft Erleichterung empfanden. Heute weiß man auch warum: Das Senföl-Glykosid Glykonasturtiin, das erst vor 45 Jahren entdeckt wurde, fördert die Durchblutung, wirkt ausschwemmend und sogar gegen verschiedene Bakterien. Die ebenfalls enthaltenen Bitterstoffe beeinflussen die Magensaftproduktion und die Darmtätigkeit positiv.

Heilpflanzen: Besser in der Apotheke kaufen!

Für unsere Großeltern war es noch selbstverständlich, sich in der »Apotheke Gottes« frei zu bedienen. Heute spricht vieles für den Kauf von Drogen im Geschäft:

Naturschutz:

Viele Heilpflanzen dürfen überhaupt nicht gepflückt werden – z. B. bestimmte Enzianarten. Von anderen ist nur das Ernten der oberirdischen Teile (z. B. bei der Schlüsselblume), nicht jedoch der vielleicht heilkräftigeren Wurzeln gestattet. Dann gibt es Pflanzen, von denen nur die Früchte genommen werden dürfen.

Neue Techniken ermöglichen es, auch schwierig zu kultivierende, vom Aussterben bedrohte Arzneipflanzen doch »feldmäßig« anzubauen, wie dies beim Enzian jetzt gelungen ist. Wer sich also eine Enzianwurzel kauft, schadet der Natur nicht. Er kann zudem relativ sicher sein, daß die Droge die erwünschten Wirkstoffe auch tatsächlich enthält.

Gekaufte »Ganzdrogen« oft inhaltsreicher

Die deutsche Gesellschaft für Phytotherapie weist in ihrem Informationsdienst darauf hin, daß – bei der Kamille – der Verbraucher »gut beraten ist, Ganzdrogen zu kaufen und sich diese Teesorte selber aufzubrühen, weil Kamille in Teebeuteln und Instantsprodukten, sofern diese nicht von renommierten Firmen vertrieben werden, nicht immer den Wirkstoffgehalt aufweist, den Ganzdrogen in der Regel besitzen«.

Die Gesellschaft bezieht sich dabei auf eine Untersuchung, die Professor Ch. Franz, Inhaber des Lehrstuhls für Gemüseanbau der Technischen Universität München, durchführte. Er untersuchte die heute dem Endverbraucher angebotenen Handelsprodukte (»Ganzdroge«, Feinschnitt in Teebeuteln, Instantprodukte) und kam zum Schluß, daß die »Ganzdrogen mehrheitlich den Anforderungen entsprachen«.

Bei Teebeuteln wurden »vereinzelt« einwandfreie Drogen gefunden. Wörtlich heißt es in der Untersuchung: »Feinschnitt für Tee-

Tips für Kräutersammler

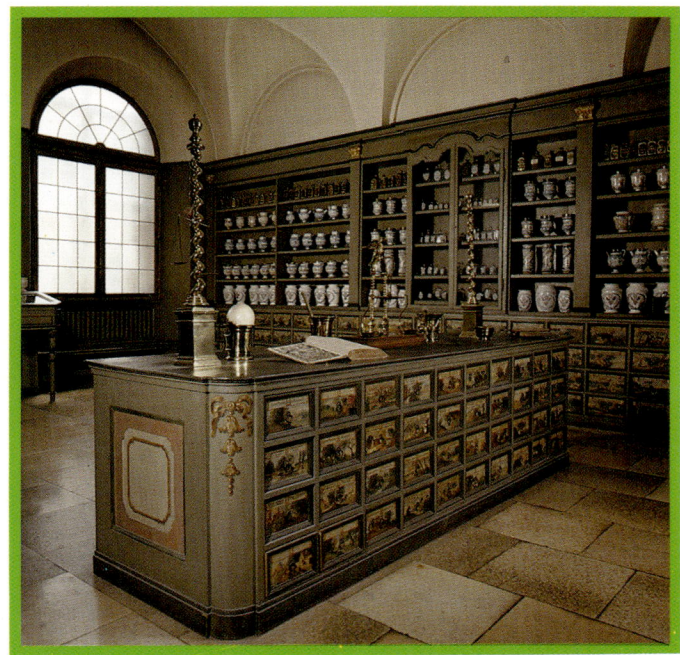

Ganzdrogen aus der Apotheke sind meist inhaltsreicher
(Apotheke aus dem 18. Jahrhundert)

Tips für Kräutersammler

beutel bestand hingegen meist aus Kraut, wodurch bei Pfefferminze der Blattanteil oft nur 50 Prozent, bei Kamille der Blütenanteil nur 15 bis 20 Prozent betrug.«

Selbst Verfälschungen wurden beobachtet.

Apotheken, gute Kräuterhandlungen und Lieferanten überwachen die Waren, die sie vertreiben (oder als Hersteller in Teebeutel packen) regelmäßig.

Pflanzliche Arzneimittel werden in Labors laufend auf ihre Identität, die Reinheit und den Gehalt an Inhaltsstoffen untersucht. Wichtig ist auch die Prüfung, ob nicht Rückstände von Pflanzenschutzmitteln, Pestiziden, enthalten sind. Baldrian, Pfefferminze oder Kamille werden in vielen Ländern feldmäßig angebaut und – in einigen Gegenden – recht sorglos mit Pflanzenschutzmitteln besprüht.

Aus exotischen Ländern eintreffende Arzneipflanzen müssen begast werden, um eventuell enthaltene Schädlinge und Krankheitserreger zu vernichten. Auch hier dürfen keine Rückstände bleiben. (Gegenwärtig laufen in der Bundesrepublik Versuche, dies durch Bestrahlung zu ersetzen.)

Haupthandelszentrum für Übersee-Drogen ist Hamburg. Manche Unternehmen importieren größere Mengen jedoch auch direkt. Und hier müsse »in noch vermehrtem Maße der Handelspartner und sein Verhalten bekannt sein, will man nicht üble Erfahrungen

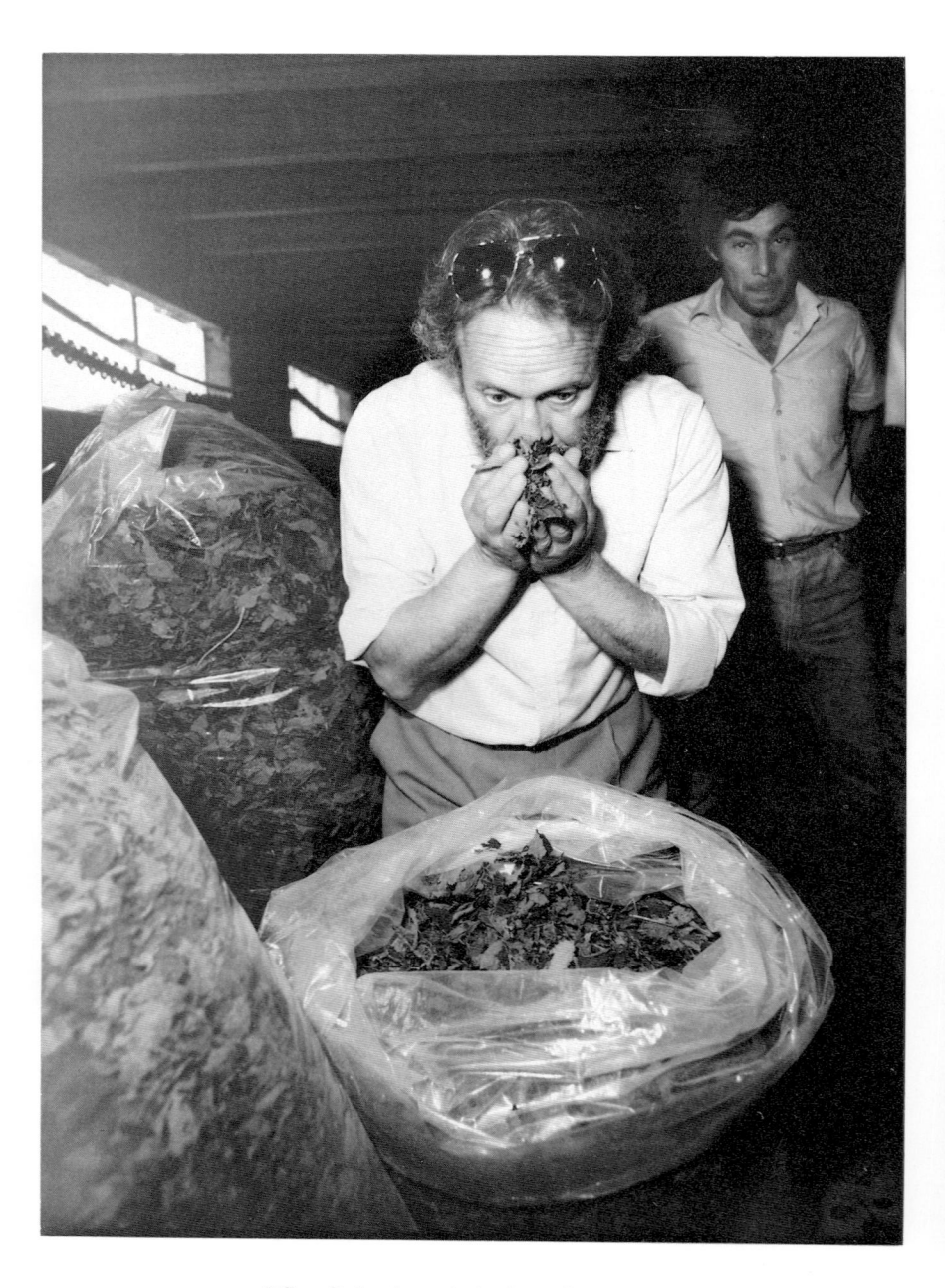

Pflanzliche Arzneimittel werden laufend auf Identität, Reinheit und Gehalt überprüft, bevor sie in den Handel kommen

sammeln…«, sagte Dr. R. Schlumpf in einer Vortragsreihe über Heilpflanzen zur Situation der pharmazeutischen Hersteller. Er nannte auch Beispiele, wie man versucht, die Abnehmer übers Ohr zu hauen: »Es kommt immer wieder vor, daß Arzneipflanzenlieferanten versuchen, besonders die teuren Arzneipflanzen durch Verfälschungen zu strecken. Ein Beispiel ist der Crocus, der immer wieder durch die Kronblätter der Ringelblume gestreckt wird. Ja, es kann sogar vorkommen, daß gemahlener Crocus durch Ziegelmehl gestreckt wird. Ein weiteres Beispiel ist die gegen Husten wirksame Bibernellwurzel, die oft mit Heracleum spondulium (Bärenklauwurzel) verfälscht angeboten wird. Immer wieder kommt es vor, daß Anbauer von Opium versuchen, diese teure Droge durch Beimengung schwerer Bestandteile, z. B. Schrotkugeln, gewichtiger zu machen.«

Seriöse Unternehmen und Importfirmen haben einen Stab wissenschaftlicher Mitarbeiter, die dies verhindern.

Manche Heilkräuter sind bei uns so zahlreich, daß sich die Bevölkerung leicht selbst versorgen könnte, z. B. mit Lindenblüten. Doch Ostblockländer boten nach Dr. R. Schlumpf zum Beispiel noch 1978 ein Kilo trockene Lindenblüten (wofür man zehn Kilogramm frische Lindenblüten braucht) für zehn Mark an. Und der Pharmazeut frägt, wer bei uns für eine Mark auf eine Leiter klettert, um ein Kilo frischer Lindenblüten zu sammeln. Viele bei uns zu sammelnde Drogen, die in Apotheken verkauft werden, stammen deshalb meist aus Osteuropa, etwa auch die »Hildegard-Pflanzen« Kamille, Pfefferminze, Baldrian und Fenchel.
Doch nicht jedes Land liefert zu jeder Zeit die gleich wirksamen Pflanzen.

Für den Laien gleichaussehende Pflanzen unterscheiden sich oft in ihrer Heilwirkung. Sie bestehen – wie Botaniker sagen – aus vielen »Rassen« mit unterschiedlichem Wirkstoffgehalt. Einer Melisse sieht man von außen nicht an, ob sie nun 0,01, 0,1 oder 0,8 Prozent der erwünschten ätherischen Öle enthält. Kamillen mit besonders guten Gehalten kommen gegenwärtig zum Beispiel aus Ungarn, Ägypten und der CSSR.

Beim Wermut etwa werden die polnischen Arten besonders gelobt. Bei anerkannten Herstellern kann man davon ausgehen, daß die jeweilige Pflanze auch tatsächlich die erwünschten Inhaltsstoffe hat – und – was sehr wichtig ist – von Schadstoffen weitgehend verschont blieb. Dennoch prüfen verantwortungsbewußte Firmen nochmals in eigenen Laboratorien zur Kontrolle nach.

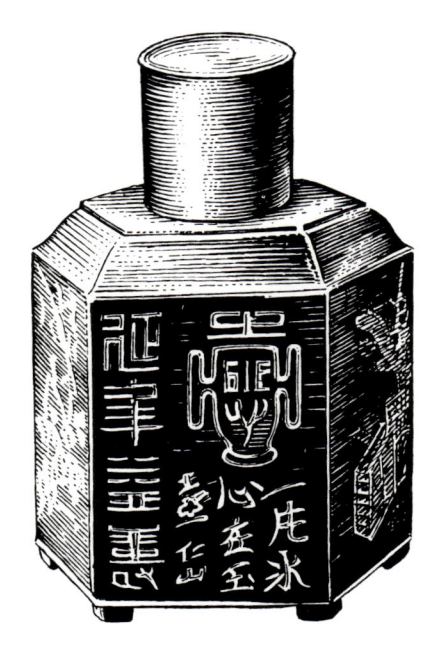

Chinesisches
Teekästchen
aus Zinn

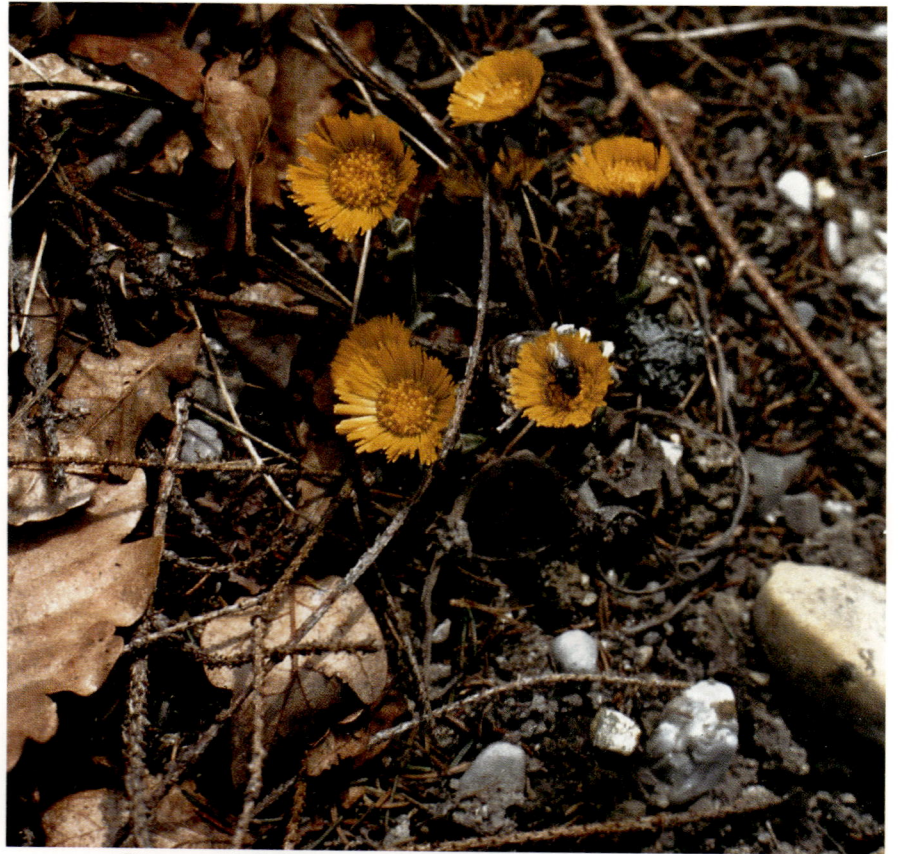

Die erste Heilpflanze nach der Schneeschmelze: der Huflattich

»Stadtluft« schadet Heilpflanzen

Besonders auch bei uns – in Stadtgebieten – kommt nämlich noch das Problem der Schadstoffbelastung hinzu.

Professor Dr. Heinrich Dapper schilderte einmal in einem interessanten Vortrag vor dem Berliner Botanischen Verein die Situation in seiner Umgebung. Sie ist sicher auf andere Stadtgebiete in etwa übertragbar.

In Westberlin gibt es danach 1396 Arten von wildwachsenden Farn- und Blütenpflanzen. Fast jede fünfte Pflanze zählt zu den Heilpflanzen, genau 272 Arten. Doch viele davon sind nicht erntbar. Beifuß und Breitwegerich werden unter den Kräutern genannt, die an Straßen und Wegen der Innenstadt wachsen und sehr mit Schadstoffen verunreinigt sind. Brenn-

nessel, Löwenzahn und Spitzwegerich, auf Grünflächen und in Erholungsanlagen zu finden, sind zudem oft mit Hundekot und Urin verunreinigt.

Huflattich, Birke und Holunder, die auf ehemaligen Trümmerplätzen und Müllplätzen wachsen, können giftige Stoffe wie Schwermetalle aufgenommen haben.

Verschiedene Arzneipflanzen, etwa der Eibisch, der in Berlin vorkam, gelten als »verschollen«. Seit 1953 wurde keine Pflanze mehr gefunden.

Wacholder, Andorn und Sanikel gehören zu den »akut vom Erlöschen bedrohten Arten«.

Tausendgüldenkraut, der zweigrifflige Weißdorn, die Betonie und das Eisenkraut sind »stark gefährdet«, Akelei, Wermut, Malve, Pestwurz »gefährdet«.

Unter den nicht gefährdeten Arten sind von den Hildegardkräutern lediglich die Schafgarbe, der Beifuß, das Gänseblümchen, die Hänge- und Moorbirke, die Kamille, der eingrifflige Weißdorn, das Pfennigkraut, die Wasserminze, der Farn, Spitz- und Breitwegerich, Blutwurz, Schwarzer Holunder, Feldthymian sowie die Brennessel genannt.

Natürlich schadet niemand der Natur – und auch nicht sich selbst – der unter der Beachtung der Naturschutzverordnungen in wenig umweltbelasteter Gegend ein oder zwei Handvoll Schlüsselblumenblüten, Schafgarben, Huflattich oder andere geeignete pflanzliche Heilstoffe für den Eigenbedarf sammelt. Hierfür noch einige Anmerkungen über das Sammeln.

Tips für Kräutersammler

So sammeln Sie richtig!

Eins vorweg: Apotheken und Kräuterhäuser führen alle Heilkräuter in zuverlässiger Qualität. Kräutersammeln setzt jedoch nicht nur gute Kenntnis der Heilpflanzen voraus, sondern auch viel Erfahrung. Wie leicht bringt ein Unkundiger Grünzeug nach Hause, das mehr schadet als nützt! Er muß ja nicht gleich statt Kerbel den tödlich giftigen gefleckten Schierling gepflückt haben – beide Pflanzen sehen sich zum Verwechseln ähnlich. Es genügt, wenn in den gesammelten Kräutern Rückstände von Kunstdünger, Herbiziden oder Pestiziden abgelagert sind, um ihre Wirkung als natürliche Heilkräuter zunichte zu machen. Doch einwandfreie Pflanzen sind noch nicht alles: Das Sammelgut muß auch noch richtig weiterverarbeitet werden.

Für alle, die sich von diesen Schwierigkeiten nicht abschrecken lassen, geben wir hier die wichtigsten Regeln an, die es zu beachten gilt. Denn zugegeben: Es macht großen Spaß, wenn man beim Spazierengehen das eine oder andere Heilkraut entdeckt.

Oberster Grundsatz: Niemals bei Regen, Nebel oder feuchtem Wetter ernten! Denn nur trockene Pflanzen eignen sich zum Aufbewahren. Sammeln Sie am besten an frühen, sonnigen Vormittagen, sobald der Morgentau verdunstet ist; die Kräfte der Pflanzen lassen im Laufe des Tages nach.

Die Kräuter müssen frei von Staub und Schmutz sein, da sie vor dem Trocknen nicht gewaschen werden dürfen. Schlimmer noch ist unsichtbare Verschmutzung: Sammeln Sie nie in der Nähe von Autobahnen, stark befahrenen Straßen, Industrieanlagen, chemisch behandelten Wiesen und Feldern; bedenken Sie auch, wie weit die Abgase und Schadstoffe vom Wind verbreitet werden. Es ist nicht einfach, wirklich reine Kräuter zu finden! Wertlos sind auch Pflanzen, die von Schädlingen befallen sind, Flecken aufweisen oder von Schnecken angefressen wurden.

Gesammelt werden die Pflanzen dann, wenn ihre Wirkstoffe am kräftigsten ausgebildet sind. Dieser Zeitpunkt ist bei den einzelnen Heilkräutern verschieden. Grundsätzlich gilt: Lassen Sie »Kümmerlinge« stehen und halten Sie sich an kräftige, junge Triebe. Blätter sollten jung, doch voll entfaltet sein, Blüten gerade aufgeblüht. Das ganze Kraut, also die oberirdischen Pflanzenteile, sammelt man zu Beginn der Blüte, den Wurzelstock während der Wachstumsruhezeit im Herbst oder im Frühling.
Bitte plündern Sie im Sammeleifer nicht gleich einen ganzen Bestand, und schonen Sie auch die einzelnen Pflanzen, damit sie weiterwachsen können! Pflücken Sie nicht alle Blätter auf einmal ab; lassen Sie auch einige Blüten übrig, damit sich Samen bilden kön-

nen. Das ganze Kraut wird mit einem scharfen Gartenmesser oder einer Schere abgeschnitten, so daß möglichst wenig Gewebe zerstört wird. Von hochwachsenden Pflanzen schneidet man nur die jungen Triebspitzen 20–30 cm lang ab. Wurzelstöcke gräbt man aus und schneidet ein Stück ab; der Rest bleibt im Boden und kann sich regenerieren. Fragen Sie sich immer: Wieviel werde ich in einem Jahr überhaupt verbrauchen? Dann nämlich lassen die Wirkstoffe nach. Wie schade, wenn zu große Vorräte in die Mülltonne wandern müssen!

Nun kommt es darauf an, das Gesammelte heil heimzubringen und möglichst schnell weiterzuverarbeiten. Auf keinen Fall eignen sich für den Transport Plastiktüten oder luftdichte Behälter. Legen Sie die Kräuter locker in ein Körbchen und bedecken Sie sie mit einem Tuch, damit die Sonne nicht darauf scheint; so bleiben die Pflanzen länger frisch. Packen Sie nicht zuviele Schichten übereinander, sonst fangen die Kräuter an zu »schwitzen« und werden muffig, was ihrer Wirkung höchst abträglich wäre. Das gilt besonders für zarte Blätter und Blüten. Sammeln Sie gar nicht erst so lange, bis die ersten Pflanzen schon verwelken. Am besten beschränkt man sich auf ein bis zwei Arten, dann kommt man rasch wieder nach Hause und kann auch die Kräuter nicht so leicht verwechseln.

Tips für Kräutersammler

Vom Trocknen hängt alles ab

Natürlich können Sie alle Heilkräuter frisch verwenden; ihre Wirkung ist dann sogar am stärksten. Will man aber länger in den Genuß seiner Kräuterschätze kommen, bleibt einem nichts anderes übrig, als das Sammelgut zu trocknen – dies ist eine der ältesten, einfachsten und erfolgreichsten Arten der Konservierung. Geschieht es jedoch unsachgemäß, dann können die Wirkstoffe der Heilkräuter völlig zerstört werden.

Zum Trocknen bestimmte Heilkräuter dürfen nicht gewaschen werden – aber Sie haben ja saubere Pflanzen ausgesucht... Ausnahmen sind die Wurzeln: Spülen Sie sie kurz mit kaltem Wasser ab, um sie von Erdresten zu befreien. Bürsten ist nicht anzuraten, da hierbei die Zellen aufgerissen werden können, so daß die Wirkstoffe austreten.

Nun geht es ans Trocknen. Verlieren Sie damit nach dem Sammeln keine Zeit; je rascher Sie vorgehen, desto weniger Wirkstoffe gehen verloren. Blätter und Blüten werden in einer dünnen Schicht flach ausgebreitet: auf einem Rost, auf dem Boden einer Obstkiste oder auf einer speziellen Darre. Sie können auch sauberes, weißes Papier unterlegen. Wichtig ist, daß die Luft auch von unten an die Kräuter gelangen kann. Die

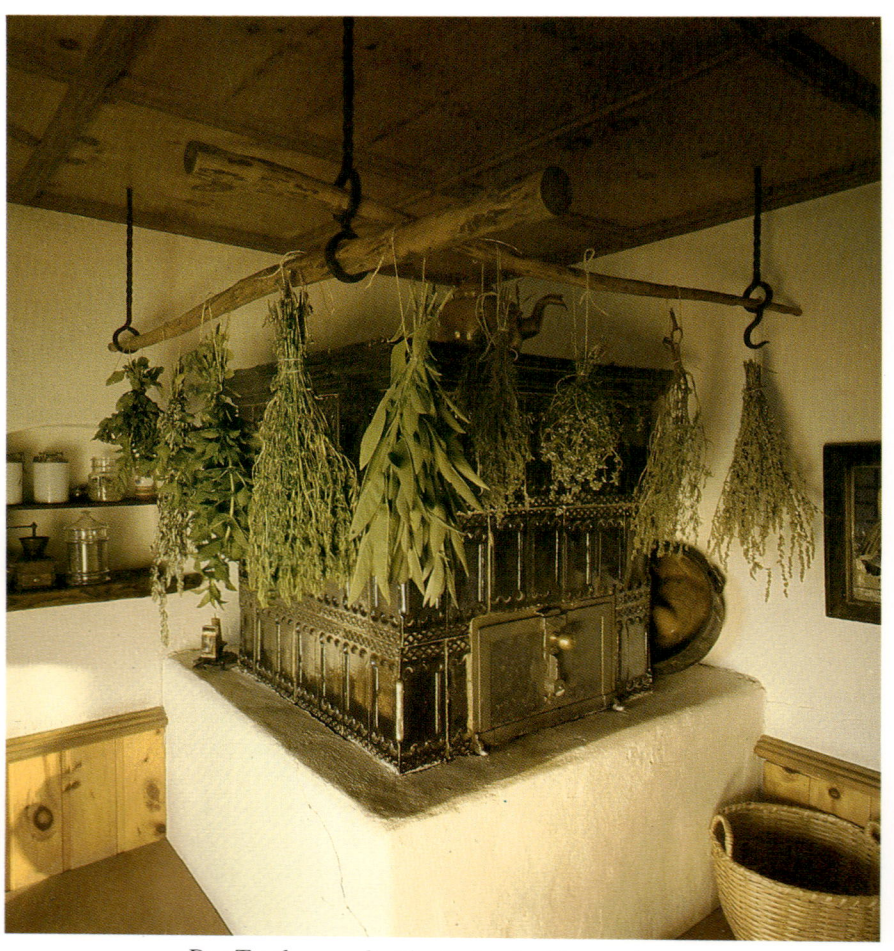

Das Trocknen – die älteste Art der Konservierung

Blätter sollten so wenig wie möglich berührt und keinesfalls gedrückt werden, sonst bekommen sie unansehnliche schwarze Druckstellen. Falls Sie mehrere Arten gesammelt haben: Mischen Sie sie auf keinen Fall durcheinander; im trockenen Zustand sind kaum noch Unterschiede zwischen den Kräutern zu erkennen! Ganze

Triebe oder Pflanzen werden gebündelt, dicke Wurzeln der Länge nach gespalten und aufgefädelt oder ausgelegt.

Bringen Sie Ihre Kräuter nun an einen luftigen, schattigen Ort. Nur die wenigsten Pflanzen vertragen beim Trocknen direkte Sonnenbestrahlung. Vor allem stark duftende Pflanzen dürfen nicht der Sonnen ausgesetzt werden, da sich die wichtigsten ätherischen Öle sonst schnell verflüchtigen. Ideal zum Kräutertrocknen ist ein überdachter Vorraum oder ein luftiger Dachboden. Die Kräuter sind zum Aufbewahren fertig, wenn sie spröde sind und beim Biegen wie Glas brechen. Vorsicht: Man kann Kräuter auch »übertrocknen«, sie zerfallen dann bei der geringsten Berührung zu Staub und sind wirkungslos. Zu wenig getrocknete Kräuter wiederum können später zu schimmeln anfangen. Hier müssen Sie ein bißchen Fingerspitzengefühl entwickeln. Zur groben Orientierung: Im Sommer benötigen Blüten und Blätter zum Trocknen drei bis acht Tage, im Frühling und Herbst kann sich der Vorgang wesentlich verzögern. Wurden die Kräuter dicht an dicht ausgelegt, hilft es, das Sammelgut von Zeit zu Zeit vorsichtig zu wenden.

Kräuter bei künstlicher Wärme zu trocknen sollten Sie dem Fachmann überlassen. Nur bei Wurzeln kann nicht viel passieren; hier ist es erlaubt, die vorgetrockneten Wurzelhälften im Backofen bei gelinder Hitze nachzudörren. Die Temperatur darf dabei 45° Celsius nicht übersteigen. Verlassen Sie sich nicht allein auf den Thermostat, sondern messen Sie mit einem Ofenthermometer nach.
Wenn Sie alles richtig gemacht haben, sind die getrockneten Kräuter grün geblieben; auch die Blüten dürfen ihre Farbe nicht ganz verloren haben. Unansehnliche,

braun gewordene Kräuter sollten Sie lieber wegwerfen… Lassen Sie aber den Mut nicht sinken; beim nächsten Mal klappt's bestimmt schon besser!

Das Lagern von Heilkräutern

Damit die getrockneten Heilpflanzen ihre Wirkung möglichst lange behalten, müssen sie sorgfältig aufbewahrt werden. Das bedeutet in den meisten Fällen: trocken und kühl, vor Licht und Luft geschützt. Der Apotheker verwendet für diesen Zweck Porzellangefäße oder dunkel getönte Gläser mit geschliffenen Stöpseln, die sehr gut schließen. Diese Gefäße sind nicht ganz billig; Plastikbehälter aber sind keine Alternative! Auch Blechdosen sind nur begrenzt verwendbar, da manche pflanzlichen Stoffe empfindlich auf Metall reagieren. Für kürzere Zeit können Sie Ihre

Kräuter auch in Kartons oder Papiertüten abfüllen. Zuvor jedoch werden die Kräuter grob gebröselt, die Wurzeln in kleine Stücke gebrochen. Stark duftende Pflanzen mit einem hohen Gehalt an ätherischen Ölen hebt man am besten im Ganzen auf, dann verlieren sie die Öle weniger leicht. Auch die empfindlichen Blüten werden nicht zerkleinert.

Denken Sie daran, die abgefüllten Kräuter zu beschriften – nachträglich kann man kaum noch feststellen, um welche Pflanze es sich bei den mattgrünen Bröseln handelt. Was man oft vergißt: Schreiben Sie auf jeden Fall das Verpackungsdatum mit aufs Etikett! Die Kräuter verlieren allmählich an Wirksamkeit, und spätestens nach einem Jahr müssen sie ersetzt werden. Dann stellt sich heraus, ob Ihr Sammeleifer doch größer war als Ihr wirklicher Bedarf!
Mit dem Abfüllen ist die Sorge für den Pflanzenvorrat noch nicht beendet. Etwa einmal im Monat soll-

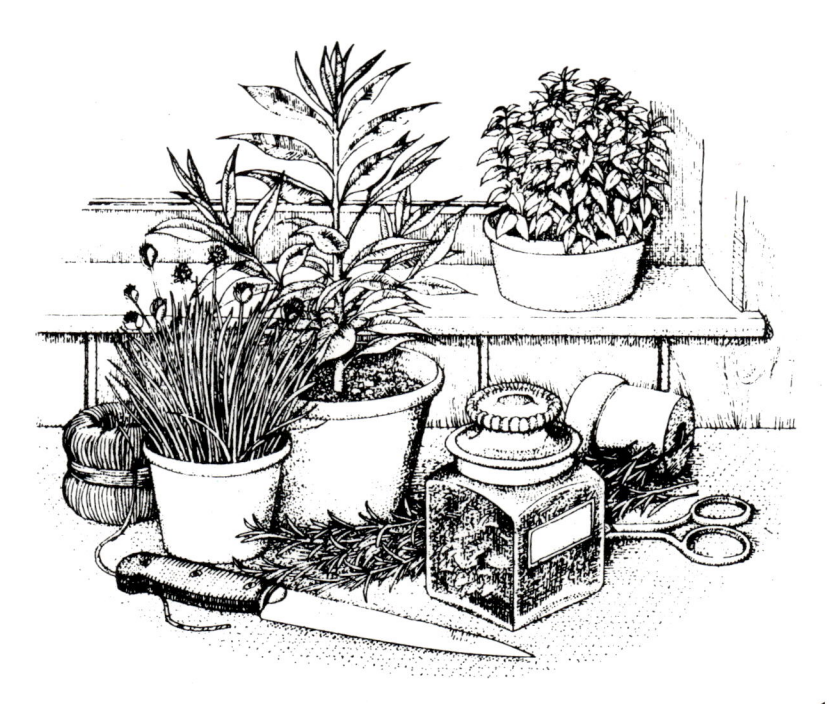

Tips für Kräutersammler

ten Sie sich vergewissern, ob Ihre Kräuterschätze nicht zu schimmeln anfangen oder von Insekten befallen worden sind – selbst bei größter Sorgfalt ist das leider nicht ganz auszuschließen. Behalten Sie vor allem die Blüten im Auge. Sollten sie anfangen, braun zu werden oder sich im Geruch zu verändern – nichts wie weg damit! Dies gilt zum Beispiel für die Blüten der Königskerze, die nur wirksam sind, solange sie ihre leuchtend gelbe Farbe beibehalten.

Vielleicht fragt sich jetzt mancher, ob ihm das Sammeln und Trocknen von Heilkräutern nicht doch zu mühsam ist – zumal die Apotheke stets hochwertige Ware bietet. Auch gibt es für eingeschworene Selbstversorger noch eine andere Möglichkeit: Bauen Sie die Kräuter doch an! Sogar Zimmergärtner können einiges selbst ziehen. Und Sie wissen ja: Frisch wirkt jedes Kraut am besten.

Heilpflanzen können »strahlen«

Eine völlig neue Dimension der Gefährdung kam auf die Menschen nach dem Reaktorunglück von Tschernobyl zu. Nicht nur große Flächen in der Urkraine wurden »verstrahlt«. Windströmungen trugen radioaktive Nukleide rund um die Welt. Besonders im südlichen Deutschland wurden diese Stoffe durch starke Regenfälle kurze Zeit nach der Katastrophe in den Boden gewaschen. Das radioaktive Caesium 137 und 134 wird sich in Pflanzen noch lange nachweisen lassen.

Doch alle Sachverständigen sind sich einig: Nach allem, was man weiß, bestehen bei den gegenwärtigen Meßwerten gegen den Verzehr von pflanzlichen Nahrungsmitteln aus gesundheitlicher Sicht keine Bedenken.

Auch für importierte Heilkräuter gibt es die sogenannten »EG-Grenzwerte«. Der Grenzwert pro Kilo bzw. Liter für Nahrungsmittel, die zum direkten Verzehr bestimmt sind, beträgt 500 Becquerel.
Im Fall von Heilkräutern, die zur Teezubereitung verwendet werden, sind sie jedoch – wie Bayerns Umweltminister Alfred Dick feststellte – »ohne Aussagekraft«, da keiner etwa Pfefferminzblätter in größeren Mengen ißt. Beim Aufbrühen sinkt die Caesium-Belastung oft unter die Nachweisgrenze.
Sicher: ein Unbehagen bleibt, wenn man weiß, daß Kräuter »strahlen«. Auf einer Fahrt durch Franken – berichtete Bayerns Umweltminister Monate nach der Tschernobyl-Katastrophe – sei ein verzweifelter Heilkräuter-Anbauer auf ihn zugegangen und hätte ihm eine Tüte voll Pfefferminzblätter mit den Worten in die Hand gedrückt: »Keiner kauft sie mir ab, weil die Strahlenwerte über den EG-Grenzwerten liegen.«

Das Umweltministerium ließ die Pflanzen untersuchen und die Wissenschaftler stellten in der Tat eine nicht unerhebliche Belastung fest: 877 Becquerel Caesium 137 sowie 484 Becquerel Caesium 134, insgesamt also 1.361 Becquerel Caesium pro Kilogramm »Trocken-

substanz«. Nachdem daraus »in der üblichen Weise« Tee zubereitet wurde, ergab sich bei einem Liter nur noch eine Belastung von fünf Becquerel Caesium 137, das Caesium 134 ließ sich überhaupt nicht mehr nachweisen.

Wer Heilkräuter in der üblichen, auch in diesem Buch empfohlenen Weise einsetzt, braucht nichts zu fürchten. Wer jedoch andere Eßgewohnheiten hat – etwa Löwenzahnblätter als Salat in großen Mengen ißt – muß wissen, daß dieser Satz für ihn nicht gilt. Löwenzahnblätter hatten nach einer Untersuchung der Universität München im Auftrag der »Bunten« im Sommer 1986 noch eine Belastung von 3113 Becquerel pro Kilogramm. Spitzwegerich war mit 4938 Becquerel belastet, Lavendel gar mit 9000 Becquerel.

In diesem Zusammenhang stellte Umweltminister Dick fest, daß der Umstand, daß 1986 von den Physikern die Meßwerte geändert wurden, auch ein wenig zur Strahlenangst beitrug. Früher wurden alle Werte in Curie bekanntgegeben, ein großer Maßstab und auch ein unpraktischer, weil alles in Tausendstel und Millionstel Curie umgerechnet werden mußte. Beim seit 1986 üblichen Becquerel ist es umgekehrt: Das ist eine ganz winzige Einheit, bei der selbst bei relativ undramatischen Umständen »Ziffern-Monster« entstehen.

Es klingt natürlich harmloser, wenn mitgeteilt wird, daß etwa Lavendel mit 0,000000243 Curie Caesium belastet ist und nicht mit 9000 Becquerel, obwohl beide Meßwerte das gleiche aussagen.

Kräuter aus eigenem Anbau

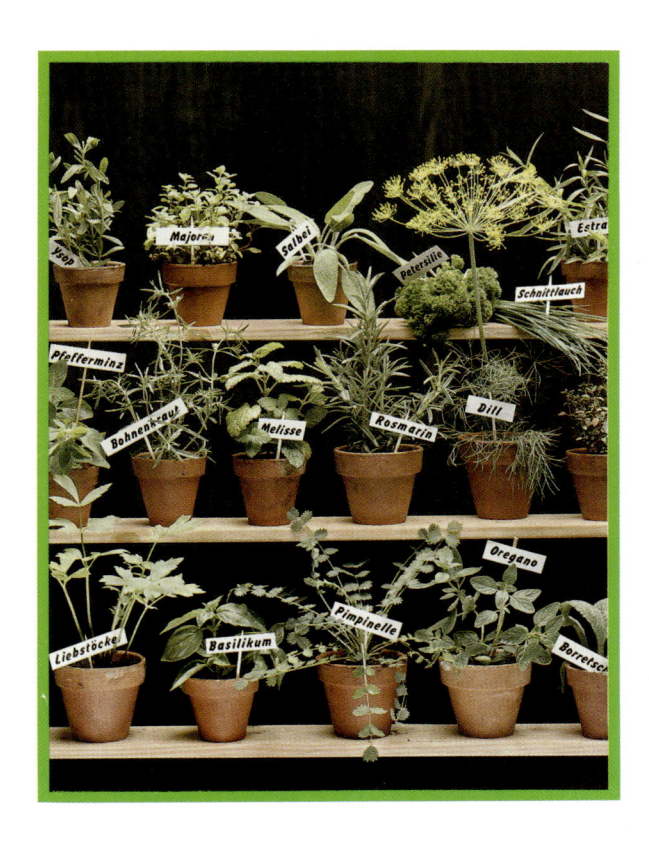

Kräuter aus eigenem Anbau

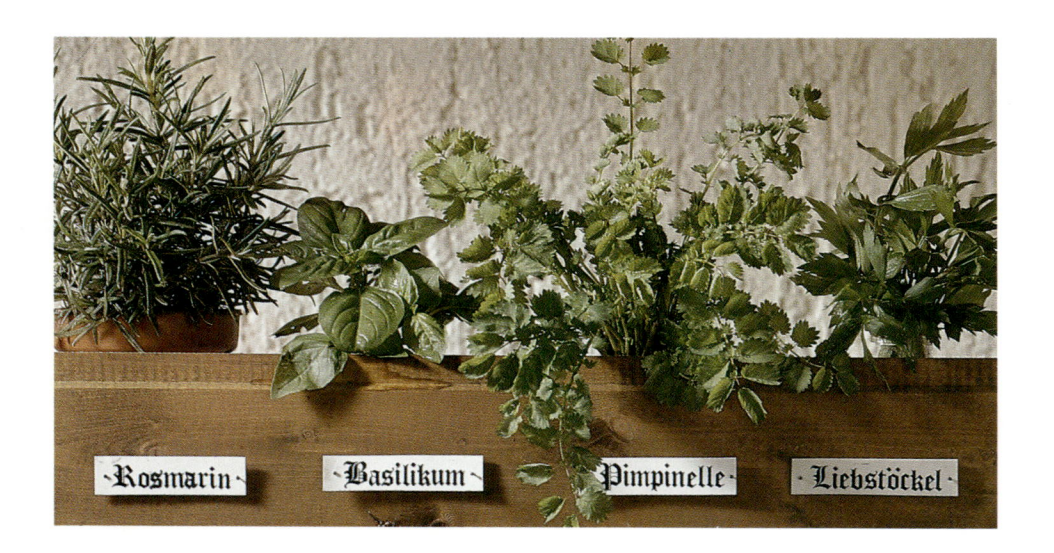

·Rosmarin· ·Basilikum· ·Pimpinelle· ·Liebstöckel·

Sie brauchen kein stolzer Gartenbesitzer zu sein, um in den Genuß frischer, selbst gezogener Kräuter zu kommen. Vor allem die vielen Küchenkräuter bieten sich an: Basilikum, Beifuß, Bertram (Estragon), Bohnenkraut, Dill, Eberraute, Kerbel, Liebstöckel, Melisse, Petersilie, Salbei, Thymian und Ysop. Sämtliche dieser Arten lassen sich auf dem Balkon ziehen; fast alle gedeihen auch im Zimmer – außer Liebstöckel und Beifuß, die gewaltige Ausmaße erreichen.

Am Südfenster müssen die Kräuter vor der prallen Mittagssonne geschützt werden, am Nordfenster erhalten sie zu wenig Licht. Sonst ist jeder helle Standort richtig, allerdings nicht über einer Heizung. Überhaupt mögen's die Würzkräuter weder zu warm noch

zu trocken. Aus Samen gezogene Pflänzchen bleiben manchmal schwächlich; mehr Erfolg werden Sie haben, wenn Sie Setzlinge kaufen können.

Die Aussaat

Schon Anfang April können Sie die Samen in Töpfe oder flache Schalen säen, bei denen Sie durch Tonscherben oder Kies für einen guten Wasserabzug gesorgt haben. Nach ein bis zwei Wochen erscheinen die Keimblättchen. Es empfiehlt sich, die Saat durch eine Folie oder Glasscherbe abzudecken, um ein gleichmäßiges, feuchtwarmes Klima zu schaffen. Wenn sich das zweite richtige Blattpaar ausgebildet hat, werden die Pflänzchen pikiert, also aus-

einandergesetzt. Fensterbrettkräuter pflanzt man gleich in ihren endgültigen Topf, Balkon- und Gartenpflanzen sollen noch etwas kräftiger werden, bevor sie an ihren künftigen Standort kommen: in tiefe Kästen, Kübel oder ins Gartenbeet. Dorthin werden sie erst nach den Maifrösten verpflanzt.

Das Kräuterbeet

Ob Sie für Ihre Kräuter eine schmale Rabatte, ein Rondell oder nur eine Ecke im Gemüsebeet vorgesehen haben – wichtig ist es, den Boden gut zu lockern, Kompost einzubringen und für die verschiedenen Arten die richtige Erde vorzubereiten. Für Beifuß, Eberraute, Liebstöckel,

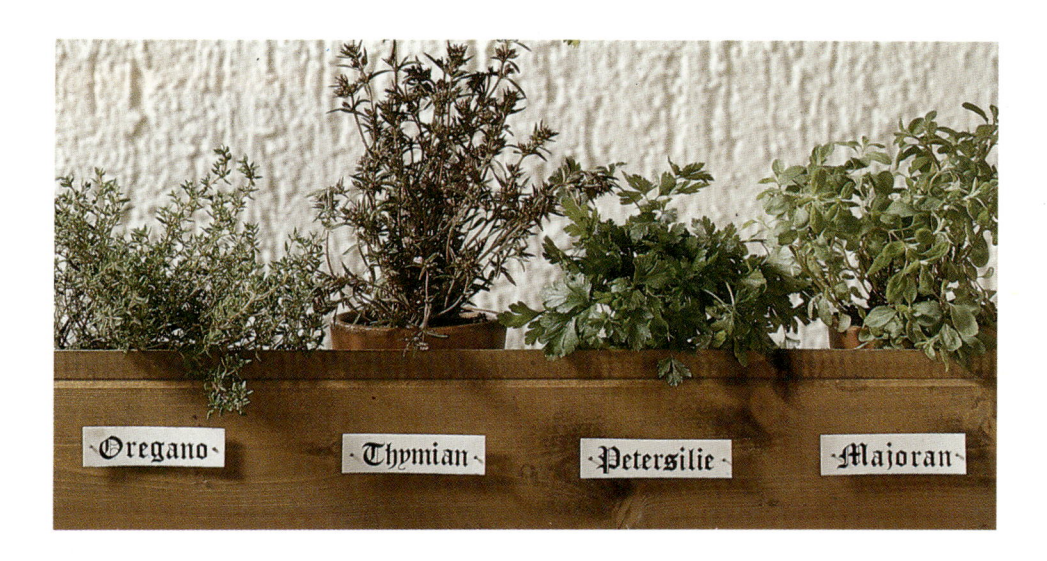

Salbei, Thymian und Ysop wird etwas Kalk beigemischt; die Melisse liebt sandhaltige Böden, alle anderen Kräuter gedeihen am besten in humusreicher Erde. Hübsch und praktisch sind auch große Tröge als Pflanzengefäße, dann brauchen Sie sich beim »Ernten« nicht zu bücken.

Achten Sie darauf, daß Sie Bertram, Dill, Kerbel, Liebstöckel, Petersilie und Salbei halbschattige Plätzchen zuweisen; die restlichen Kräuter fühlen sich in der Sonne wohl. Beifuß, Bertram, Dill und Liebstöckel werden sehr hoch wachsen und dürfen Sonnenanbeter wie den niedrigen Thymian nicht völlig überschatten. Und denken Sie bei der Gruppierung der Pflanzen nicht zuletzt daran, daß das Kräuterbeet auch etwas für's Auge bieten soll!

Heilpflanzen als Gartenzier

Das Kräuterbeet braucht einen Windschutz – am besten gleich aus Heilkräutern, zum Beispiel aus Königskerzen! Wer Platz hat, pflanzt Holundersträucher, in deren Schatten Hirschzunge und Veilchen gedeihen. Nicht schwer zu halten sind auch Ringelblumen und Rosen, Lavendel und Akelei, Schlüsselblumen und Schwertlilien; sie zieren den Garten und spenden Gesundheit zugleich. Schon sind zahlreiche von Hildegards Heilkräutern bei Ihnen versammelt! Wenn Sie es nun auch noch über sich bringen, ein paar Brennesselbüsche stehen zu lassen, gewinnen Sie nicht nur ein weiteres Heilkraut, sondern zugleich ein natürliches Mittel zur Abwehr von Läusen. Lassen Sie ein Kilo Brennesseln einige Stunden in Wasser ziehen und besprühen Sie damit die befallenen Pflanzen. Denn eins ist klar: Im Heilkräutergarten verbietet sich chemische Schädlingsbekämpfung von selbst.

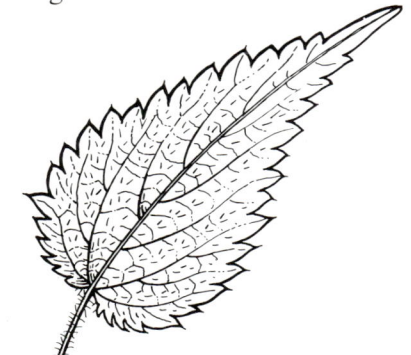

Kräuter aus eigenem Anbau

Wie Sie Heilkräuter wirksam anwenden

Die Behandlung mit Heilpflanzen ist nicht ganz so bequem wie das »Pillenschlucken«: Die Kräuter müssen erst auf ganz bestimmte Art aufbereitet werden, damit der Körper die Wirkstoffe aufnehmen kann. Dabei gibt es verschiedene Möglichkeiten, je nachdem, ob die Kräuter innerlich oder äußerlich angewendet werden sollen. Dieses Kapitel erklärt, wie Sie Tees, Auszüge, Bäder usw. fachmännisch zubereiten. Welche Form der Anwendung für die einzelnen Kräuter und Krankheiten in Frage kommt, ist im großen Kräuterteil dieses Buches angegeben. Immer gilt die Grundregel: Bereiten Sie Heilkräuter niemals in unemaillierten Metallgefäßen zu, sondern verwenden Sie Porzellangeschirr oder bleifrei glasierte Keramik.

Der Kräutertee

Am häufigsten werden pflanzliche Heilmittel als Tee eingenommen. Tee, auch Aufguß genannt, ist schnell und einfach zuzubereiten: Die Kräuter werden zerkleinert in eine Tasse oder Kanne gegeben. Ist im Rezept nichts anderes vermerkt, rechnet man pro Tasse etwa einen Teelöffel getrockneter oder einen gestrichenen Eßlöffel frischer Kräuter. Überschreiten Sie die empfohlene Dosis nicht – es ist ein Irrtum zu glauben, daß die doppelte Menge auch doppelt so gut wirkt! Übergießen Sie die Kräuter mit kochendem Wasser und lassen Sie das Ganze zugedeckt ziehen – Blüten und bittere Kräuter drei bis fünf Minuten, zähe Pflanzen zehn bis fünfzehn Minuten. Der fertige Tee wird durch ein nichtmetallisches Sieb, ein Mulltuch oder durch Filterpapier abgeseiht. Quälen Sie Ihren Magen nicht mit brühheißem Tee; auf Körpertemperatur abgekühlt, bekommt Ihnen der Trunk viel besser. Schmeckt er zu bitter? Falls es gar nicht anders geht, süßen Sie ihn, aber nicht mit Zucker, sondern mit etwas Honig. In der Regel trinkt man Kräutertees etwa eine halbe Stunde vor den Mahlzeiten, ohne Hast, in kleinen Schlucken. Bereiten Sie Ihren Tee am besten immer frisch zu; Sie können aber auch einen ganzen Tagesbedarf in einer Thermoskanne warmhalten. Kalten Tee wieder aufzuwärmen ist nicht ratsam.

Die Abkochung

Zähere Pflanzenteile, also Zweige, Rinde, Wurzeln, Samenkörner, werden manchmal drei bis fünfzehn Minuten lang gekocht – je härter die Pflanzen, desto länger. Geben Sie die Pflanzen in kochendes Wasser, lassen Sie sie bei schwacher Hitze köcheln und seihen Sie den Absud dann wie einen Tee ab. Eine andere Möglichkeit: Die Kräuter können auch kalt aufgesetzt und langsam zum Kochen gebracht werden. Hier verringert sich die Kochzeit, dafür läßt man den Absud vor dem Abseihen noch etwa fünf Minuten ziehen. Auch Abkochungen werden vor dem Trinken auf Körpertemperatur abgekühlt.

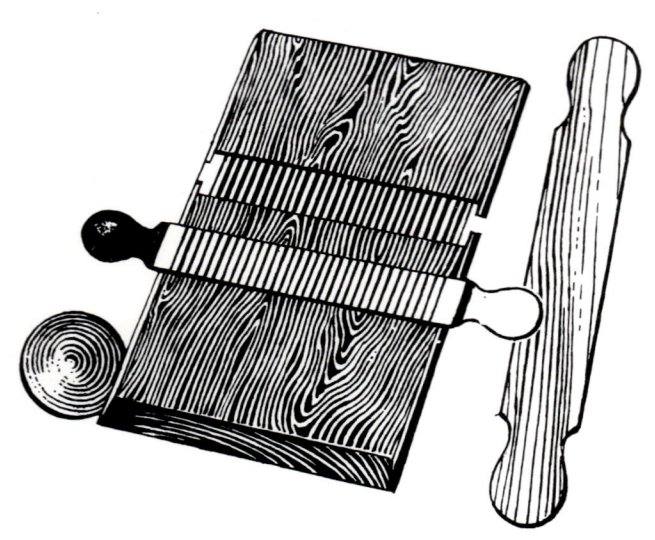

Aus verschiedenen Arzneien wurden auf Pillenbrettern auf Basis unterschiedlichster Rezepte in Apotheken Heilmittel manuell hergestellt

Länger ziehende Auszüge werden mit leichten, trockenen Weinen angesetzt. Die ungefähre Dosierung: ein Teil Pflanzen auf zwanzig Teile Flüssigkeit. Der fertige Auszug wird filtriert und in dunkle Flaschen abgefüllt. Mehr als ein Likörgläschen auf einmal sollte man von einem solchen Kräuterwein nicht trinken.

Der Preßsaft

Sehr wirksam ist aus frischen Kräutern oder Wurzeln gepreßter Saft. Er läßt sich am einfachsten mit einer Obstpresse oder einem Entsafter herstellen; wer keins von beiden besitzt, kann die Pflanzen auch in einem Mörser oder unter einer Flasche zerstampfen und mit Hilfe eines feinen Tuchs auspressen. Saftige Wurzeln wie Sellerie können ohne Flüssigkeitszusatz gepreßt werden; derbere Wurzeln, Blätter und

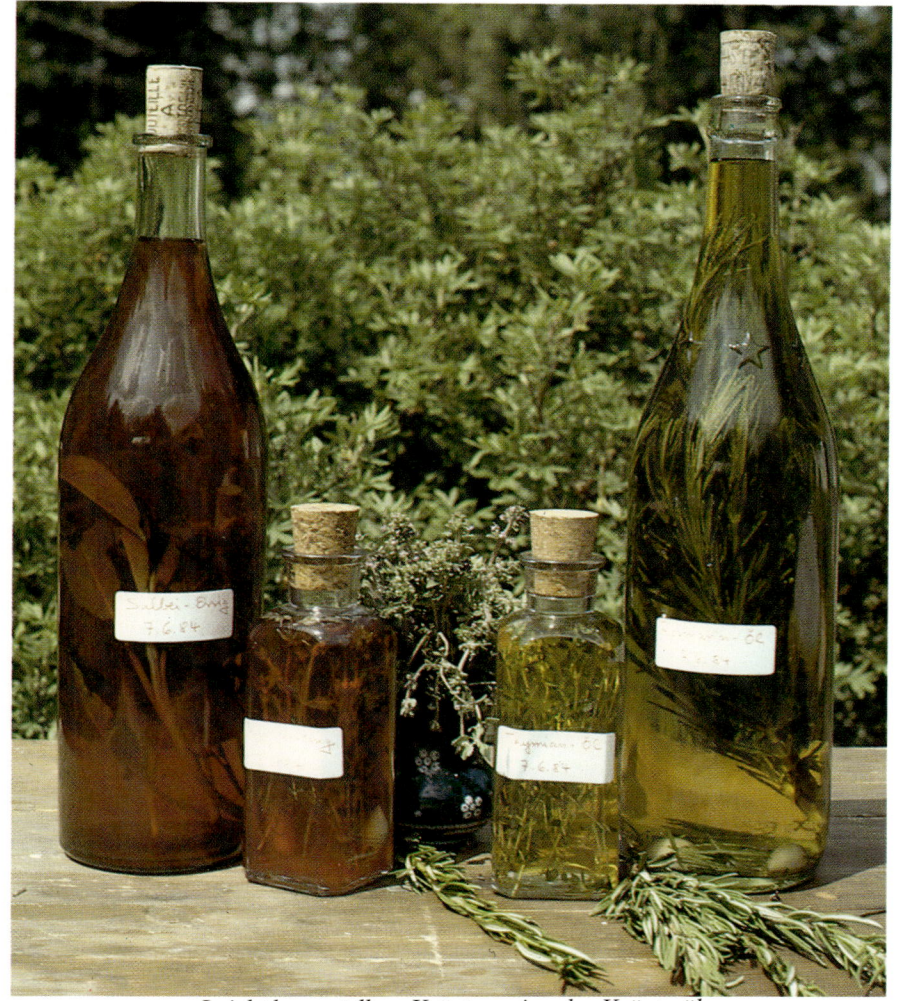

Leicht herzustellen: Kräuteressig oder Kräuteröl

Der Kaltauszug

Die frischen oder getrockneten Kräuter werden mit kalter Flüssigkeit übergossen und ziehen dann bei Zimmertemperatur zwischen sechs Stunden und vierzehn Tagen. Auszüge mit Wasser sollten nicht länger als zwölf Stunden stehen, sonst verwandeln sie sich in wahre Nährbrühen für Mikroben und können anfangen zu gären. Wer vor dem Schlafengehen eine Tasse voll ansetzt, hat am nächsten Morgen einen gebrauchsfertigen Auszug. Erwärmen Sie ihn leicht, bevor Sie ihn trinken.

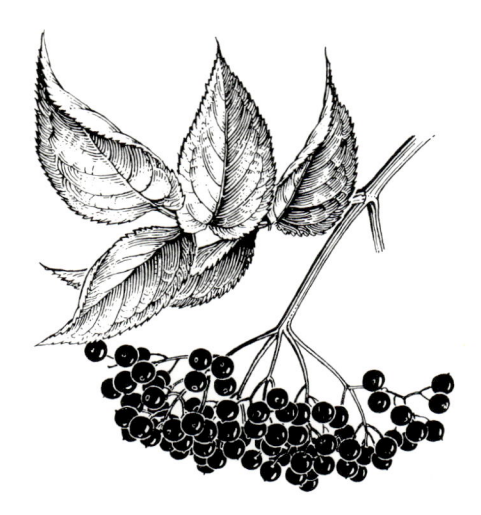

Holunderbeeren: hervorragend für Säfte geeignet

Kräuter aus eigenem Anbau

Blüten werden möglichst fein zerkleinert und mit ein wenig kaltem Wasser übergossen, dann läßt man sie eine halbe Stunde einweichen, bevor sie gepreßt werden. Frischsäfte sollte man immer gleich nach dem Zubereiten einnehmen. Meist genügt ein Teelöffel voll Saft, entweder pur oder nach Belieben mit Wasser, Molke oder Milch vermischt.

Das Pulver

Pflanzenpulver enthält die Wirkstoffe in sehr konzentrierter Form, deshalb wird es vorsichtig dosiert: Eine Messerspitze Pulver, in etwas Milch oder Wasser verrührt, kann oft eine Tasse Tee ersetzen. Die gut getrockneten Heilpflanzen lassen sich in einer Gewürzmühle mahlen; feiner wird das Pulver jedoch, wenn Sie die Kräuter in einem Mörser zerreiben.

Extrakte und Tinkturen

Meist dienen frische Kräuter als Basis für diese hochwirksamen Auszüge, die im allgemeinen auf äußerliche Anwendungen beschränkt bleiben. Nur wo es ein Heilrezept ausdrücklich erlaubt, dürfen Sie bei schweren Krankheiten diese Mittel tropfenweise, mit Wasser verdünnt, einnehmen. Kaufen Sie Extrakte und Tinkturen am besten in Apotheken oder Reformhäusern, denn bei deren Produkten stimmen die Mischungsverhältnisse garantiert. Wenn Sie sie aber selbst herstellen wollen, sollten Sie sie zur Sicherheit nicht innerlich anwenden.

So wird's gemacht: Füllen Sie ein Schraubglas mit den frischen Kräutern und übergießen Sie sie mit 70prozentigem Alkohol. Das verschlossene Glas wird zwei Wochen lang an einen warmen Ort gestellt. Der Sonne dürfen Sie es allerdings nicht aussetzen! Das Glas muß jeden Tag mindestens einmal geschüttelt werden. Der fertige Auszug wird durchgeseiht und in Flaschen gefüllt. Gut verschlossen aufbewahren!

Umschläge und Verbände

Kräuter, die die Haut nicht reizen, dürfen direkt auf die zu behandelnde Stelle aufgelegt werden. Frische Kräuter werden dafür zerkleinert und erwärmt, getrocknete Kräuter übergießt man mit etwas heißem Wasser. Schlagen Sie über die Auflage ein Tuch und lassen Sie sie kurz einwirken – höchstens eine halbe Stunde. Dann muß sie erneuert werden.

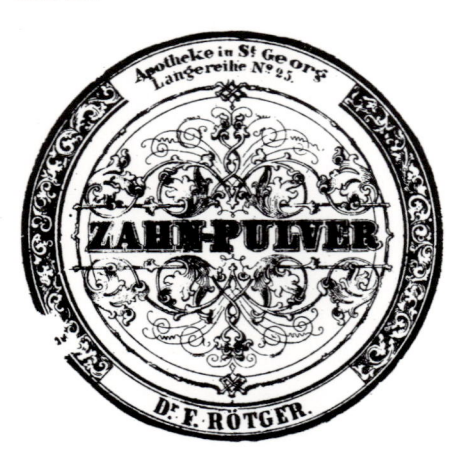

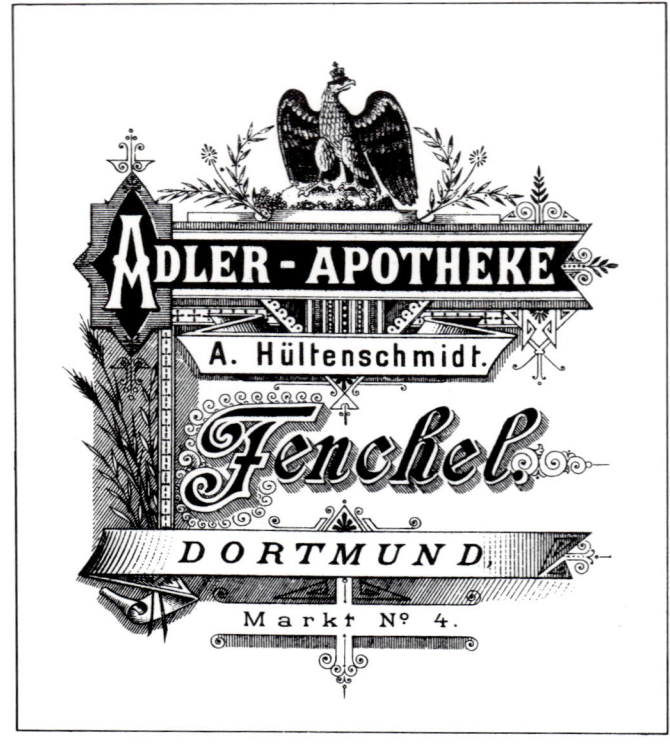

Um die Haut zu schonen, werden stärker wirkende Kräuter in ein Säckchen aus Leinen oder Mull gefüllt, das Sie leicht selbst in der erforderlichen Größe nähen können. Legen Sie das Kräutersäckchen kurz in sprudelndes Wasser und lassen Sie es auf etwa 50° Celsius abkühlen, bevor Sie es auflegen.

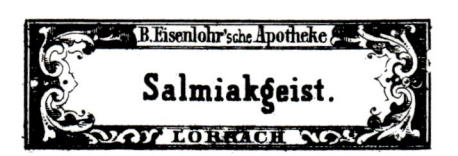

Für feuchte Umschläge werden Läppchen aus Mull oder Wattestücke in einer der oben beschriebenen Kräuterzubereitungen getränkt: in Tees, Auszügen oder Tinkturen, je nachdem, wie stark die Wirkung sein soll. Für äußerlich anzuwendende Tees verwenden Sie um die Hälfte mehr Kräuter als für Trinktees. Die durchfeuchtete Auflage wird durch einen lockeren Mullverband festgehalten. Umschläge läßt man von einigen Minuten bis zu zwei Stunden einwirken; spätestens dann werden sie gewechselt.

Feuchte Verbände, die man genauso wie Umschläge anlegt, werden erst abgenommen, wenn sie trocken sind – das dauert nie länger als zwölf Stunden. Übrigens muß noch ein alter Irrtum geklärt werden, der leider noch nicht völlig ausgerottet ist: Decken Sie niemals die Auflagen mit Plastikfolien ab! Durch Umschläge und Verbände muß Luft bis zur Haut vordringen können.

Bäder

Ob Sie nun ein Teil- oder ein Vollbad nehmen wollen – halten Sie sich an den Grundsatz: »Nicht zu heiß und nicht zu lange!« Das Wasser sollte nicht wärmer als 35–40° Celsius sein, und steigen Sie nach fünfzehn Minuten aus der Wanne, auch wenn's schwerfällt. Badezusätze erhalten Sie in der Apotheke. Sie können sie aber auch selbst herstellen:

zum Beispiel als Kaltauszug. Ist nichts anderes angegeben, rechnen Sie etwa 200 g Heilpflanzen für ein Vollbad. Wurzeln ziehen dazu 12–24 Stunden, Kräuter 10 bis 12 Stunden, dann wird der abgeseihte Auszug auf Badetemperatur erwärmt. Aber auch Tees und Abkochungen eignen sich als Badezusätze.

Gezielt auf bestimmte Körperpartien wirken Sitzbäder, Hand- und Fußbäder usw., für die Sie weniger Kräuter benötigen als für ein Vollbad. Achten Sie bei Teilbädern darauf, auch diejenigen Körperteile warmzuhalten, die sich nicht im Wasser befinden. Nach einem Bad sollten Sie sich ein Stündchen ins Bett legen und ausruhen. Und packen Sie sich dabei warm ein!

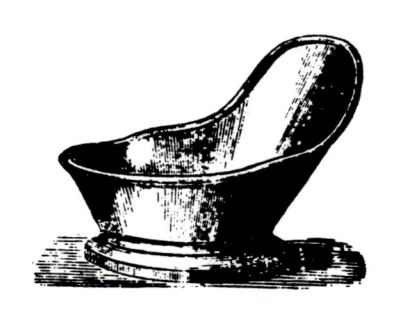

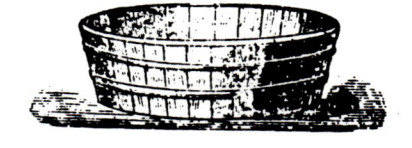

Inhalieren

Ein Gesichts-Dampfbad tut vor allem bei Schnupfen und Erkältung gut. Werfen Sie eine Handvoll geeigneter Kräuter in einen Liter Wasser und bringen Sie das Gemisch zum Sieden. Dann stellen Sie den Topf vor sich auf den Tisch – der Deckel bleibt vorerst drauf, damit der Dampf nicht vorschnell entweicht. Hüllen Sie

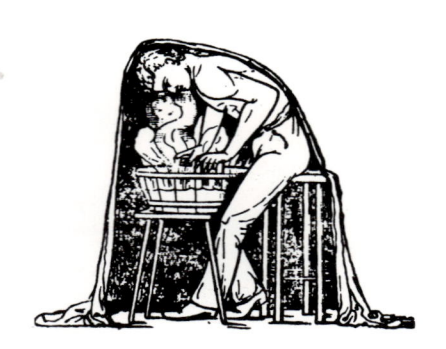

den Kopf und Schultern in ein großes Handtuch und legen Sie am besten darüber noch ein Wolltuch. Ist alles dicht? Dann nehmen Sie den Deckel vom Topf und beugen Sie sich sehr vorsichtig, um sich nicht zu verbrennen, so tief über den aufsteigenden Dampf, wie Sie es vertragen. Nach fünf bis zehn Minuten haben Sie genug geschmort; Sie dürfen sich den Schweiß abwaschen. Solche Dampfbäder sind nicht zuletzt auch kosmetisch wirkungsvoll, da sie die Durchblutung der Haut anregen.

Und nicht zu vergessen: Würzen Sie Ihre Gerichte mit frischen Kräutern, so oft es geht! Das ist nicht nur gesund, sondern schmeckt auch köstlich.

Ein Blick in alte Kräutergärten

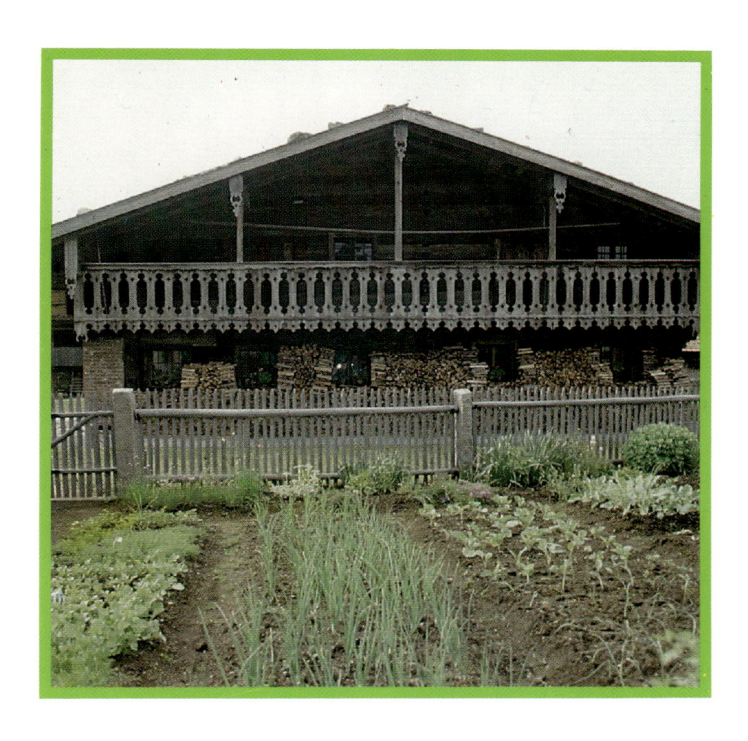

Ein Blick in alte Kräutergärten

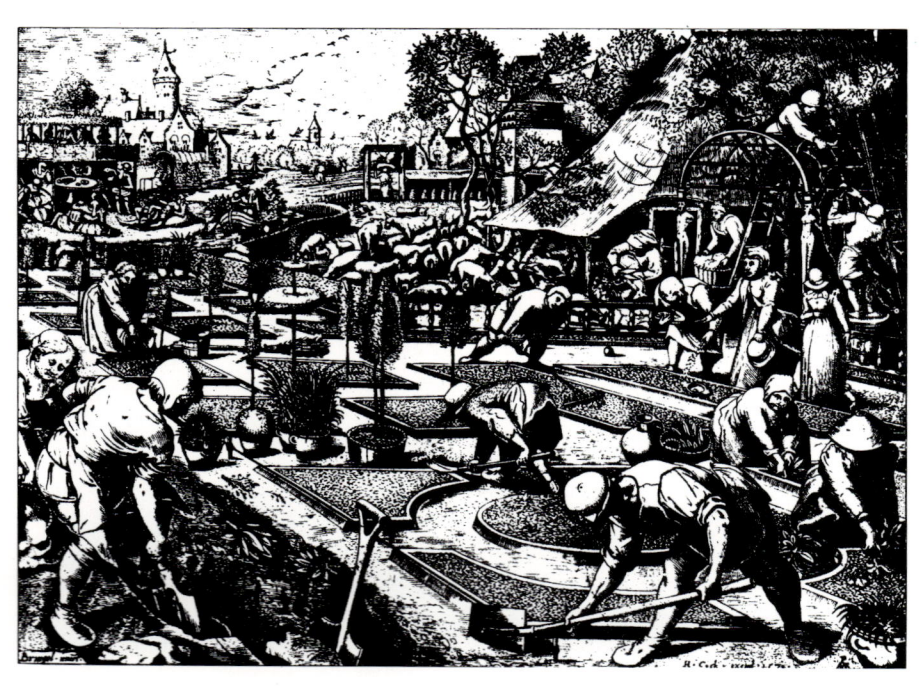

»Gärten der Gesundheit« – ein Kupferstich aus dem 16. Jahrhundert

Weizen, Hirse, Erbsen, Linsen, Rüben, Lauch, Kohl, Feldsalat – das war ziemlich alles an Getreide und Gemüse, was bei den alten Germanen auf den Tisch kam. Aber schon die Köchin der Jungsteinzeit vergaß bei der Zubereitung des täglichen Kohlgemüses nicht die Prise Kümmel, dessen verdauungsfördernde Wirkung sie zu schätzen wußte; auch würzte sie ausgiebig mit dem heute noch beliebtesten Küchenkraut, der Petersilie.

Außer diesen Kräutern, die immer noch als typisch für unsere Küche gelten können, sorgte sicher noch manch anderes aromatisches Wildkraut für die rechte Würze. Angebaut jedoch wurden bei den Germanen wohl nur Kümmel, Mohn und Petersilie. Sorgsam umhegt, wuchsen sie im Gemüsegarten, der durch eine schulterhohe Einzäunung von den Feldern der Dorfgemeinschaft abgegrenzt war. Dieser meist aus Weiden geflochtene Zaun hielt scharrende Hühner, suhlende Schweine und streunende Hunde fern und machte den Anbau von Kräutern und feinen Gemüsen überhaupt erst möglich. Somit war der Zaun das wichtigste am Garten; daran läßt auch die Sprachgeschichte keinen Zweifel: »Garten« hieß ursprünglich nichts anderes als »Zaun«, später erweiterte sich dann die Bedeutung auf die umzäunte Fläche. Während die Felder vom ganzen Dorf gemeinsam bewirtschaftet wurden, konnte die Hausfrau in ihrem Garten anbauen, was sie wollte – und wir dürfen sicher sein, daß die wenigen damals bekannten Kräuter in keinem Garten fehlten. In welch hohem Ansehen die Mühen des Gartenbaus standen, läßt eine alte fränkische Rechtsbestimmung erkennen: Das »Zerhauen von Geflecht und Reifen«, also die Verletzung eines Zauns, wurde mit besonders schweren Strafen belegt.

Ein Blick in alte Kräutergärten

Hohe Schule der Kräuter in der Antike

Zur Zeit, als die Germanen mit einem eintönigen, wenn auch deftigen Speisezettel vorliebnehmen mußten, kannte man im Mittelmeerraum bereits die Würz- und Heilkraft zahlloser Kräuter und wußte, wie man sie anbaut. Überhaupt war die Technik des Pflanzenbaus schon hoch entwickelt: Wandgemälde vermitteln einen Eindruck von der kunstvollen, regelmäßigen Gestaltung altägyptischer Gärten. Der ägyptische Arzt Imhotep, der im dritten Jahrtausend v. Chr. lebte, zog die Summe jahrhundertelanger medizinischer und gärtnerischer Erfahrungen und beschrieb fünfhundert Kräuter bis ins Detail. Die Nachwelt verehrte Imhotep als Gott der Heilkunst; Bilder zeigen ihn mit einer dicken Papyrosrolle.

Unvergessen bleiben die Namen des Griechen Hippokrates und des Römers Galenos, die die Heilkunde, damals fast gleichzusetzen mit Pflanzenkunde, weitergaben und entwickelten. Noch heute bezeichnet man Arzneimittel, die aus pflanzlichen Wirkstoffen hergestellt sind, als galenische Präparate. Heute weniger bekannt, aber für die Kräutergeschichte nicht weniger bedeutend ist der griechische Arzt Dioskurides (1. Jahrhundert n. Chr.). Seine große Arzneimittellehre versammelt achthundert Pflanzen. Über tausend Jahre lang blieb sie das maßgebliche Lehrbuch, durch welches das medizinische Wissen der Antike ins Mittelalter überliefert wurde. Jeder Heilkundige und Gelehrte schlug in allen Kräuterfragen erst einmal den »Dioskurides« auf, und sämtliche späteren Kräuterbuchautoren griffen auf diese Quelle zurück.

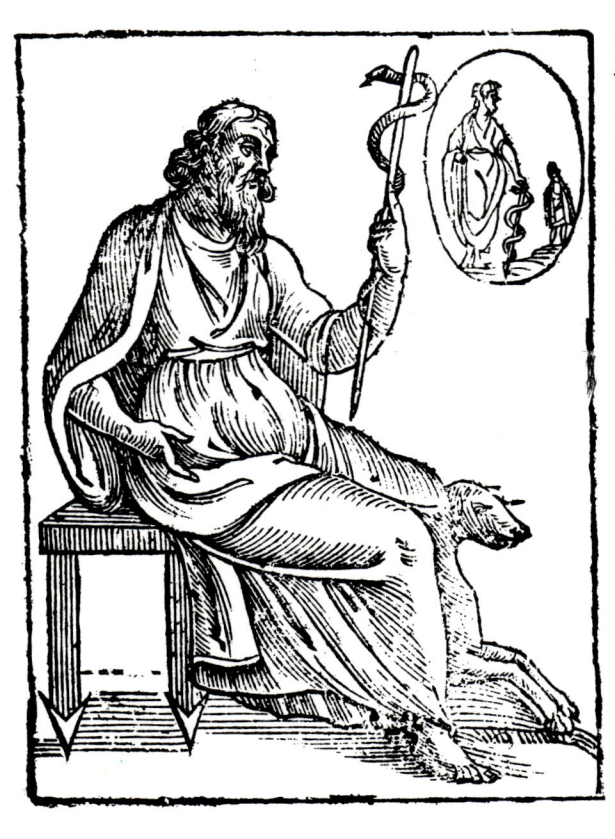

Die Grundlage für unsere heutige Kräuterheilkunde wurde bereits in der Antike geschaffen. Hier eine Abbildung des antiken Heilgottes Asklepios

Ein Blick in alte Kräutergärten

Kräuterwanderung über die Alpen

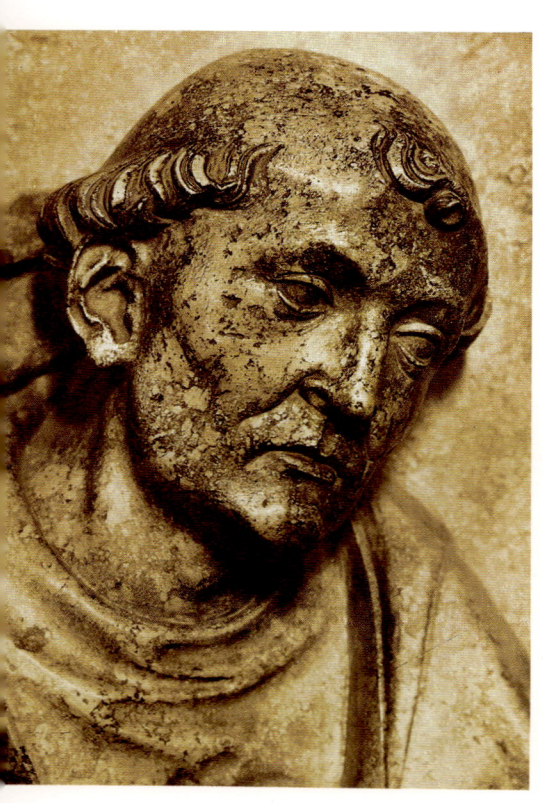

Der Hl. Benedikt von Nursia, Begründer des mächtigen Benediktinerordens, der sich ganz besonders um Anbau und Anwendung von Heilkräutern bemühte

Eine erste Erweiterung des heimischen Kräuterbestands geht auf die römische Invasion in Germanien zurück. War das Gerücht vom Einerlei nordischer Küche bis zu den Römern vorgedrungen? Offensichtlich trauten die römischen Soldaten der germanischen Kochkunst wenig zu – auf ihren Feldzügen jedenfalls gehörten Küchenkräuter zur Grundausstattung des Marschgepäcks. So machten die Germanen erste Bekanntschaft mit südlichen Eß- und Würzgewohnheiten. In milderen Gegenden führten die Römer den Weinbau ein; die Getreidesorten wurden um den Roggen bereichert. Auch neue Obstsorten wurden aus Italien eingeführt: die Kirsche, der Pfirsich, die Pflaume und die Quitte. Ein tiefergreifender Einfluß jedoch ging von ganz anderer Seite aus.

Im Kerngebiet des alten Römerreiches, südöstlich von Rom, gründete Benedikt von Nursia Anfang des 6. Jahrhunderts ein Kloster, das zum Stammkloster eines mächtigen Ordens werden sollte. Bald hatten sich die Ableger des ersten Benediktinerklosters in ganz Europa verzweigt, und mit ihnen wanderten auch die Kräuter des Mutterlandes in alle Himmelsrichtungen.

Dank jener weisen Ordensregel, die neben geistlicher Betrachtung auch aktives Wissen nach außen, Arbeit in der Landwirtschaft und Fürsorge für Kranke vorschrieb, wurden die Benediktiner zur treibenden kulturellen Kraft im Mittelalter. In Kirchen- und Klosterbau, Handwerk und Lehre waren sie unübertroffen. Ihr Verdienst ist es schließlich auch, daß das alte Wissen um die Heilkraft der Kräuter nicht in Vergessenheit geriet.

Ihre Bibliotheken beherbergten die antiken Kräuterbücher, die in den klösterlichen Schreibstuben immer wieder gewissenhaft abgeschrieben und um eigene Erfahrungen bereichert wurden. Denn die Benediktiner beschränkten sich nicht auf Büchergelehrsamkeit. Die Kräuter des Dioskurides hatten einen festen Platz im Klostergarten: Mit Geduld und gärtnerischem Geschick brachten es die Mönche fertig, daß auch typisch südliche Gewächse wie Salbei, Thymian und Rosmarin in nördlicheren Gefilden Fuß faßten. In der klostereigenen Apotheke wurden die Kräuter zu Arzneien verarbeitet, die unzähligen Kranken zugute kamen. Ärzte gab es außerhalb der Klöster kaum, und so übernahmen denn die Orden, allen voran die Benediktiner, die medizinische Versorgung. Darüber hinaus arbeiteten die Mönche unermüdlich daran, die gärtnerischen Kenntnisse der Bevölkerung zu verbessern. Außer fachmännischen Rat gaben die Ordensleute bereitwillig auch Pflanzenableger weiter; neben feinen Gemüsen fanden auf diese Weise viele Würz- und Heilkräuter ihren Weg in die Gärten der Umwohner. Was die Benediktiner für die Bereicherung des Speisezettels und eine gesunde, abwechslungsreiche Ernährung geleistet haben, ist heute gar nicht mehr abzuschätzen.

Karl der Große unterstützte diese Bemühungen nach allen Kräften. Um die Palette der Kulturpflanzen zu bereichern, erließ er eine Reichsverordnung, die unter dem Namen »Capitulare de villis« bekannt geworden ist. Sie beginnt: »Wir wollen, daß man in den Gärten all diese Kräuter halte…« Es folgt eine Aufzählung von 70 Heil- und Gewürzpflanzen sowie rund 20 Obstsorten. Sicher hat der Kaiser diese detaillierten Anweisungen zur Einrichtung von Wirtschaftsgärten nicht ohne den Rat eines erfahrenen Gartenspezialisten – natürlich eines Benediktiners – zusammengestellt.

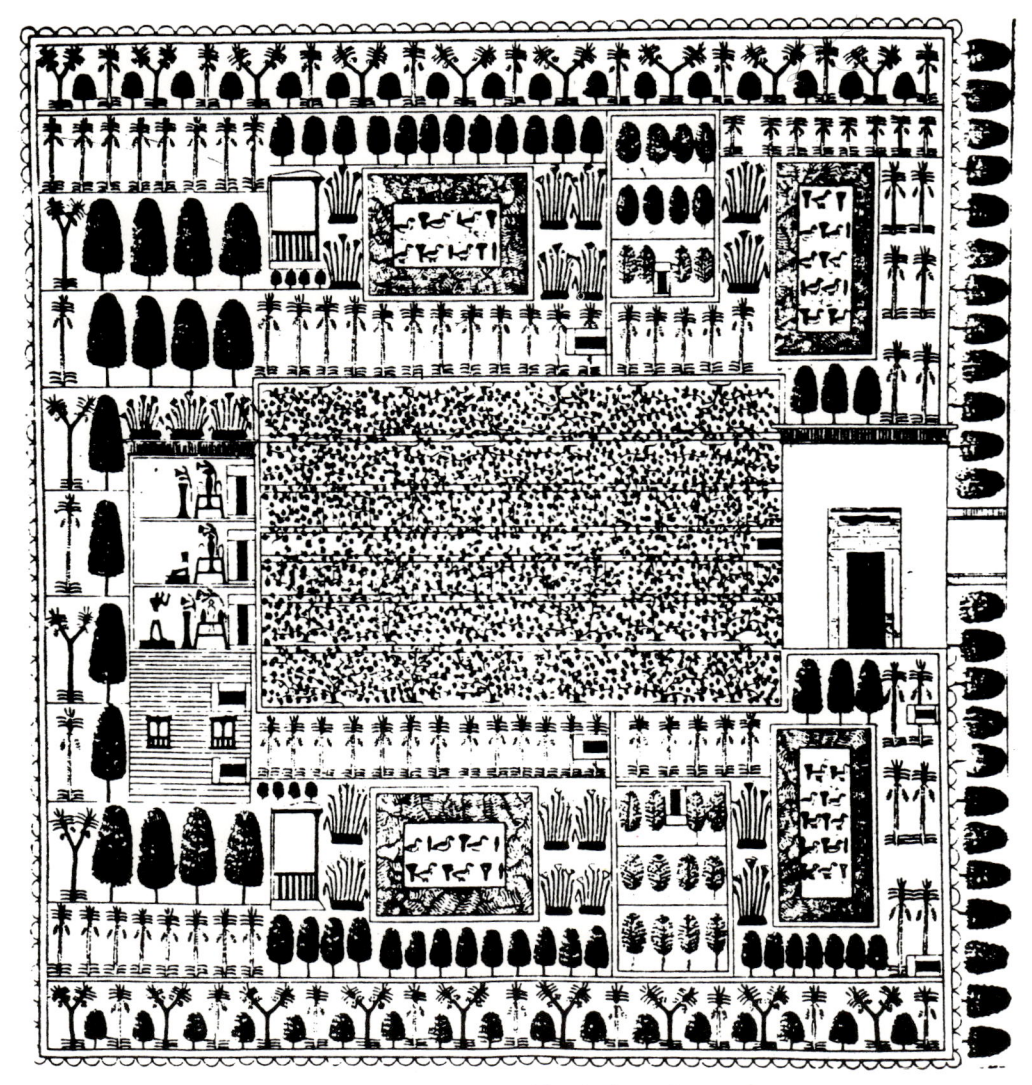

Stilisierte Darstellung eines »klassischen« Kräutergartens

Ein Blick in alte Kräutergärten

Vom Vergnügen des Gartenbaus

Zumindest für den Reichenauer Mönch Walahfried Strabo bedeutete die Pflege des Klostergartens viel mehr als nur eine lästige Pflicht. Um 840 n. Chr. verfaßte er ein ausführliches Lehrgedicht »Über die Anlage von Gärten«. Die lebendige Sprache verrät es: Walahfried war ein Gärtner mit Leib und Seele! Gartenarbeit war damals mit erheblichen Anstrengungen verbunden, da nur einfachste Geräte zur Verfügung standen. Dennoch ging Walahfried das praktische Studium der Kräuter in freier Natur weit über ein beschauliches Leben im Müßiggang.

Humorvoll schildert der Benediktiner, wie er in den ersten Frühlingstagen Hacke und Rechen hervorholt und sich abmüht, die Brennessel, »auf deren Blättern Pfeile wachsen mit brennendem Gift«, zu roden. Keine Schwielen hindern ihn, »in vollen Körben den Dünger im dürren Erdreich zu verteilen«. Walahfried legt, wie das im Mittelalter üblich ist, ein erhöhtes Beet an und sichert es ringsum mit Pflöcken. Ein solches Hochbeet bietet sich an, wo der Boden karg ist und mit viel Humus und Kompost aufgebessert werden muß; auch zieht das Wasser gut ab. Außerdem bietet das Hochbeet eine nicht zu unterschätzende Annehmlichkeit: man braucht sich beim Ernten der Kräuter nicht so weit zu bücken! Auch die Gärtner von heute sollten die Möglichkeit erhöhter Beete nicht außer Acht lassen.

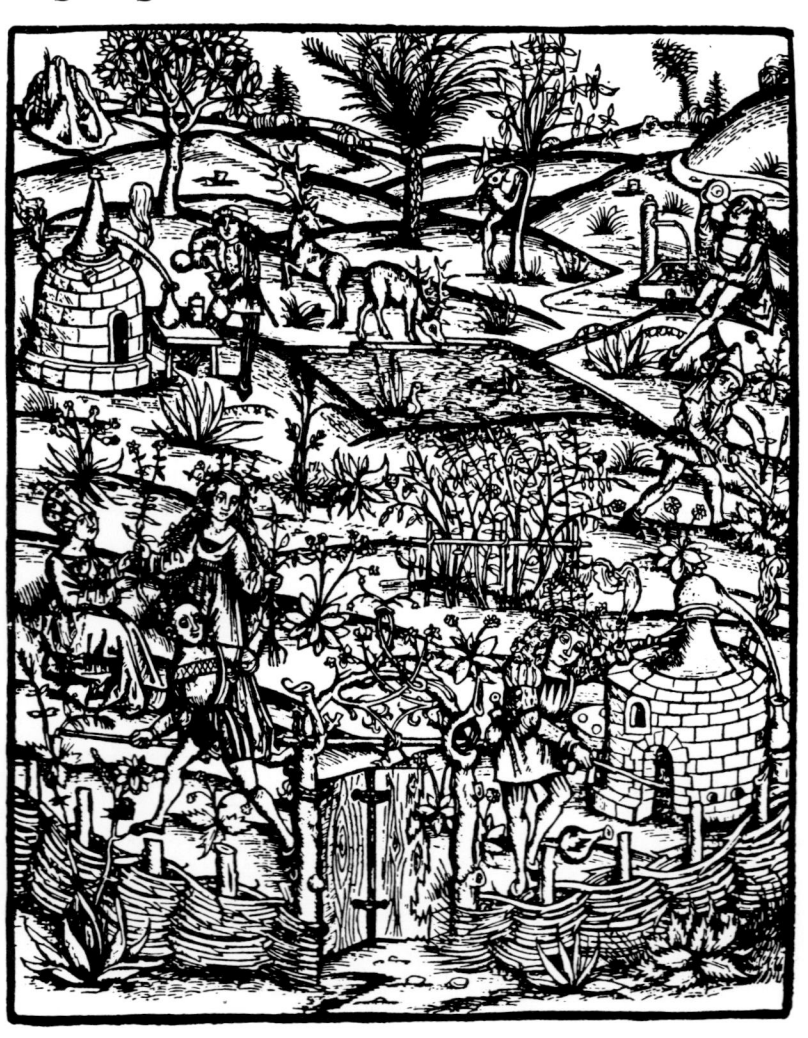

Seit jeher eine Kunst: der Gartenbau

Walahfried empfiehlt, mit dem Säen zu warten, bis das Beet von Südwind und Sonnenhitze gut durchwärmt ist. Nun folgt die begeisterte Beschreibung von 24 Kräutern, darunter Wermut, Andorn, Odermenning, Rainfarn, Pfefferkraut, Frauenminze, Pfefferminze, Rosmarin, Salbei, Raute, Polei, Kreuzkümmel, Liebstöckel, Fenchel und viele andere. Man sieht, zu Walahfrieds Zeiten sind die Kräuterkenntnisse in Germanien schon recht fortgeschritten! Schließlich rät Walahfried jedem, selbst einen Garten anzulegen – was man darin anbaut, hält der Benediktiner für weniger wichtig als das »Garteln« an sich. Diese erste »deutsche« Pflanzenschrift (sie war lateinisch abgefaßt) wurde im ganzen Mittelalter zum »Renner« unter den Gartenbüchern; Kenner nannten sie liebevoll »Gärtchen« (Hortulus). Wie Walahfrieds Klostergarten ausgesehen haben mag, davon gibt der Klosterplan von St. Gallen eine Vorstellung, der zwei Jahrzehnte vor Walahfrieds Gedicht entstanden ist.

Vorbild: St. Gallen

Vier Arten von Gärten waren darin vorgesehen: die Ziergartenhöfe der Kreuzgänge, die den Mönchen in freien Stunden zur Erholung dienten; der Baumgarten, in dem Obstbäume kultiviert wurden – hier wurden die Mönche auch begraben; der Gemüsegarten, der den Eigenbedarf des Klosters deckte und schließlich der Kräutergarten, der gleich neben der Arztwohnung und der Krankenstation lag. Seine Grundform war ein Rechteck, geviertelt durch ein Wegkreuz. In jedem dieser Viertel wurden nebeneinander schmale Beete angelegt, die man von beiden Seiten bequem erreichen konnte. An den Gartenmauern verliefen ringsum lange, schmale Rabatten. Die Anlage von St. Gallen galt als vorbildlich für alle nachfolgenden Benediktinerklöster; auch die heilige Hildegard wird ihren Garten ähnlich eingerichtet haben. Bis heute ist

der alte Klostergarten die klassische Grundform des Kräutergartens geblieben. Sie wurde meist nur wenig abgewandelt: durch einen Brunnen in der Mitte des Wegkreuzes, einen kleinen Teich oder ein Rondell mit einem Bäumchen oder Rosenstrauch als Blickfang darin.

Damit ist schon eine aufregende Entwicklung angedeutet: Während der Gemüsegarten ein reiner, zweckmäßig gestalteter Nutzgarten blieb, bestimmte im Kräutergarten nicht mehr allein der Nutzwert die Auswahl und Anordnung der Pflanzen; man bemühte sich bald, sie möglichst vorteilhaft zur Geltung zu bringen. Von Anfang an wurden im klösterlichen Kräutergarten auch Rosen, Lilien und Iris angepflanzt; dabei dachte man zunächst weniger an Blumenschmuck, sondern an die Heilkräfte, die diesen herrlichen Gewächsen zugeschrieben wurden. Doch darum blühten sie nicht weniger prächtig. Welch eine Augenweide, wenn zwischen den tausend kleinen Blüten der Kräuter, in allen Schattierungen getönt, immer wieder füllige Rosen, blaue Iristupfer und zarte weiße Lilienkelche den Blick auf sich ziehen! War es im Frühling die Blütenpracht, zog an Sommertagen der wunderbare Duft der Kräuter manchen Mönch aus dem Kreuzgang zum Kräutergarten hin. Ein Spaziergang zwischen den Kräuterbeeten erfrischt Leib und Seele bei Kranken und Gesunden; hier scheinen alle irdischen Wohlgerüche versammelt. Wer denkt schon beim würzigen Aroma von Thy-

mian, Rosmarin und Lavendel als erstes an den Nutzwert dieser Pflanzen? So kam es, daß die Kräutergärten der Klöster die eigentlichen Ziergärten an Schönheit oft übertrafen; Kräuter waren die heimlichen Lieblinge der Gärtner – wie auch Walahfrieds Gedicht hauptsächlich von Kräutern handelt. Manchmal wurde der Kräutergarten kurzerhand in den Haupthof zwischen die Kreuzgänge verlegt!

Die Nelke, Sinnbild der Gottesmutter

Neue Anstöße erhielt die Pflanzenkultur im 12. Jahrhundert. Auf den Kreuzzügen begegneten die staunenden Ritter den fremdartigen Kulturen des östlichen Mittelmeers; eine nie gesehene Pracht von Bäumen, Früchten und Blüten mußte jedem Kenner Achtung vor der Gartenkunst dieser »Heiden« abzwingen. Manche Ableger fanden mit heimkehrenden Kreuzzüglern ihren Weg nach Europa. Nicht alle diese Pflanzen konnten sich an das rauhere Klima gewöhnen; dauerhaft eingenistet jedoch haben sich bei uns seit einiger Zeit der Jasmin und – die Nelke, hinter der heute niemand mehr eine Exotin vermuten würde. Die Klostergärtner, allem Neuen aufgeschlossen, nahmen die südländischen Blütenwunder gern in ihre Pflanzungen auf. Ihre heidnische Herkunft hindert die Mönche nicht, der Nelke alsbald eine christliche Symbolik anzuheften: Wie die Rose wurde sie zum Sinnbild für die Gottesmutter Maria.

Ein Blick in alte Kräutergärten

Apothekergärten außerhalb der Klostermauern

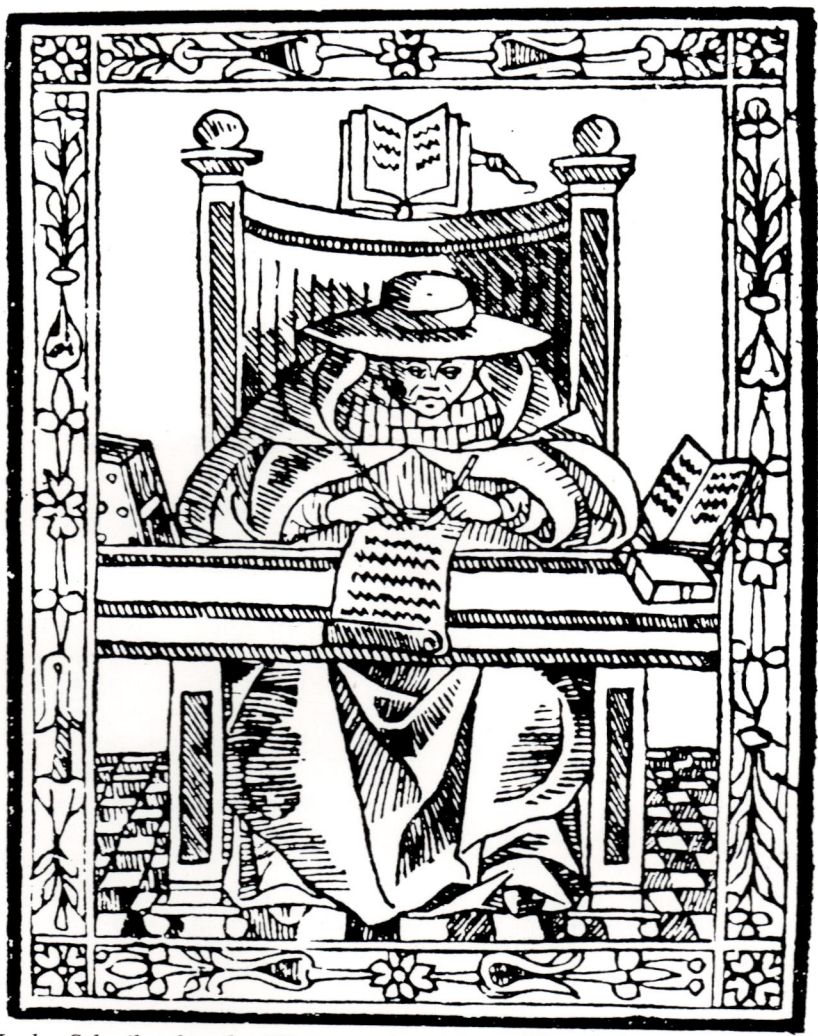

In den Schreibstuben der Klöster wurden nicht nur Wirtschaftsvorgänge, sondern auch Maßnahmen für den Kräuteranbau festgehalten

Allmählich ging die Medizin, die Arzneibereitung und damit auch der Kräuteranbau in die Hände von Laien über. Auch daran waren die Kreuzzüge indirekt mitbeteiligt: Sie förderten die Berührung mit der arabischen Heilkunst, die ein besonders hohes Niveau erreicht hatte. Zentrum des neuen Wissens war Italien, wo in Salerno, Parma, Bologna, Modena die ersten abendländischen Universitäten gegründet worden waren. Studenten aus ganz Europa pilgerten zu den medizinischen Fakultäten und studierten die Schriften des arabischen Gelehrten Avicenna, mit denen die Heilkunde eine wissenschaftliche Grundlage erhielt. Im 12. Jahrhundert wurden die ersten Forderungen laut, daß jeder, der eine ärztliche Tätigkeit ausüben wollte, ein eingehendes medizinisches Studium nachweisen müsse. Nicht jedes Kloster konnte einen Bruder nach Italien schicken, um dort sein Wissen auf den neuesten Stand zu bringen. Die Medizin wurde zur Sache der Spezialisten. Und die Spezialisierung griff immer weiter um sich. Schon der Hohenstaufenkaiser Friedrich II. erließ eine Medizinanordnung, die die Berufe Arzt und Apotheker voneinander trennte. Der Arzt sollte seine ganze Zeit den Kranken widmen können; das aufwendige Anpflanzen, Pflegen und Aufbereiten von Heilkräutern übernahm ein anderer Spezialist. Der Apothekergarten unterschied sich vom Klostergarten vor allem dadurch, daß die Öfen, die zur Destillation der Kräuteressenzen benötigt wurden, gleich an Ort und Stelle gemauert wurden.

Ein Klostergarten im Kleinen: Der Bauerngarten

Von Anfang an waren die Mönche bemüht gewesen, ihr gärtnerisches Wissen unter die Leute zu bringen. Jeder Bauer, der seinen Zehnten ablieferte, jede Bauersfrau, die um ärztlichen Rat fragen kam, verließ das Kloster um einen praktischen Rat reicher, vielleicht auch mit einem Ableger oder Samentütchen im Beutel. Zunächst wuchs im Bauerngarten nur das Nötigste; man hatte ja alle Hände voll zu tun, um fürs Existenzminimum zu sorgen. Mit dem bescheidenen Wohlstand, den der Bauernstand erreichte, drang auch hier die Blumenpracht ein. Gleich mit den Pflanzen wurde die klösterliche Gartenform übernommen, ein Rechteck oder Quadrat mit Wegkreuz und schmalen Beeten, nach einem Jahrtausend auch heute noch für gut befunden. Doch in einem übertrifft der Bauerngarten

sein klösterliches Vorbild: in der noch gesteigerten Vielfalt. Auf engstem Raum drängen sich Gemüse, Kräuter und Blüten; Nutzen und Schönheit finden hier zu einer üppigen Harmonie zusammen.

Meist wurden in den Innenbeeten Gemüse gezogen, während die Kräuter zusammen mit den Blumen eine farbenfrohe Umrahmung des Gartens bildeten. Aber auch bunte Mischungen waren beliebt. Mit sicherem Blick, was zur ländlichen Umgebung paßt, wählte die Bäuerin ihre Sommerblumen. Zum Kreis typischer Bauernblumen zählen Vergißmeinnicht, Ackerstiefmütterchen, Kornblumen, Primeln, Ringelblumen, Geranien, Margeriten, Akelei, Maßlieblichen, Veilchen, Tränende Herzen. Bauerngärten bereicherten schließlich unsere heimische Pflanzenwelt. Manche Kräuter fanden den Weg aus den Bauerngärten zurück in die Na-

tur; der Kümmel ist ein solcher verwilderter Kulturflüchtling.

Über die eigene Geschichte und Kultur reiner Ziergärten braucht hier nicht viel gesagt zu werden. Solche Lustgärten und Parks blieben den Adeligen und reichen Patriziern vorbehalten. Kräuter fanden darin kaum einen Platz, da mit dem verdächtigen Geruch des Nützlichen behaftet – eine Ausnahme bildet der dekorative Lorbeer. Ziergärten seien hier nur erwähnt, weil die Bauerngärten vom Formenspiegel barocker Gartenanlagen nicht ganz unberührt geblieben sind: Das Rondell in der Gartenmitte kam in Mode, darin ein kleiner Teich oder ein Hochstamm-Rosenbäumchen.

Die Beete ringsum bekamen entsprechend eine halbrunde Form. Wer Zeit genug für den Hausgarten aufbringen konnte, umrahmte seine Beete vielleicht noch mit niedrig gehaltenem Buchs.

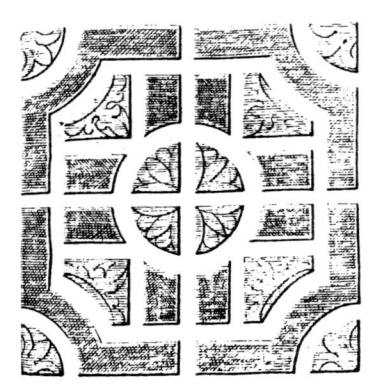 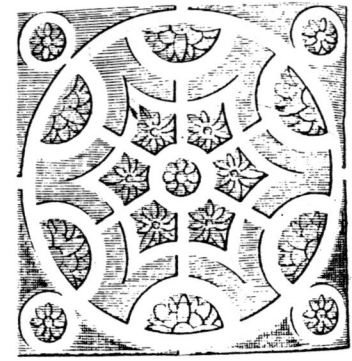

Stilisiert und »idealisiert«: die Klostergärten

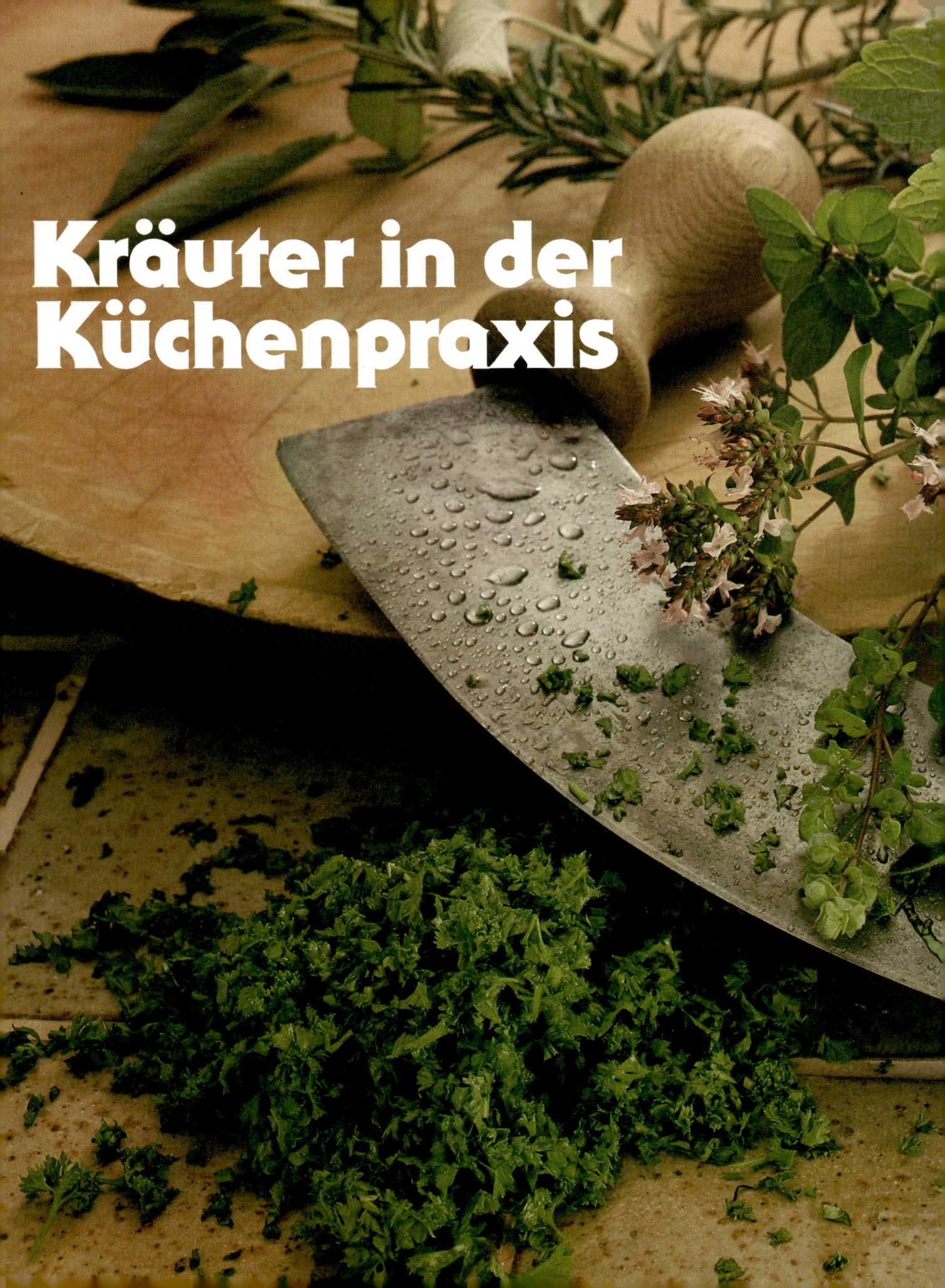

Kräuter in der
Küchenpraxis

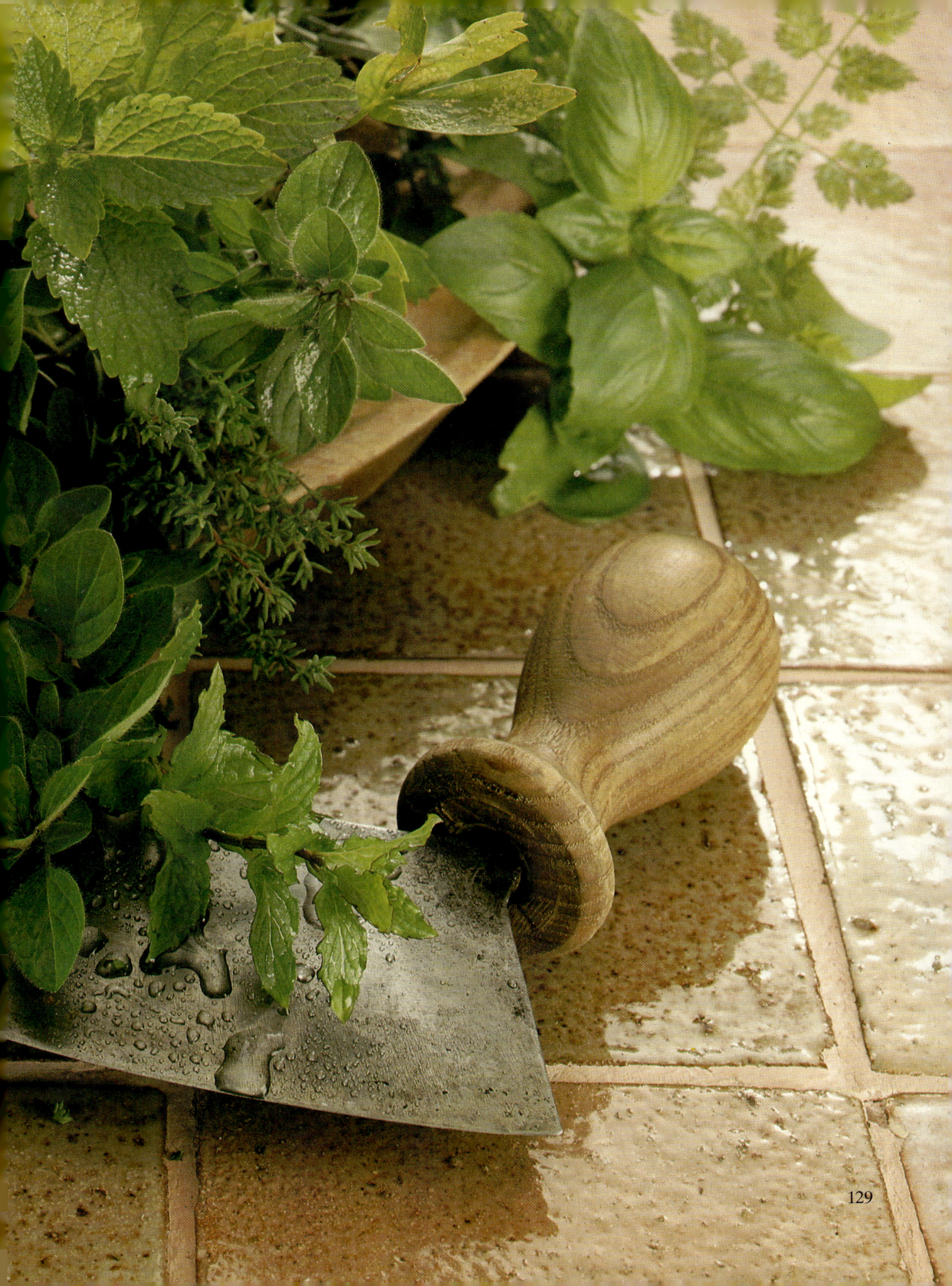

Kräuter in der Küchenpraxis

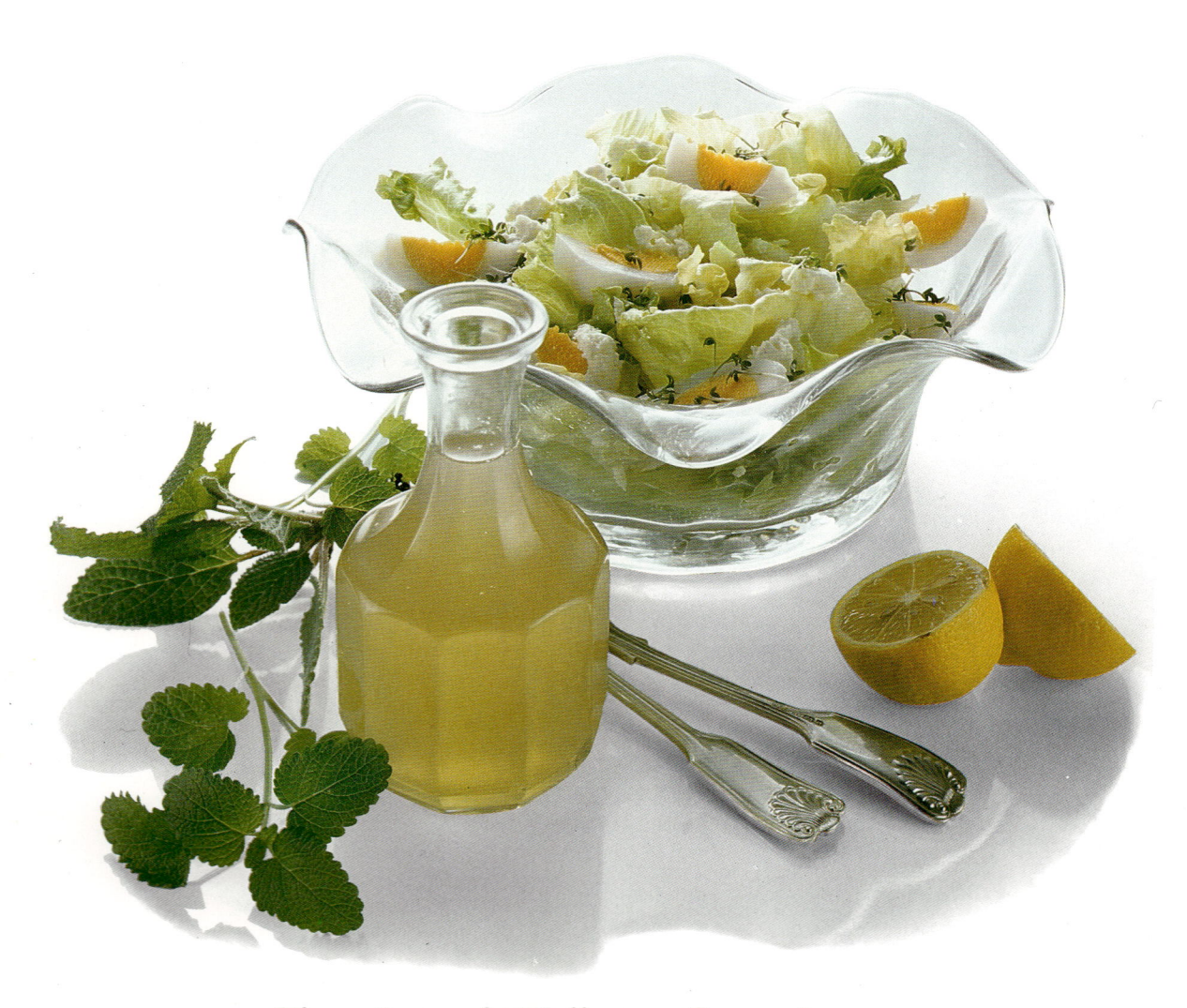

Eissalat mit Kräuter-Dressing

Zutaten:
*1 Kopf Eissalat, 4 hartgekochte
Eier, 125 g Schafskäse,
1 Kästchen Kresse, 6 EL
Kräuter-Dressing, 3-4 EL Öl*

Kräuter-Dressing
*1/2 Tasse Dillspitzen, je 2 EL
frisch gehackte Zitronenmelisse
und Borretschblätter, 3 EL
Himbeersirup, Saft von
2 Zitronen, 3/4 l warmes Wasser,
etwas Salz, Zucker, Essig*

Den Eissalat verlesen, waschen, gut abtropfen lassen und in etwa daumendicke Streifen schneiden. Die hartgekochten Eier schälen und achteln, den Käse leicht zerbröckeln. Die Kresse etwa 1 cm über dem Boden kurz vor Verwendung abschneiden (auch Gartenkresse). Alle Zutaten locker miteinander vermischen und das Dressing, mit dem Öl gut verrührt, erst kurz vor dem Servieren über den Salat träufeln. Zur Zubereitung des Kräuter-Dressings werden alle Zutaten zusammen mit einem Elektromixer ca. 2 Minuten lang püriert. Anschließend wird das ganze in einem genügend großen Topf kurz aufgekocht und danach sofort durch ein Sieb gestrichen (die Rückstände im Sieb gut auspressen). Die Marinade nun abkühlen lassen und in verschließbare Fläschchen oder Gläser abfüllen. Zum Anmachen des Salates genügen 6 EL, die vorher mit 2-3 EL Öl gut verrührt werden.

Dänische Kräutersuppe

Zutaten:
*1 Bund gemischte Frischkräuter,
2 Petersilienwurzeln, 1 Stange
Porree, 2 Stückchen Selleriewurzel, 2 kleine Zwiebeln,
1 EL Öl, 2 Knoblauchzehen,
je 1/2 l Brühe und Wasser,
2 Eigelb, 8 EL Sahne,
1 TL Salz, etwas Pfeffer*

Den gewaschenen Kräuter-
bund (Küchenkräuter nach
Jahreszeit) auf einem Brett kleinhacken, Petersilienwurzel und
Porree in sehr feine Scheibchen
schneiden. Selleriewurzel und
Zwiebel würfeln. In einem Topf
das Öl erhitzen und die geschälten
Knoblauchzehen zusammen mit
den zerkleinerten Wurzeln, Porree, Sellerie und Zwiebeln leicht
glasig dünsten. Dann die Knoblauchzehen wieder herausnehmen
und etwas Mehl zugeben. Dieses
zusammen mit dem Öl und Gemüse gut durchschwitzen lassen und
dann nach und nach mit der Brühe
und dem Wasser aufgießen. Die
feingehackten Kräuter dazugeben
und noch 5-8 Minuten ziehen lassen. Zum Schluß das mit der Sahne verrührte Eigelb in die nicht
mehr kochende Suppe geben, mit
Salz und Pfeffer abschmecken.

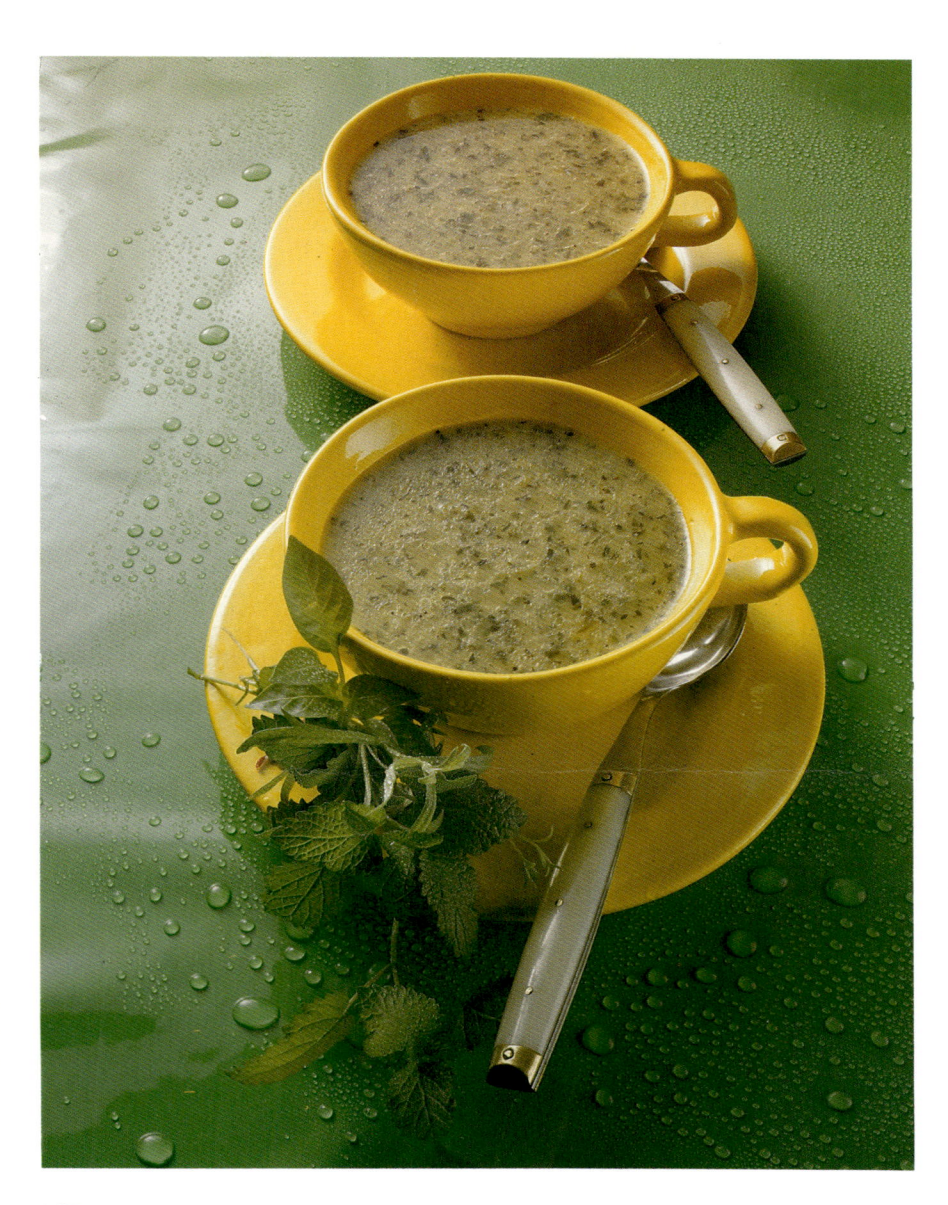

Gemüse-Spieß

(ohne Abbildung)

Zutaten:
*2 EL gehackte Frischkräuter,
(Petersilie, Rosmarin, Majoran
etc.). 4 EL Öl, etwas Salz
und Pfeffer, 8 frische Champignons,
1 Aubergine, 1 Zucchini,
2 Tomaten, 8 kleine Gemüsezwiebeln*

Das Öl, nach Möglichkeit
kaltgepreßtes Olivenöl, mit
Salz, Pfeffer und den feingehackten Kräutern verrühren und etwas
ziehen lassen. Die Tomaten gut
abwaschen und halbieren, die
Zwiebeln schälen und in ca. 1 1/2
cm dicke Scheiben schneiden.
Zucchini und Aubergine mit einem Tuch abreiben und ebenfalls
in ca. 1 1/2 cm dicke Scheiben
schneiden. Die Champignons mit
einem trockenen Papiertuch oder
einer Serviette vorsichtig abreiben und säubern. Das Gemüse
nun abwechselnd auf Spieße stek-
ken und mit dem Kräuteröl dick
bepinseln. Wer möchte, kann zwischen die Gemüsestücke auch jeweils ein Blatt frisches Basilikum
oder ein Blättchen Salbei mit auf-
stecken. Die Spieße im vorgeheizten Backofen unter dem Grill garen, so, daß die Gemüse noch
knackig sind, wenn sie auf den
Tisch kommen.

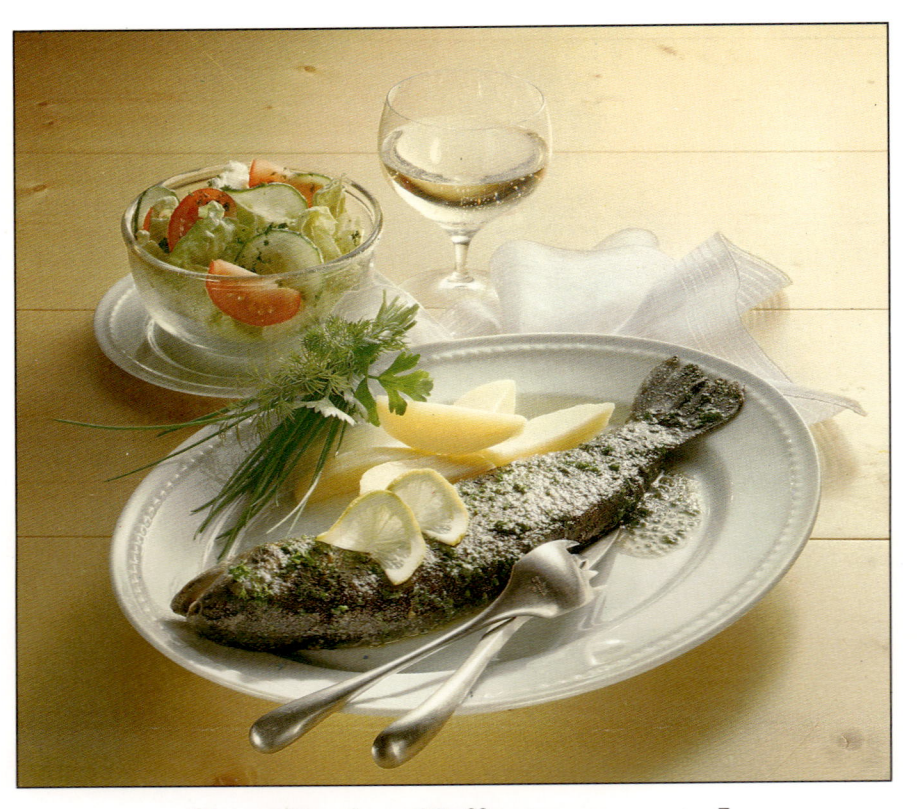

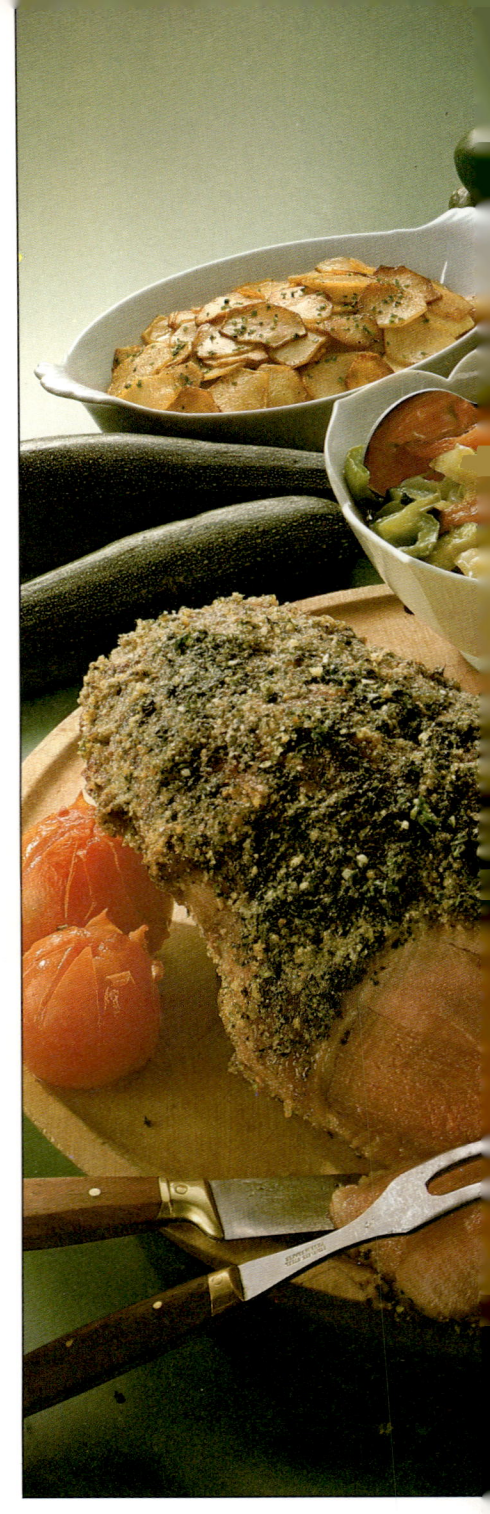

Forelle im Kräutermantel

Zutaten:
(für 1 Person)
1 frische Forelle (ca. 300 g),
1 EL gehackte Petersilie,
1 EL gehackte Frischkräuter,
(Basilikum, Tymian, Salbei etc.),
1 TL Zitronensaft, 2 EL Olivenöl,
30 g Butter, 2 EL Mehl, etwas
Salz und Pfeffer, Zitronenscheiben

Die ausgenommene Forelle unter kaltem Wasser gut abwaschen und mit Küchenpapier innen und außen trockentupfen, leicht pfeffern und salzen. Die Bauchhöhle mit dem Zitronensaft bestreichen und mit den gehackten Frischkräutern ausreiben und füllen. Die Forelle nun leicht in Mehl wenden (das Mehl gut andrücken) und bei mäßiger Hitze in dem erhitzten Öl in der Pfanne von beiden Seiten braten. Nebenher die Butter schmelzen und die feingehackte Petersilie hineingeben. Die Forelle auf einem vorgewärmten Teller anrichten und kurz vor dem Servieren mit der Petersilienbutter überträufeln und mit Zitronenscheiben garnieren. Dazu passen Salzkartoffeln (eventuell auch in Dillbutter).

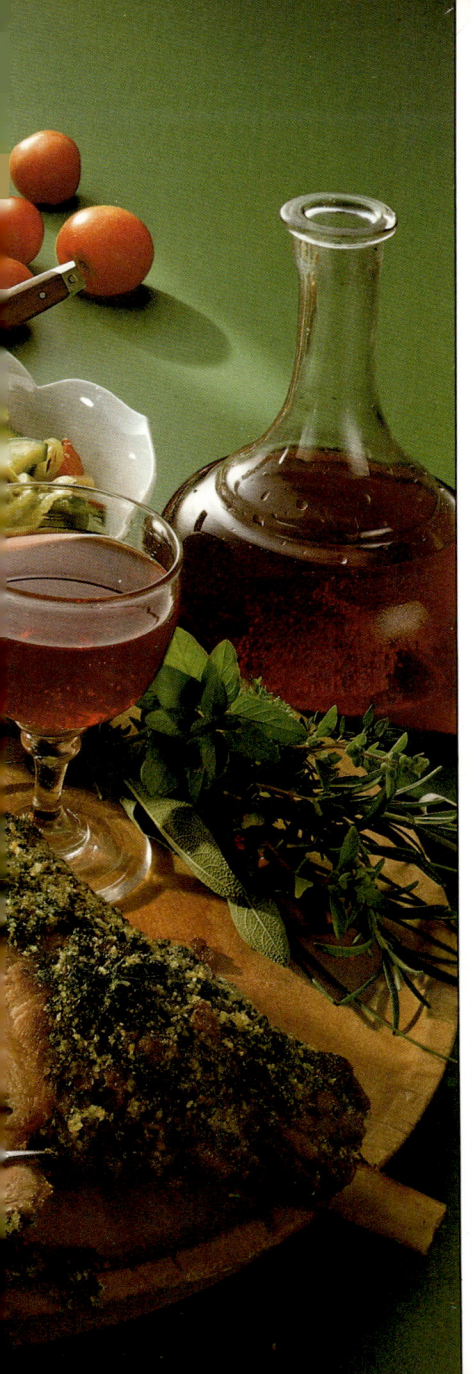

Lammkeule mit Kräuterkruste

Zutaten:
(für 6 Personen)
1 Lammkeule (ca. 2 kg),
3-4 Knoblauchzehen,
3-4 EL gehackte Frischkräuter,
Tymian, Rosmarin, Basilikum),
1 TL scharfer Senf, 1 Zwiebel,
2 TL Salz, 1 Sardellenfilet,
3 EL Olivenöl, 1 Glas Rotwein,
1/4 l Brühe, etwas Butter,
3-4 EL Semmelbrösel

Die Lammkeule waschen, trockentupfen und ringsum mit Knoblauchstiften spicken. Die Zwiebel feinhacken und mit dem Senf, etwas Salz und dem zerdrückten Sardellenfilet im Olivenöl verrühren. Die Keule mit dieser Mischung einreiben und auf eine Fettpfanne legen. Im vorgeheizten Backofen bei ca. 250 Grad etwa 50-60 Minuten braten, nach und nach mit der Brühe und dem Rotwein angießen. Nun etwas Butter lösen und die gehackten Kräuter wie auch die Semmelbrösel unterrühren. Ca. 15 Minuten vor Bratende bestreichen und auf dem Rost fertigbraten, bis die Kruste knusprig ist.

Ente mit Frischkräutern

Zutaten:
(für 4 Personen)
1 küchenfertige Ente (ca. 1,5 kg),
3 EL gehackte Kräuter (Tymian,
Salbei, Dill, Zitronenmelisse,
Petersilie, Rosmarin),
2 Knoblauchzehen,
1 Bund Suppengrün,
1 Zwiebel, 2 Lorbeerblätter,
Salz und Pfeffer

Die Ente gut waschen und trockentupfen. Innen und außen mit Salz, Pfeffer und der frisch gehackten Kräutermischung einreiben, ein Lorbeerblatt und eine Knoblauchzehe hineingeben. Die Ente mit der Brust nach unten auf den Bratrost legen. Die Fettpfanne mit dem geputzten und grob zerkleinerten Suppengrün, geviertelter Zwiebel, Knoblauchzehe, Lorbeerblatt, Innereien der Ente und etwas Wasser darunterschieben. Im vorgeheizten Backofen bei 220 Grad je nach Größe der Ente 60-90 Minuten braten. Wärend des Bratens ab und zu mit kaltem Wasser bepinseln und mit etwas Fond übergießen. 20 Minuten vor Ende der Bratzeit die Ente umdrehen und während der letzten 10 Minuten die Hitze verstärken, damit die Haut schön knusprig wird. Die Ente herausnehmen und auf einer Platte warmstellen. Unterdessen Fond loskochen, durchsieben und abschmecken.
Unser Beilagenvorschlag: Mandelkroketten und Erbsen.

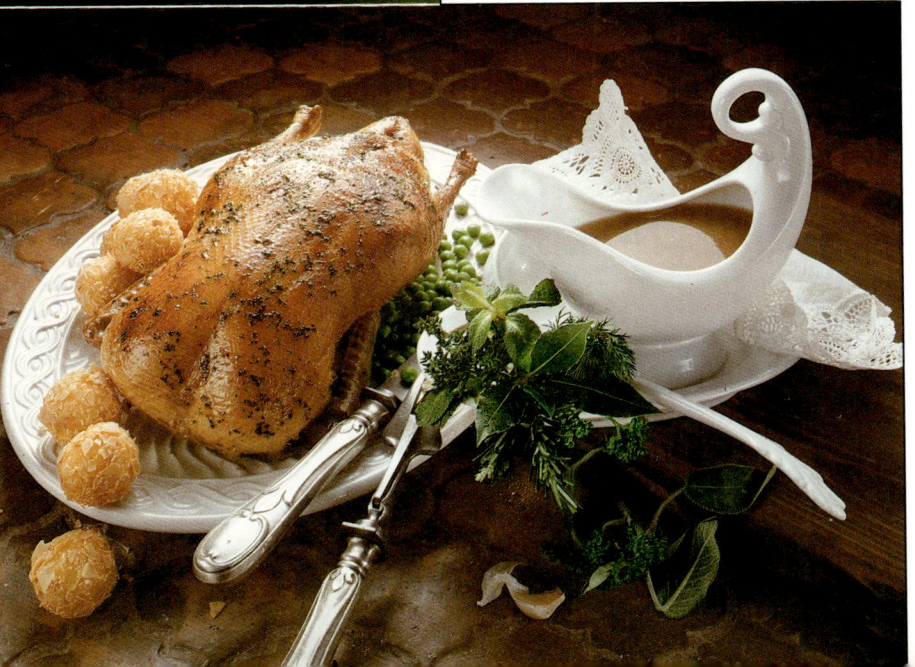

Tomatensaft mit Basilikum

Zutaten:
(für 2 Gläser)
*1/2 l Tomatensaft,
1 TL Basilikum, 1 TL Zitronensaft,
Saft einer Orange,
je 2-3 Tropfen Pfeffersauce und
Worcestershiresauce*

Das Basilikum leicht unter den Tomatensaft rühren, den Saft der Orange und den Zitronensaft dazugeben. In einem Glaskrug verrühren und nach und nach mit etwas Pfeffersauce und Worcestersauce, je nach Geschmack, auch mit einer Prise Salz, abschmecken. Doch Vorsicht, damit der Drink nicht allzu pikant wird und den zarten Basilikumgeschmack übertönt!

Buttermilch mit Kräutern

Zutaten:
(für 2 Gläser)
*1/2 l Buttermilch, 2 EL gehackte Frischkräuter (Basilikum, Salbei, Dill etc.), 4 Oliven,
1 TL Kapern*

Die Kräuter (Zusammensetzung ganz nach Jahreszeit und persönlichem Geschmack) auf einem Brett feinhacken, in einem Glaskrug mit der Buttermilch gut verrühren und an einem kühlen Platz etwa 15-20 Minuten gut durchziehen lassen. Wer die pikantere Variante bevorzugt, der rührt zudem ein paar kleingehackte Oliven und Kapern unter. Dabei wird jeweils eine Olive kleingehackt und untergerührt, die andere dem Drink (entkernt) beigegeben.

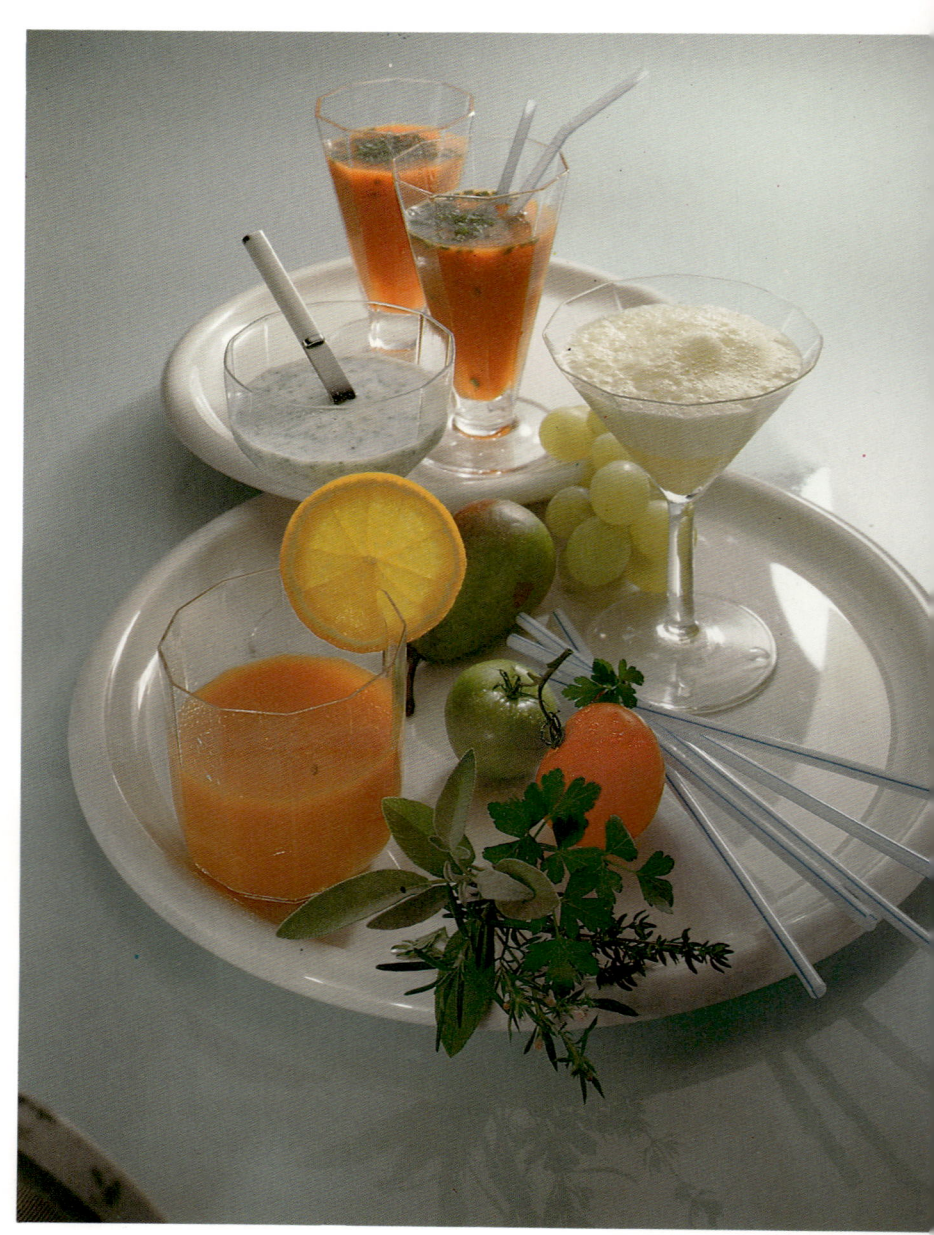

Orangen-Nog

Zutaten:
(für 4 Gläser)
1/2 l Orangensaft (frisch gepreßt), 2 cl Kräuterlikör, 3 kleine Eier, 1-2 EL Honig, 2 EL feingestoßenes Eis

Orangensaft, frisch ausgepreßt, in einem Glaskrug mit dem Kräuterlikör, den Eiern und dem Honig vermengen. Das gestoßene Eis in den Aufsatz eines Mixers geben, die Flüssigkeit darüber gießen und das ganze bei höchster Stufe ca. 1/2 Minute durchmixen, bis die Masse schaumig ist. In die Gläser geben und sofort servieren.

Tomatensaft mit Schnittlauch

Zutaten:
(2 Gläser)
1/4 l Tomatensaft,
Saft einer 1/2 Grapefruit,
1 TL Zitronensaft,
1/2 TL geschnittener Schnittlauch,
1/2 TL gemischte Kräuter
(Tymian und Petersilie)

Tomatensaft mit Grapefruit- und Zitronensaft in einem Glaskrug gut verrühren. Tymian und Petersilie (frisch) auf einem Brett so klein wie möglich hacken oder wiegen und dem Saft unterrühren. Jeweils in 2 Gläser 2 Eiswürfel geben und das Saft-Kräuter-Gemisch darübergießen und eventuell mit einer Prise Salz und einer Prise weißen Pfeffer aus der Mühle abschmecken. Kurz vor dem Servieren den sehr klein geschnittenen Schnittlauch darüberstreuen.

Grüne Soße

(Ohne Abbildung)

Zutaten:
(4 Personen)
2-3 Hände voll Frischkräuter
(Kerbel, Dill, Petersilie,
Borretsch, Schnittlauch, Sauerampfer
und Pimpinelle),
2 EL Olivenöl, 1 Zehe Knoblauch,
2 Becher Joghurt, 2-3 Eier

Während die bekannte „Frankfurter Grüne Soße" mit selbstgeschlagener Majonnaise zubereitet wird, läßt sich auch eine leichtere Variante mit Joghurt schnell „zaubern". – Marinade aus Öl, feingehacktem Knoblauch, einem Spritzer Essig (oder Zitronensaft), etwas Salz und Pfeffer anrühren, durchziehen lassen, mit Joghurt auffüllen und gut verrühren. Die Kräuter (Menge nach Belieben) auf einem Brett feinhacken und in die Joghurt-Marinade geben. Die Eier hartkochen, schälen, ebenfalls kleinhacken und in die Grüne Soße einrühren. Das Ganze im Kühlschrank oder an einem kühlen Platz ein bis zwei Stunden ziehen lassen.

Am besten schmeckt die Grüne Soße zwar zu Rindfleisch und/ oder Pellkartoffeln, ansonsten ganz nach persönlichem Geschmack und Gusto.

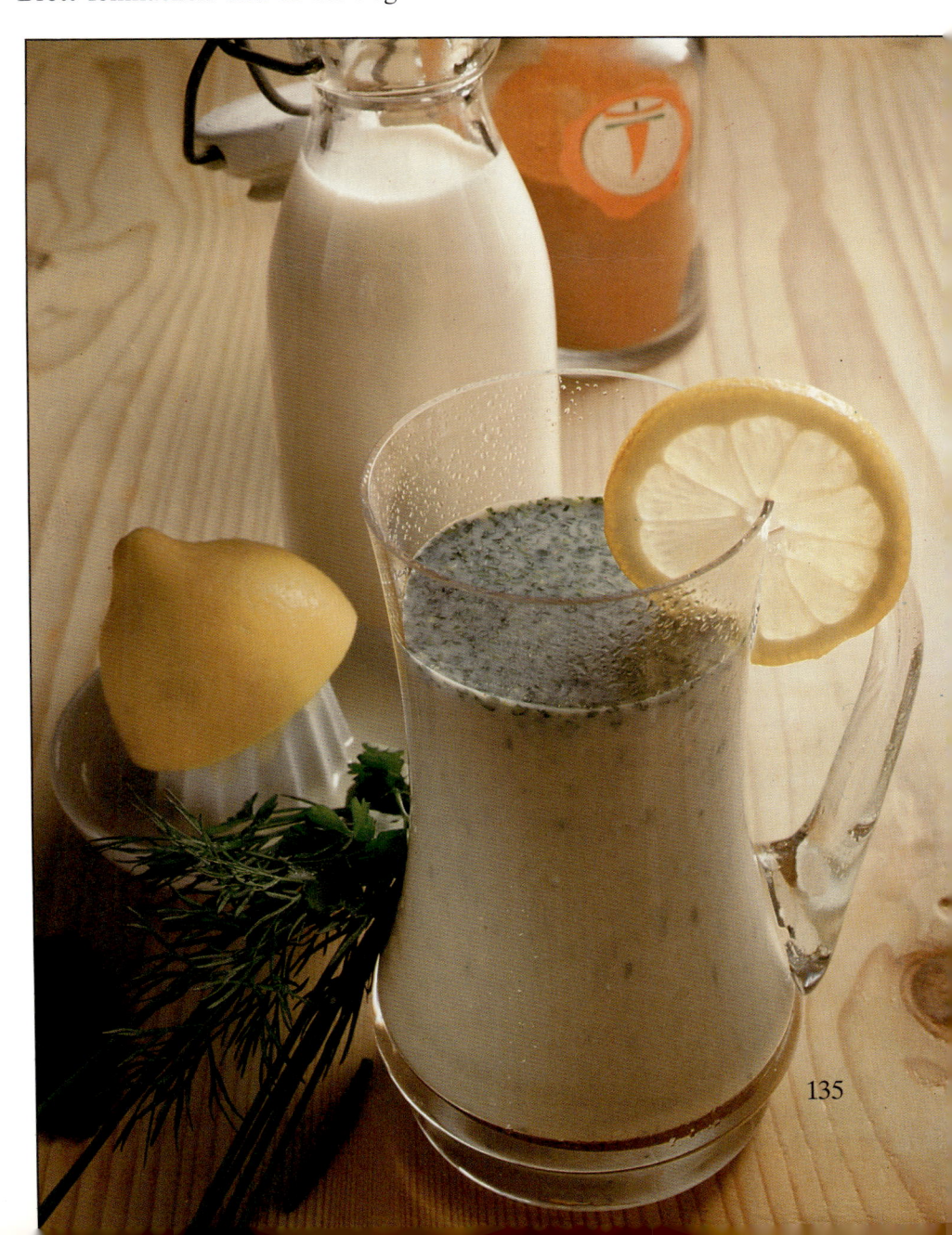

135

Kerbelsuppe mit Eierstich

Zutaten:
*2 Bund frischer Kerbel,
1 l Fleischbrühe, 1/8 l Sahne,
Eierstich: 2 Eier, 5 EL Milch,
1 Prise Muskatnuß, 1 TL Butter,
Salz, Pfeffer*

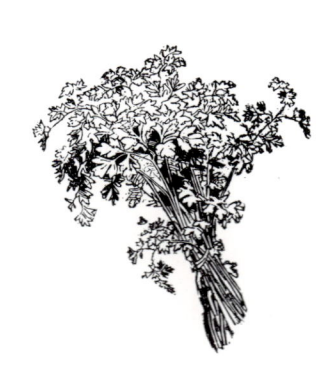

Die Eier mit der Milch und den Gewürzen verquirlen. Die feuerfeste Form mit Butter einfetten, die Eiermasse einfüllen, mit einem Deckel verschließen und im heißen Wasserbad bei leichter Hitze ca. 20 Minuten stokken lassen (Wasser darf nicht kochen). Den Eierstich stürzen und in kleine Würfel schneiden. – Den Kerbel waschen, gut abtropfen lassen und grob hacken. Die Fleischbrühe aufkochen lassen, vom Herd nehmen, die Sahne und den Kerbel unterrühren und den Eierstich kurz vor dem Servieren dazugeben (je nach Bedarf).

Brunnenkresse-Suppe

Zutaten:
*½ l Fleischbrühe (entfettet),
½ l Milch, 2 Handvoll Brunnenkresse,
75 g Butter, 30 g Dinkelmehl,
½ TL Salz*

Die Brunnenkresse von den Stielen zupfen, die Kräuter unter kaltem Wasser kurz abspülen und in der erhitzten Fleischbrühe zwei Minuten kochen lassen, auf ein Sieb schütten. Die Butter in einem Topf erhitzen, das Mehl dazurühren und zu einer hellgelben Schwitze verarbeiten, nach und nach die Fleischbrühe angießen, ebenso die Milch. Alles zusammen einmal kurz durchkochen. Die Kresse grob hacken und mit etwas Salz in die Suppe einrühren. Die Suppe zugedeckt bei milder Hitze 20 Minuten köcheln lassen, warm oder auch kalt (im Sommer) servieren.

Klare Fleischbrühe mit ganzen Dinkelkörnern

Zutaten:
*500 g mageres Suppenfleisch vom Rind,
500 g Kalbsknochen mit Knorpeln,
2 Tassen Dinkelkörner,
1 große Zwiebel,
1 Bund Suppengrün
(Petersilie, Sellerie, Liebstöckel),
2 Karotten, Salz, Schwarzer Pfeffer*

Etwa eineinhalb Liter Wasser zum Kochen bringen, das Suppengrün, die Karotten und die grob geviertelte Zwiebel zusammen mit den Knochen und dem Fleisch einlegen (mitgekochte Zwiebelschale gibt der Suppe eine schöne goldene Färbung). Aufkochen lassen und mehrmals abschäumen. Zirka 2-3 Stunden kochen lassen, je nach Qualität des Fleisches. – In einem zweiten Topf zwei Tassen Dinkelkörner etwa 20 Minuten kochen, abseihen und zur Seite stellen. Das Fleisch aus der Suppe nehmen, die Gemüse abseihen und durch ein Sieb in die kochende Brühe zurückpassieren, die Dinkelkörner zufügen und nochmals kurz aufkochen lassen. Mit Salz und Pfeffer aus der Mühle abschmecken. – Das Suppenfleisch eignet sich dann hervorragend zu einem Hauptgericht, z. B. »Rindfleisch in Grüner Soße«.

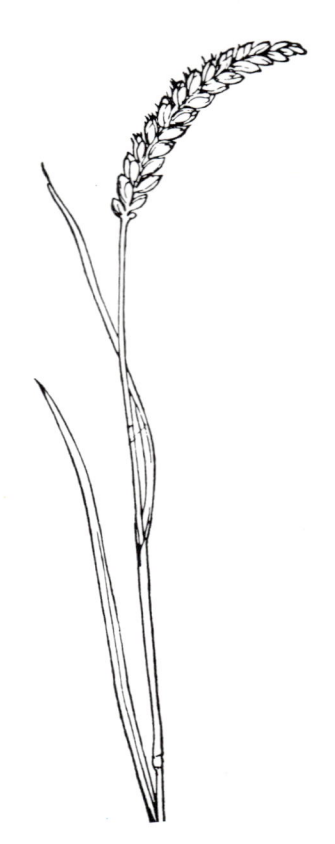

Bärlauchsuppe

Zutaten:
*2 Handvoll frische Bärlauchblätter,
(nur im Frühjahr, wilder Knoblauch),
1½ l Fleischbrühe, 2 EL Butter,
1 Tasse Dinkelmehl, 1 Zwiebel,
Salz, Schwarzer Pfeffer*

Die Bärlauchblätter in feine Streifen schneiden und in Butter zusammen mit der kleingehackten Zwiebel andünsten. Dinkelmehl dazustreuen (langsam!) und zu einer goldgelben Schwitze verarbeiten, nach und nach die Fleischbrühe angießen und etwa 15 Minuten bei schwacher Hitze vor sich hinköcheln lassen. Kurz vor dem Servieren mit Salz und schwarzem Pfeffer aus der Mühle würzen und abschmecken.

Kalbsleber mit Basilikum und Petersilie

Zutaten:
*4 Scheiben Kalbsleber,
8 Blättchen frisches Basilikum,
½ Bund frische Petersilie,
¼ l trockener Weißwein,
ca. 20 g Dinkelmehl, Salz, Pfeffer,
1 Schalotte, 2 EL süße Sahne,
40 g Butter oder 2 EL Öl*

Die Kalbsleberscheiben rundum salzen, pfeffern und im Dinkelmehl wenden (das überflüssige Mehl wieder abklopfen). Nun die Scheiben von jeder Seite her etwa 2 bis 2½ Minuten (rosa) braten und anschließend auf einer Platte warmstellen. Für die Soße nimmt man einen kleinen Topf und läßt darin die feingehackte Zwiebel in etwas Butter glasig

dünsten. Dann den Weißwein angießen und ganz kurz aufkochen lassen. Diesen Fond benützt man nun, um den Bratfond aus der Pfanne zu lösen und gibt die feingehackten Petersilien- und die Basilikumblättchen dazu (nur noch ziehen lassen, nicht mehr kochen). Abgeschmeckt wird die Soße, angereichert mit dem entwichenen Saft der Lebern, mit einem Schuß Sahne. Kurz vor dem Servieren die Soße über die Leberschnitten träufeln.

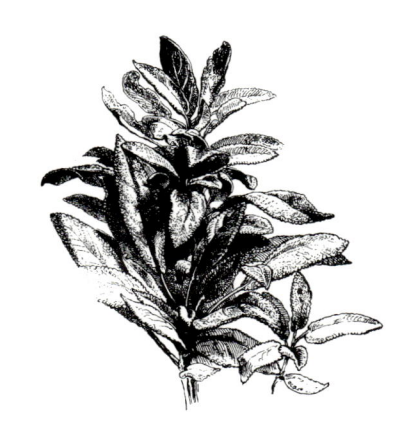

Kalbsmedaillons mit Salbei und Schinken

Zutaten:
*8 kleine Kalbsmedaillons,
10-12 Blätter Salbei,
8 Scheiben roher Schinken,
2 EL Öl, 40 g Butter,
Salz, Schwarzer Pfeffer (grob),
2 EL Madeira, Fleischbrühe*

Die Kalbsmedaillons von beiden Seiten mit Salz und Pfeffer einreiben und den Schinken mit jeweils 1 bis 2 Blättchen Salbei auf dem Fleisch mit einem Zahnstocher feststecken. Olivenöl in der Pfanne erhitzen, die Butter darin kurz aufschäumen lassen, die Medaillons auf beiden Seiten insgesamt rund fünf Minuten braten und auf einer vorgewärmten Platte warmstellen. Den Fond mit Fleischbrühe und Madeira vom Pfannenboden lösen, mit einem Spritzer Weißwein abschmecken und als Soße über das Fleisch träufeln.

Kräuter-Forellen in Alufolie

Zutaten:
*4 Forellen,
2 Handvoll gehackte Küchenkräuter:
Petersilie, Liebstöckel,
Zitronenmelisse, Dill, Kerbel,
Sauerampfer, Borretsch,
4 EL Öl, Salz, Schwarzer Pfeffer
(grob), Saft einer Zitrone*

Die Forellen ausnehmen, unter kaltem Wasser gut abspülen und trockentupfen. Die Fische mit den grob gehackten, gemischten Kräutern füllen, salzen, pfeffern und jeweils auf einem Blatt geölter Alufolie anrichten. Die restlichen Kräuter über die Fische streuen, die Folien verschließen (mit genügend Luft), und in einem vorgeheizten Rohr (220 Grad) ca. 10 Minuten garen lassen. Nach dem Öffnen mit Zitronensaft beträufeln.

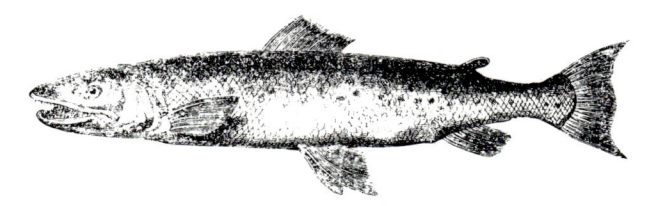

Kräuter in der Küchenpraxis

Hecht im Kräuter-Wurzelsud

Zutaten:
*1 ganzer Hecht (ca. 1,5 kg),
½ l Weißwein, 1 l Wasser,
4 Möhren, 1 Zwiebel,
1 Sellerieknolle, 2 Pastinaken,
1 Bund Petersilie, 1 Zweig Thymian,
5 Pfefferkörner, 5 Gewürznelken,
5 Korianderkörner,
Salz, Schwarzer Pfeffer*

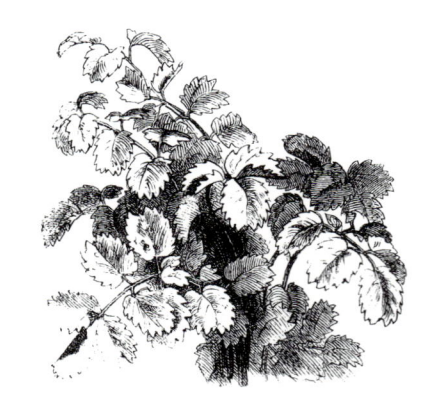

Den Hecht schuppen, ausnehmen, unter kaltem Wasser gut abspülen, pfeffern und salzen. Für den Sud nimmt man die kleingeschnittenen Gemüse sowie die ganzen Kräuterbüschlein und die Gewürze und läßt diese in Wein und Wasser mindestens 15 Minuten heftig durchkochen. Den Hecht einlegen und nach dem ersten Aufwallen etwa 20 Minuten garziehen lassen. Den Hecht samt Sud, Gemüsen und Kräutern servieren. – Der Sud soll, soweit er nicht dazu getrunken wird, aufgehoben werden, er eignet sich vorzüglich zum Anrichten anderer, evtl. mit Ei und Dinkelmehl gebundener Fischsoßen.

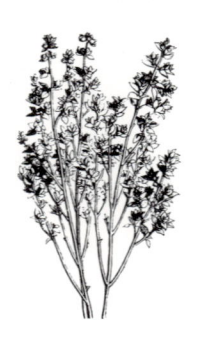

Hähnchenkeulen in Basilikumsauce

Zutaten:
*8 Hähnchenkeulen (pro Person zwei),
4 EL Öl, 1 Handvoll frisches
Basilikum, ¼ l Weißwein,
¼ l süße Sahne,
Salz, Schwarzer Pfeffer*

Die Hähnchenkeulen abwaschen, trockentupfen und in etwas Öl rundherum anbraten. Die Zwiebel dazugeben (kleingeschnitten) und goldbraun werden lassen, mit Weißwein ablöschen (ersatzweise auch Brühe) und das Fleisch zugedeckt etwa 30 Minuten schmoren lassen. Die Keulen aus der Pfanne nehmen und warmstellen. Den Bratenfond mit der Sahne kurz aufkochen lassen, das kleingehackte Basilikum unterrühren und noch zwei Minuten ziehen lassen. Die Soße mit Salz und Pfeffer abschmecken, die Keulen nochmals dazugeben und heiß in der Soße servieren.

Dinkelnudeln

Zutaten:
*500 g Dinkelmehl,
6 Eier (oder ca. ¼ l Wasser),
1 TL Salz*

Das Mehl in eine genügend große Schüssel geben, in der Mitte eine Vertiefung eindrücken und die Eier dazugeben. Wer anstatt der Eier Wasser nimmt, gießt es nach und nach an. Das Ganze zu einem Teig rühren und anschließend fest durchkneten bis ein fester und glatter Teig entsteht. Den Teig mit Mehl aus der Schüssel lösen und auf einem mit etwas Mehl eingeriebenen Brett etwa 15 Minuten ruhen lassen. Dann in nicht zu große Teile schneiden und jedes Teil für sich auf dem gemehlten Brett ganz dünn ausrollen. Mit einem Messer oder auch Zackenrädchen die Nudeln in der gewünschten Form herausschneiden. Die Nudeln auf leicht bemehlten Tüchern an der frischen Luft stehen lassen, bis sie trocken sind. Wer sie sofort verarbeitet, kocht sie in Salzwasser mit einem Spritzer Olivenöl, damit sie nicht zusammenkleben. Abseihen und mit kaltem Wasser abschrecken.

Dinkelspätzle

Zutaten:
*500 g Dinkelmehl,
6 Eier, ¼ l Wasser,
4 EL Butter, 1 TL Salz*

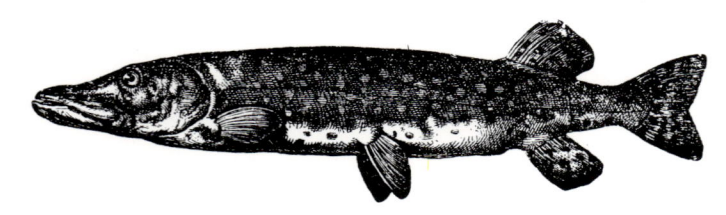

Das Mehl in eine genügend große Schüssel füllen, die Eier, das Salz und das Wasser unterrühren und das Ganze zu einem zähflüssigen Teig verarbeiten. Einen Topf voll Wasser zum Kochen bringen, eine Prise Salz dazugeben und den zähflüssigen Teig nach und nach in eine Spätzlemühle geben und in das kochende Wasser »reiben«. Wer keine Spätzlemühle hat, richtet sich den Teig in kleinen Portionen auf ein Brett und schabt die Spätzle mit einem großen Messer in das sprudelnde Wasser. Sobald die Spätzle vom Boden aufsteigen, mit einem Schaumlöffel herausnehmen, gut abtropfen lassen und in einer Schüssel mit kaltem Wasser abschrecken. Als »Käsespätzle«: lagenweise die Spätzle in eine gefettete Glasform richten und mit geriebenem Käse abdecken.

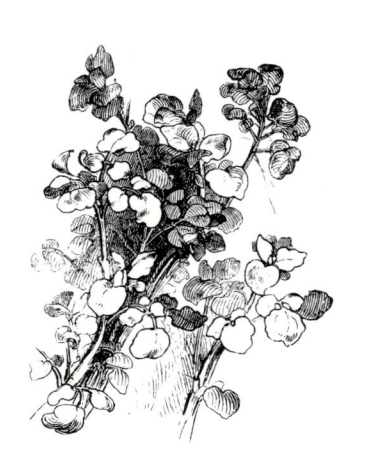

Bratäpfel mit Minze

Zutaten:
*4 säuerliche Äpfel,
8 Blättchen frische Minze,
2 EL Apfel- oder Minzgelee,
1 EL gehackte Nüsse,
½ TL Zimtpulver, 1 EL Sultaninen,
ca. 50 g Zucker, Butter*

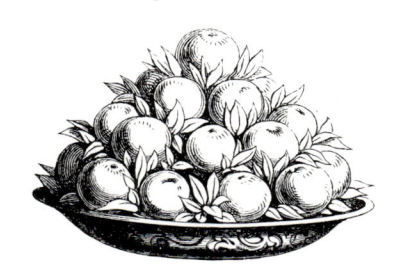

Die vier Äpfel gut abwaschen, trockentupfen und die Kerngehäuse ausstechen. Die Äpfel ringsherum mit einem Messer kreuzförmig einritzen, die gehackten Minzeblättchen zusammen mit den Nüssen, den Sultaninen, dem Zimtpulver, Zucker und dem Apfel- oder Minzgelee vermischen. Die Masse in die angestochenen Äpfel füllen. Eine hohe Bratpfanne (oder noch besser eine feuerfeste Glasschüssel) mit Butter einfetten, die Äpfel hineingeben und im Backofen bei 220 Grad etwa 20-25 Minuten braten. Sofort heiß servieren.

Gebratene Salbeiblättchen

Zutaten:
*4 Salbeistengel (frisch) mit
8-10 Blättchen,
4 EL Dinkelmehl, 1 Ei,
2-3 EL dunkles Bier,
2-3 EL Kräuteröl*

Die Salbeistengel mit ihren Blättchen unter kaltem Wasser kurz abspülen und auf einem Stück Küchenkrepp abtropfen lassen. Das Dinkelmehl mit dem Ei und etwas dunklem Bier zu einem zähflüssigen Teig verrühren, die Salbeizweige eintauchen, kurz abtropfen lassen und in dem in der Pfanne erhitzten Kräuteröl kurz und knusprig herausbraten. Zum Braten läßt sich auch Butter verwenden. – Als Beilage zu allem Gebratenen. Anstatt der Salbeiblättchen können auch zarte Beifußblättchen genommen werden.

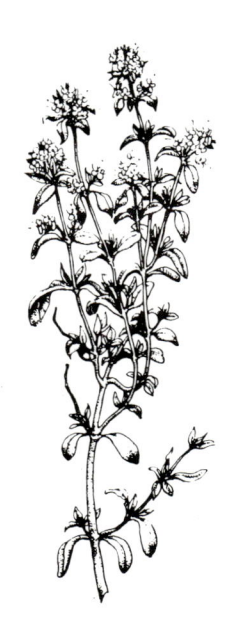

Kräuter in der Küchenpraxis

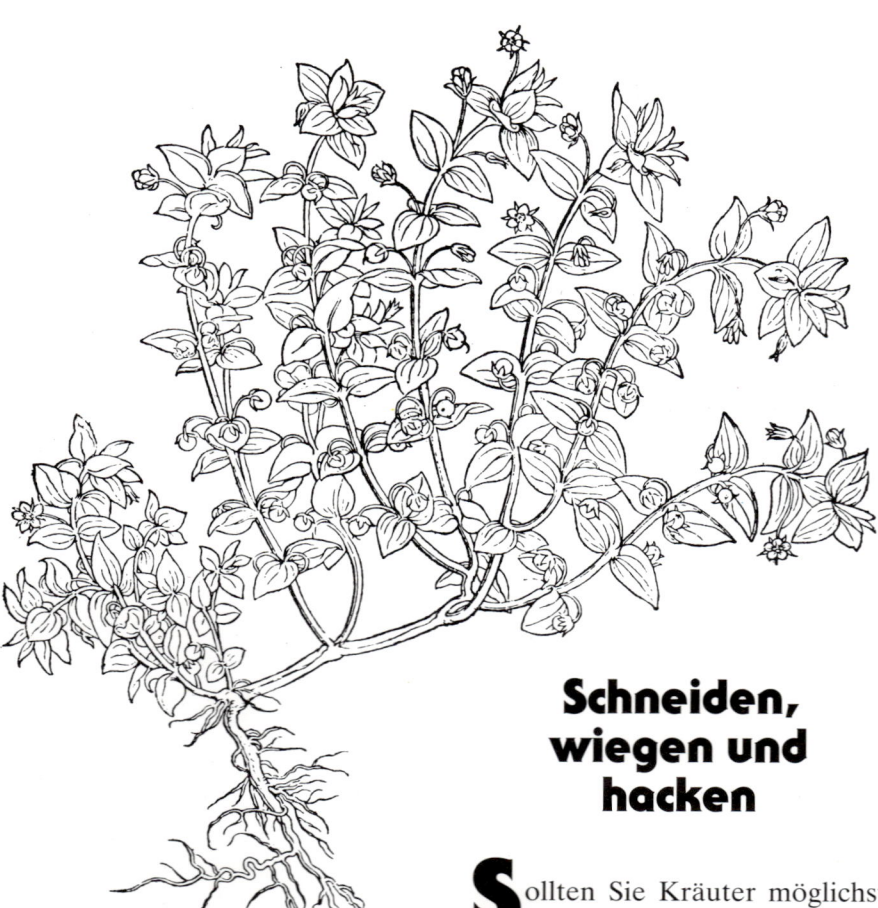

Vorsicht: Zartes bitte nicht mitkochen!

Die empfindlichsten unter den Kräutern verlieren ihre Würzkraft völlig, wenn sie mit den Speisen mitgegart werden. Erst kurz vor dem Servieren wird alles zartblättrige Grün zugegeben: Basilikum, Borretsch, Estragon, Dill, Petersilie, Pimpinelle, Schnittlauch und Zitronenmelisse. Längere Garzeiten bekommen zähern, festblättrigen Kräutern wie Thymian und Rosmarin. Alle Kräuter werden erst unmittelbar vor Verwendung zerkleinert.

Schneiden, wiegen und hacken

Sollten Sie Kräuter möglichst nicht auf einem Holzbrett, da der kostbare Saft vom Holz aufgesaugt wird. Das kann nicht passieren, wenn Sie ein Brett mit glasierter Oberfläche oder ein Plastikbrettchen als Unterlage verwenden. Aus demselben Grund werden frische Kräuter nicht in einem Holzmörser zerrieben; ein »Apothekermörser« aus Porzellan oder Metall ist eine Anschaffung fürs Leben.

Elegant gelöst wird das Problem des Zerkleinerns von Kräutern durch eine Petersilienmühle, in der sich selbstverständlich auch andere Kräuter »mahlen« lassen. Gering bleibt der Saft- und Aromaverlust auch, wenn Sie Ihre Kräuter nicht mehr mit dem Messer hacken, sondern mit der Küchenschere direkt über dem zu würzenden Gericht kleinschneiden.

Wohin mit frischen Kräutern?

Am besten sofort in den Kochtopf! Wer sich aus dem eigenen Beet oder Pflanztopf mit frisch gepflückten Kräutern versorgen kann, wird an den Rezepten der Hildegard-Küche die meiste Freude haben. Aber nicht immer besteht die Möglichkeit dazu. Falls Sie Frischkräuter länger aufheben müssen, sollten Sie einen weitverbreiteten Irrtum vermeiden: Stellen Sie Ihren Kräuterstrauß bitte nicht in einem Wasserglas aufs Fensterbrett, womöglich noch in die Sonne. Dies wäre die sicherste Methode, die Kräuter rasch und gründlich ihrer Vitamine zu entledigen. Besser hält sich Ihr Würzgrün im Kühlschrank. Zunächst werden die Kräuter gewaschen und gut abgetropft. Locker in einer Plastiktüte oder in Alufolie eingewickelt, halten sich die Kräuter im Gemüsefach mehrere Tage.

Kräuter sind zarte Geschöpfe, die schonend behandelt werden wollen. Was sie uns so wertvoll macht, sind die ätherischen Öle, die für das charakteristische Aroma eines jeden Krauts verantwortlich sind. Diese Öle verflüchtigen sich leider nur allzu rasch. In den vollen Genuß unserer Kräuterwürze werden wir deshalb nur kommen, wenn wir beim täglichen Umgang mit ihnen ein paar Kleinigkeiten beachten – ein wenig Mühe wird durch intensiven Duft und Geschmack belohnt werden!

Kräuter einfrieren

Nicht alle Kräuter sind zum Einfrieren geeignet: Majoran, Salbei und Thymian sollten Sie lieber trocknen. Gute Ergebnisse dürfen Sie dagegen bei Petersilie, Schnittlauch und Dill erwarten – diese drei Kräuter eignen sich wiederum nicht zum Trocknen, sie schmecken dann nur noch wie Heu. Auch bei Basilikum, Bohnenkraut, Borretsch, Estragon, Liebstöckel, Minze, Pimpinelle, Selleriegrün und Zitronenmelisse kann sich das Einfrieren lohnen. Probieren Sie einfach bei Ihren Lieblingskräutern aus, ob Sie Ihnen auch noch tiefgefroren schmecken.

Am wenigsten Arbeit macht es, wenn Sie die Kräuter im Ganzen büschelweise im Gefrierbeutel verpacken und einfrieren – beschriften nicht vergessen! Die gefrorenen Blätter lassen sich dann leicht zwischen den Fingern zerbröseln. Entnehmen Sie immer nur soviel Kräuter, wie Sie für Ihr Gericht benötigen; aufbewahren lassen sich aufgetaute Kräuter nicht mehr, denn sie werden dann sehr schnell lapprig.

Als praktisch hat sich erwiesen, gehackte Kräuter in Eiswürfelbehälter zu füllen und mit etwas Wasser gefrieren zu lassen. Hier können Sie mit verschiedenen Kräutermischungen experimentieren. Die Würfel werden in Gefrierbeuteln oder Plastikboxen aufbewahrt und portionsweise entnommen.
Tiefgefrorene Kräuter halten sich ein halbes Jahr – gerade lang genug, bis Ihnen nach dem Winter wieder frisches Grün zur Verfügung steht.

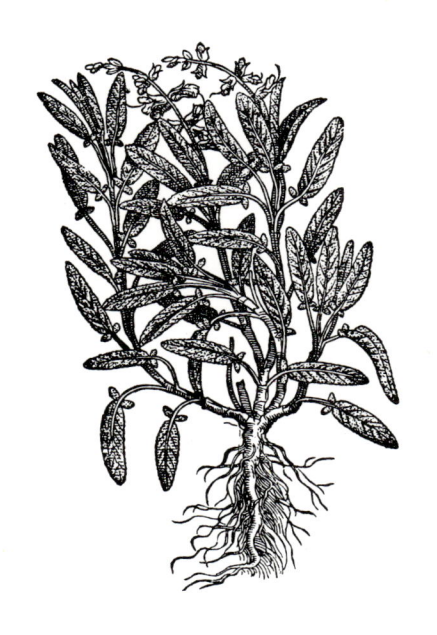

Schonendes Trocknen

Vor allem die Besitzer von Kräutergärten oder Kräutersammler werden von dieser Möglichkeit Gebrauch machen, sich einen Kräutervorrat für Küche und Hausapotheke zuzulegen. Außer Schnittlauch, Dill und Petersilie können Sie fast alle Kräuter trocknen. Voraussetzung ist, daß Sie sie dann ernten, wenn sie den Höhepunkt ihrer Wirkkraft erreicht haben. Dies ist bei den meisten Kräutern zu Beginn der Blüte. Was Sie beim Sammeln von Wildkräutern beachten sollten, gilt auch für den Hausgarten: Warten Sie einen schönen, sonnigen Tag ab und pflücken Sie morgens nach dem Abtrocknen des Taus oder spätnachmittags, nicht jedoch während der Mittagshitze.

Schneiden Sie die Stengel lang genug ab, damit Sie sie bündeln können. Der Vorgang des Trocknens soll langsam und gleichmäßig ablaufen. Hängen Sie Ihre Kräuter an einen schattigen, möglichst luftigen Ort auf, an den die Sonne nicht hingelangen kann: Sie würde die Wirkstoffe der Pflanzen zerstören. Wem kein Platz im Freien oder ein Dachboden zur Verfügung steht, der hängt seine Kräuterbündel eben an einer Leine im Schlafzimmer oder im Flur auf und sorgt für ausreichende Durchlüftung. Das sieht hübsch aus und bringt eine ganz neue Duftnote in die Wohnung!
Aufwendiger ist es, die Kräuter flach liegend zu trocknen, da Sie einen Rost kaufen oder basteln müssen – die Luft muß von allen Seiten frei um die Kräuter zirkulieren können.

Um den Zeitpunkt nicht zu verpassen, an dem die Kräuter fertig getrocknet sind, brauchen Sie etwas Fingerspitzengefühl: Die Blätter müssen rascheln und sich leicht von den Stengel streifen lassen, dürfen aber noch nicht so trocken sein, daß sie zu Staub zerfallen. Zu feuchte Blätter wiederum fangen beim Lagern an zu schimmeln. Sie sollten also den Trockenvorgang aufmerksam überwachen, der je nach Witterung drei Tage bis zwei Wochen dauern kann.
Füllen Sie nun Ihre Ausbeute in Schraubgläser oder gut verschließbare Blechdosen. Etiketten sorgen für Ordnung und dafür, daß Sie die Kräuter nicht verwechseln – getrocknet sehen sie alle ziemlich ähnlich aus. Schützen Sie Ihre Kräuterschätze vor grellem Sonnenlicht. Nach einem Jahr sollten Sie sich von Restbeständen trennen, da dann die Würz- und Heilkraft der Kräuter stark nachläßt.

Die wichtigsten Pflanzennamen

Deutscher Name	Botanischer Name	Andere bekannte Namen
ALANT	*inula helenium*	Altwurz, Darmwurz, Schlangenwurz, Helenenkraut
ANGELIKA	*Angelica archangelica*	Engelwurz, Gartenangelika, Brustwurz, Dreieinigkeitswurzel
ANIS	*Pimpinella anisum*	Brotsamen, runder Fenchel, Süßer Kümmel
BALDRIAN	*Valeriana officinalis*	Augenwurz, Hexenkraut, Dreifuß, Marienwurzel, Tollerjan
BASILIKUM	*Ocimum basilicum*	Basilienkraut, Königskraut, Suppenbasil
BEIFUSS	*Artemisia vulgaris*	Besenkraut, Jungfernkraut, Sonnwendkraut, Weiberkraut
BEINWELL, GEMEINER	*Symphytum officiale*	Beinwurz, Himmelsbrot, Speckwurz
BIBERNELLE	*Sanguisorba minor*	Pimpernelle
BOHNENKRAUT	*Satureia hortensis*	Gartenysop, Pfefferkraut, Käsekraut, Bauernkräutchen
BORRETSCH	*Borago officinalis*	Gurkenkraut, Wohlmutsblume, Borgelblüten, Liebäuglein
BRUNNENKRESSE	*Nasturtium officiale*	Bornkassen, Wassersenf, weiße Kresse, Bachkresse
DILL	*Anethum graveolens*	Gurkenkräutel, Kappernkraut, Till
DOST	*Origanum vulgare*	Oregano, wilder Majoran, Wilder Dost
EIBISCH	*Althaea officinalis*	Altee, Samtpappel, Eibsche, Hilfswurz
EISENHUT	*Aconitum napellus*	Blaukappe, Pfaffenmütze, Ziegentod, Venuskutsche
EISENKRAUT	*Verbena officinalis*	
ENZIAN	*Gentiana lutea*	Bitterwurz, Sauwurz, Gelbsuchtwurz, Schnapswurzel
ESTRAGON	*Artemisia dracunculus*	Dragonkraut, Eierkraut, Schlangenkraut
FENCHEL	*Foeniculum vulgare*	Femis, Frauenfenchel, Fenikel, Langer Kümmel
FINGERHUT	*Digitalis purpurea*	Waldschelle, Platzblume, Giftglocken, Schwulstkraut
GEMEINER ANDORN	*Marrubium vulgare*	Berghopfen, Brustkraut, Marobel, Schwindsuchtskräutel
GOLDTHYMIAN	*Thymus citriodorus »Aureus«*	
HELMKRAUT	*Scutellaria galericulata*	Kappen-Helmkraut
HOPFEN	*Humilus lupulus*	Heide-, Wald-, Buschhopfen, Hupfenhopf, Bierhopfen
HUFLATTICH, GEMEINER	*Tussilago farfara*	Bachblümlein, Brandlattich, Tabakkraut
JOHANNISKRAUT	*Hypericum perforatum*	Blutkraut, Frauenkraut, Hexenkraut, Tausenlochkraut
KAMILLE, ECHTE	*Matricaria chamomilla*	Mutterkraut, Kamelle, Kummerblumen, Kindbettblumen
KAPUZINERKRESSE	*Tropaeolum majus*	
KERBEL	*Anthriscus cerefolium*	Kerbelkraut, Suppenkraut, Kuchelkraut, Kufelkraut
KNOBLAUCH	*Allium sativum*	Knofel, Gruserich
KÖNIGSKERZE, KLEINBLÜTIGE	*Verbascum thapsus*	Brennkraut, Frauenkerze, Wollblume, Unholdenkraut
KORIANDER	*Coriandrum sativum*	
KRAUSEMINZE	*Mentha crispa*	

Die wichtigsten Pflanzennamen

Deutscher Name	Botanischer Name	Andere bekannte Namen
KREUZKÜMMEL	*Cumimum cyminum*	Römischer Kümmel, Haferkümmel
KÜMMEL	*Carum cyminum*	Brot-, Feld-, Matten-, Wiesenkümmel
LAVENDEL	*Lavandula spica*	Balsam, Flander, Schwindelkraut,
LEINKRAUT	*Linaria vulgaris*	Flachskraut, Stallkraut, wildes Löwenmaul, Harnkraut
LIEBSTÖCKL	*Levisticum officinale*	Saukraut, Gichtstock, Lobstock, Gebärmutterwurzel
LORBEER	*Laurus nobilis*	Lorbeerbeeren, Lorbeerblätter
LÖWENZAHN	*Taraxacum officinale*	Gemeine Kuhblume, Kuhlattich, Maienzahn, Wilde Zichorie
MAJORAN	*Origanum majorana*	Kuchelkraut, Bratenkräutel, Kuttelkraut, Meierankraut
MEERRETTICH	*Cochlearia armoracia*	Kren, Beißwurzel, Greinwurzel, Scharfwurzel
MELISSE	*Melissa officinalis*	Zitronenmelisse, Frauenkraut, Herztrost, Honigblatt, Wanzenkraut
MINZE, GRÜNE MINZE	*Mentha spicata*	
MUSKATNUSS	*Myristica fragans*	Bonda-Nüsse, Papua-Nüsse
PETERSILIE, GARTEN-PETERSILIE	*Petroselium crispum*	Peterchen, Silk
PFEFFERMINZE	*Mentha piperita*	Englische Minze, Balsam, Schmeckerts, Odermünze
RAINFARN	*Tanacetum vulgare*	Dreifußkraut, Regenfarnkraut, Weinfarnkraut
RAUTE	*Ruta graveolens*	Gartenraute, Mauerraute, Weinraute
RINGELBLUME	*Calendula officinalis*	Butterblume, Studentenblume, Ringelrose
ROSMARIN	*Rosmarinus officinalis*	Antonkraut, Weihrauchkraut, Brautkraut, Meertau
ROSMARIN, LAVENDELBLÄTTRIGER	*Rosmarinus lavandulacens*	
SAFRAN	*Crocus sativus*	Saffernblume, Safrich, Zaffran, Suppengelb
SALBEI	*Salvia officinalis*	Scharleikraut, Altweiberschmecken, Muskatellerkraut
SAUERAMPFER	*Rumex acetosa*	Sauergras, Sauerampfl
SCHNITTLAUCH	*Allium, schoenoprasum*	
SCHWARZER HOLUNDER	*Sambucus nigra*	Eller, Holder, Holler, Schwitztee
TAUSENDGÜLDENKRAUT	*Centaurium erythraca*	Magenkraut, Fieberkraut, Muttergotteskraut
THYMIAN	*Thymus vulgaris*	spanisches Kudelkraut, Demut
WACHOLDER	*Juniperis communis*	Feuerbaum, Knickbusch, Wachandel
WALDMEISTER	*Asperula odorata*	Maikraut, Maßlenkraut, Möserich, Magerkraut, Maiblume
YSOP	*Hyssopus officinalis*	Hyssop, Eisenkraut, Ibsche, Josefskraut, Josop
ZIMTBAUM	*Cinnamonium zeylanicum*	Ceylon-Zimtbaum, Echter Zimtbaum
ZINNKRAUT, ACKERZINNKRAUT	*Equisetum spp.*	Ackerschachtelhalm, Schachtelhalm, Fegekraut, Kuhtod, Katzenstiel

Heilkräuterkundige

Agricola, Georgius 1494–1555. Eigentlich Georg Bauer, war Mineraloge, einer der ersten Bergbautechniker und Arzt. Zuerst Stadtarzt in Joachimsthal, dann Bürgermeister von Chemnitz. Hauptwerke: »De natura fossilium« 1546, »De re metallica« 1556.

Albertus Magnus 1193(1207?) bis 1280. Albert Graf von Bollstädt. Dominikanermönch, Denker und Naturforscher. War von 1260 bis 1262 Bischof von Regensburg. Bahnbrecher des Aristotelismus. Sein Lebenswerk, »Opera omnia«, umfaßt 38 Bände.

Avicenna Ibn Sina 980–1037. Arabischer Philosoph und Arzt. Hauptwerk: »Canon medicinae«.

Bock, Hieronymus 1498–1554. 1539 erschien sein mit mehr als 500 Bildern illustriertes Kräuterbuch »New Kreutterbuch von underscheydt, würckung und namen der kreütter so in Teutschen landen wachsen«.

Brunfels, Otto 1488–1534. Deutscher Prediger, Arznei- und Pflanzenforscher. Karthäusermönch, wurde später Stadtarzt von Bern. Verfasser des Werkes »Contrafayt Kreuterbuch«, in dem er sein umfassendes Wissen auf dem Gebiet der Heilkräuterkunde darlegte. Diese erste mit Holzschnitten bebilderte Beschreibung der deutschen Pflanzen war schon zu seiner Zeit sehr beliebt.

Chiron. In der griechischen Sage ein Kentaur, der Heilwissenschaft kundig, lebte in einer Höhle des Piliongebirges und war Erzieher der Helden Herakles und Jason.

Dioskurides, Pedanios. Lebte im 1. Jahrhundert n. Chr. Leibarzt Kaiser Neros.

Galen, Galenus 130–201(210?). Griechisch-römischer Arzt. Leibarzt des Kaisers Marc Aurel. Ging als »Klassiker« der medizinischen Literatur in die Geschichte ein. Sein Lebenswerk, »Opera omnia«, umfaßt 30 Bände.

Grimmelshausen, Hans Jakob Christoffel von 1620–1676. Ursprünglich Protestant, trat er schon früh zum Katholizismus über. Einer der größten deutschen Dichter des Barockzeitalters. Hauptwerke: »Der abenteuerliche Simplicissimus« 1669, »Der seltsame Springinsfeld« 1670.

Hildegard von Bingen 1098–1179. Nonne, später Äbtissin der Benediktinerinnen. Gottbegnadete Seherin und Mystikerin, schrieb sie ihre Werke unter »göttlichem Diktat«. Sie durfte »die Geheimnisse der Schöpfung und Erlösung schauen, die Wunder der Natur, die Funktion des menschlichen Körpers, die Ursachen der Krankheiten und welche Mittel er, der Schöpfer, zur Behebung der Krankheiten in die Natur gelegt hat« (Gottfried Hertzka, So heilt Gott). Der Auftrag Gottes lautete: »Schreibe, was du siehst! Tu kund die Wunder, die du erfahren! Schreibe sie auf und sprich!« 1934 von Papst Pius XI. heiliggesprochen. Ihre medizinische Hauptwerke sind: »Physica« und »Causae et Curae«.

Hippokrates 460–375 v. Chr. Bedeutendster Arzt der Antike und Begründer der Ärzteschule von Kos, deren Mitglieder Hippokratiker genannt wurden. Der Hippokratische Eid der Ärzte geht auf ihn zurück.

Hufeland, Christoph Wilhelm 1762–1836. Deutscher Arzt, zunächst in Weimar, später Professor für Pathologie und Therapie in Jena. Hufeland lehrte die Ganzheitsbetrachtung des Menschen, die heute wieder zu Ansehen kommt. Hauptwerk: »Makrobiotik, oder die Kunst, sein Leben zu verlängern«.

Karl der Große 742–814. Im frühen Mittelalter ist Kaiser Karl der Große die Schlüsselfigur in der Entwicklung der Heilpflanzenkunde und in deren praktischer Anweisung und Durchführung. Seine Verordnungen »Capitulare de villis imperialibus« beschreiben den Anbau von Heil- und Gewürzpflanzen, aber auch den Anbau und die Pflege von Obstbäumen und Beerensträuchern in den Wirtschafts- und Bauerngärten. Durch den Weitblick des Verfassers und durch die Vervollkommnung durch seine Nachfolger, besonders seinen Sohn Ludwig den Frommen, sind diese Schriften auch heute noch eine unvergleichlich wertvolle Grundlage für alle weiteren Forschungen. Unter seiner Regierungszeit hat sich vor allem der Benediktinerorden als Verbreiter »der Kräuter aus den Klostergärten« einen verdienstvollen Namen gemacht.

Kneipp, Sebastian 1821–1897. Pfarrer von Wörishofen. (1886 erscheint sein erstes Buch, »Meine Wasserkur«. Es hat bis heute mehr als 600 000 Exemplare Auflage erlebt und wurde in viele Sprachen übersetzt. Das Werk ist in drei Teile gegliedert: I. Wasseranwendung, II. Apotheke, III. Krankheiten. 1889 folgt das Buch mit dem gebieterischen Titel »So sollt ihr leben!«, mit dem Pfarrer Kneipp seine Lehre vom gesunden Leben begründet. Ein weiteres Werk, der »Pflanzenatlas«, enthält sämtlich in der Volksheilkunde gebräuchlichen Heilpflanzen und deren naturgetreue bildliche Darstellung. 1894 erscheint »Mein Testament für Gesunde und Kranke«, eine Weiterentwicklung seiner Wasserkur. Sebastian Kneipp war ein ausgezeichneter Volksredner. Noch mit 70 Jahren unternahm er zahlreiche Reisen durch ganz Europa, die Triumphzügen glichen. In Rom bat ihn Papst Leo XIII. um sein Urteil über seinen Gesundheitszustand und nahm seinen Rat an. Am 24. August 1897, kurz nach dem Tode Pfarrer Kneipps, wurde in Wörishofen der Kneippbund gegründet, der bereits am Gründungstag 76 Vereine mit 10100 Mitgliedern zählte.

Künzle, Johann 1857–1945. Kräuterpfarrer. Der gebürtige Schweizer gilt als Erneuerer der Kräuterheilmethoden. Glaube und Rechtschaffenheit waren für ihn ein »Heilkraut der Gesellschaft«. Er hat der Heilkräuterkunde und der Anwendung von Heilkräutern in der ersten Hälfte des 20. Jahrhunderts zum Durchbruch verholfen. Seine Schriften: »Chrut und Unchrut« (Kraut und Unkraut) – wurde ein Welterfolg; »Das große Kräuterheilbuch«, Ratgeber für gesunde und kranke Tage, durchgesehen und ergänzt von Dr. med. R. F. Weiß, einem anerkannten Fachmann der Phytotherapie (Heilpflanzenkunde), ist bis heute ein Standardwerk.

Linné, Carl von 1707–1778. Schwedischer Naturforscher und königlicher Leibarzt. Sein »botanisches System« hat auch heute noch Gültigkeit.

Marcellus Empiricus (um 400). Gallischer Schriftsteller aus Bordeaux, der in seinem Hauptwerk, »De medicamentis«, zahlreiche »Sympathiemittel« anführt, die auch heute noch manchmal im Volk verwendet werden.

Matthiolus, Petrus Andreas 1501 bis 1577. Leibarzt Kaiser Ferdinands I. Sein »Kommentar zu Dioskurides« war einer der größten buchhändlerischen Erfolge seiner Zeit. Sein Hauptwerk hieß »New Kreuterbuch« (1563), wurde aber kurzweg nur »Mattioli« genannt. Viele Teerezepte von heute lehnen sich an Matthiolus an.

Megenberg, Konrad von (um 1370). Domherr zu Regensburg. Sein Hauptwerk, »Buch der Natur«, ist die erste in deutscher Sprache verfaßte Naturgeschichte, mit interessanten Abhandlungen über die Heilkräuter.

Ovid (Publius Ovidius Naso) 43 v. Chr. bis 18 n. Chr. Römischer Dichter. Hauptwerke: »Metamorphosae« (Verwandlungen), »Ars amandi« (Liebeskunst«, »Epistolae ex Ponto« (Briefe aus dem Pontus).

Paracelsus, Theophrastus Bombastus 1493–1541. Bombast von Hohenheim. Bedeutender Arzt und Naturforscher. Er stellte die sogenannte Signaturenlehre auf, nach der jede Pflanze durch Farbe oder Aussehen einen Hinweis auf ihre Verwendbarkeit gibt. Seine Grundüberzeugung war der Glaube an die wunderbare Selbsthilfe der Natur. Seine Maxime lautete, der Arzt habe dort einzugreifen, wo die vis vitalis, die Lebenskraft, erlahme. Er erkannte als erster die Bedeutung der chemischen und physikalischen Grundlagen des Lebendigen.

Petronius gest. 66. Römischer Schriftsteller. Lebte am Hofe Kaiser Neros als arbiter elegantiarum (Meister der Kunst feinsten Lebensgenusses). Hauptwerk: »Saturae«, ein satirischer Roman über die zügellosen Sitten der römischen Kaiserzeit.

Plinius der Ältere (Gaius Secundus Plinius) 23–79. Berühmter Staatsmann und Schriftsteller. Er schrieb ein 37bändiges naturwissenschaftliches Werk, »Naturalis historia«; 12 Bände davon beschreiben Heilpflanzen. Seine Werke sind zum Großteil erhalten und noch immer von naturhistorischer Bedeutung. Plinius kam beim Ausbruch des Vesuvs im Jahre 79 in Pompeji ums Leben.

Salerner Schule. War die »Pflanzstätte« aller medizinischen Fakultäten Europas. Es entstanden umfangreiche Kompendien in Versen. Die Hochblüte dieser Schule fällt in das 11. bis 13. Jahrhundert.

Strabo, Walafridus. Wird auch »der Schielende« genannt. Er steht unter den Kräuterkennern des Mittelalters in vorderster Reihe. Als Abt des Klosters Reichenau am Bodensee pries er in lateinischen Versen die Heilkraft der Pflanzen. Sein Werk »Hortulus« (Gärtchen) beschreibt die 23 wichtigsten Heilpflanzen des Klostergartens, illustriert mit zahlreichen Holzschnitten.

Theophrast von Eresos 371–287 v. Chr. Griechischer Naturphilosoph und Schüler von Plato und Aristoteles.

Vergil (Publius Vergilius Maro) 71 bis 19 v. Chr. Geboren in Mantua, römischer Dichter. Seine Schriften weisen ihn als guten Beobachter und Kenner der Natur aus, vor allem »Bucolica« (Hirtengedichte) und »Georgica« (Gedichte vom Landbau).

Register

Register

Bildnachweis

Titelfoto: Studio Kühlwein, Augsburg.
Rücktitel: Illustrierte BUNTE/Skoruppa.
Studio Kühlwein: Seite 14/15, 24/25, 38/39, 46/47,
56/57, 68/69, 78/79, 94/95.
Studio Teubner: Seite 111, 112/113, 108, 128/129,
130/131, 132/133, 134/135.
Karl-Heinz Reger: Seite 104, 106, 119.
Süddeutscher Verlag: Seite 122, 75, 43, 39.
Studio Lenek: Seite 103, 80, 67.
Macintosh: Seite 10.

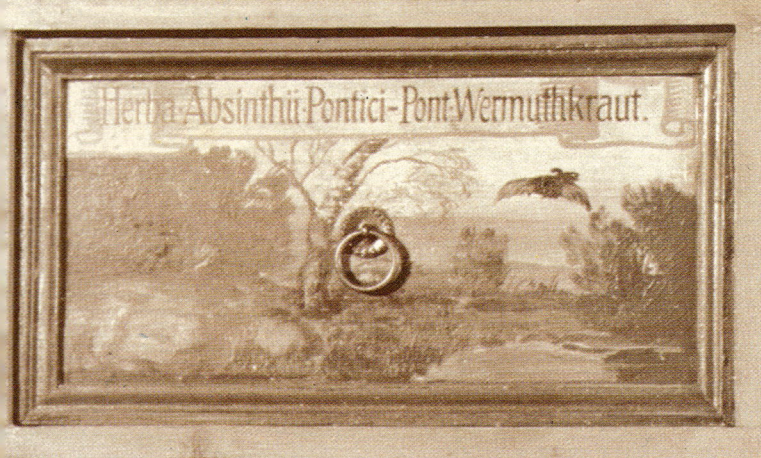

Herba·Absinthii·Pontici-Pont·Wermuthkraut.

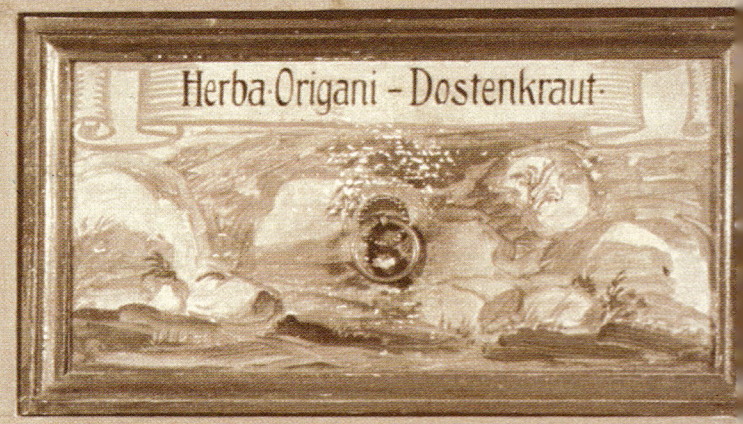

Herba·Origani - Dostenkraut·

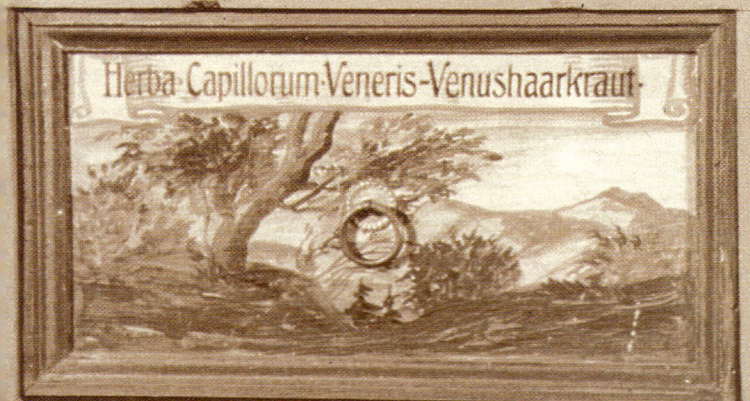

Herba·Capillorum·Veneris-Venushaarkraut·

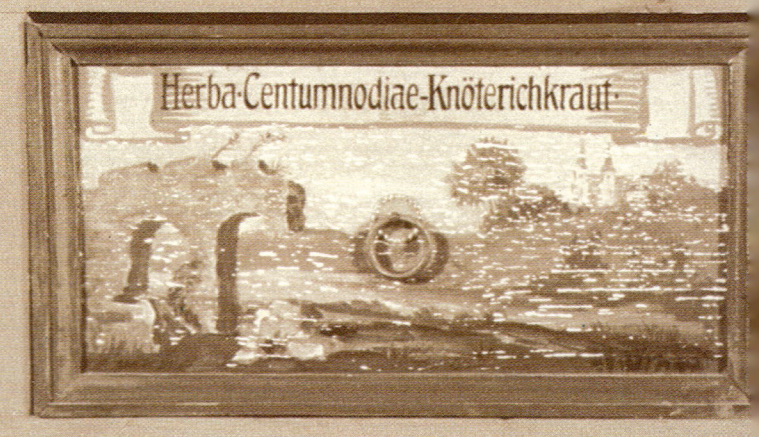

Herba·Centumnodiae-Knöterichkraut·

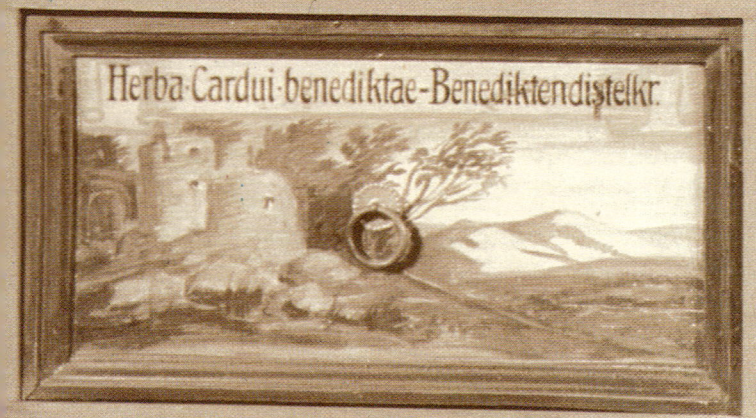

Herba·Cardui·benediktae-Benediktendistelkr·

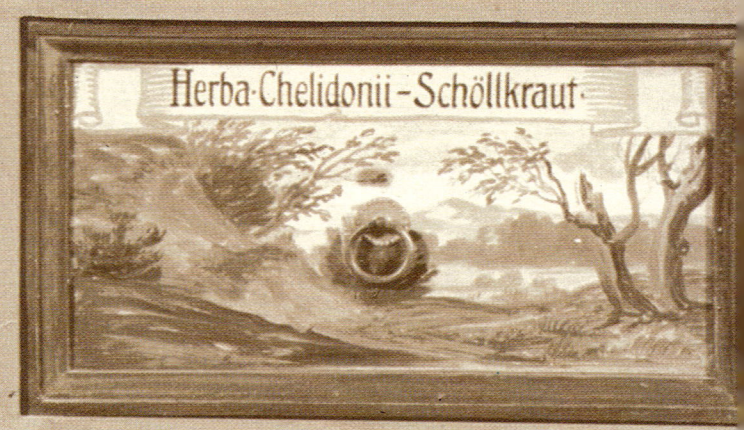

Herba·Chelidonii-Schöllkraut·

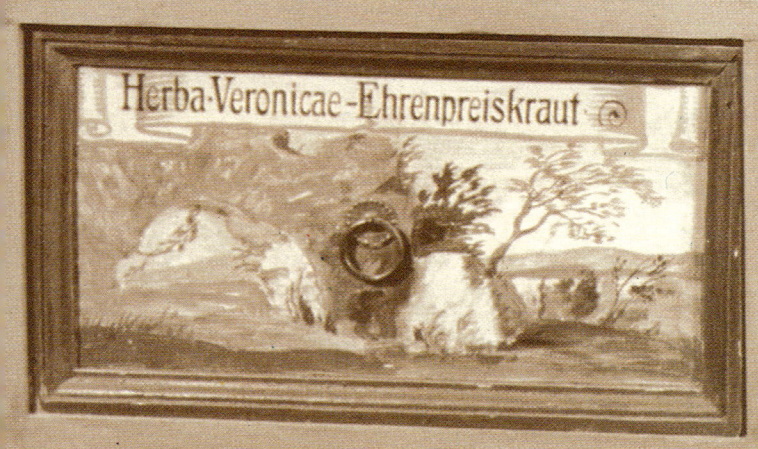

Herba·Veronicae-Ehrenpreiskraut·

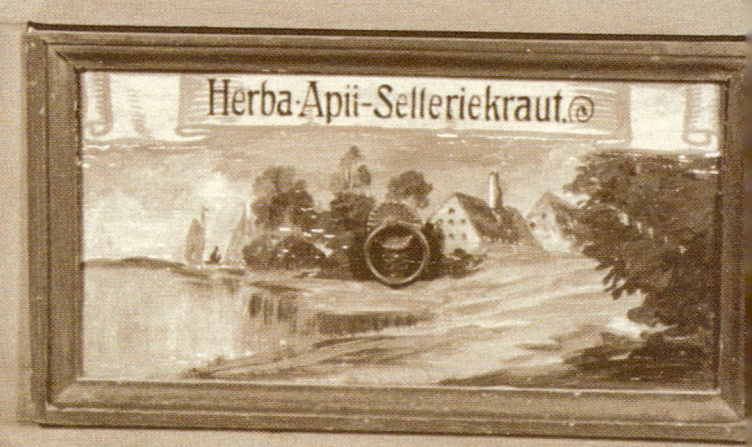

Herba·Apii-Selleriekraut·